Heidelberger Taschenbücher Band 77

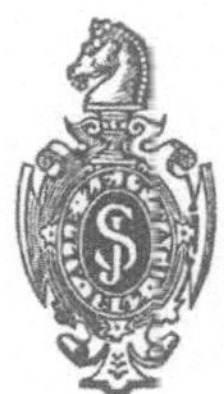

Francis D. Moore

Transplantation

Geschichte und Entwicklung bis zur heutigen Zeit

Übersetzung aus dem Englischen mit einem Anhang von

W. Brendel

Mit 9 Abbildungen

Springer-Verlag Berlin Heidelberg GmbH   1970

Francis D. Moore, M. D., Mosely Professor der Chirurgie, Harvard Medical School, Chefchirurg, Peter Bent Brigham Hospital, Boston, Mass./USA

Professor Dr. W. Brendel, Institut für Experimentelle Chirurgie der Chirurgischen Universitäts-Klinik, 8000 München, Nußbaumstraße 20

Titel der Originalausgabe
Give and Take, The Development of Tissue Transplantation. W. B. Saunders Company, Philadelphia and London, 1964
© 1964 by W. B. Saunders Company

ISBN 978-3-540-04876-3   ISBN 978-3-642-88522-8 (eBook)
DOI 10.1007/978-3-642-88522-8

Herstellung: Konrad Triltsch, Graphischer Betrieb, 87 Würzburg

Vorwort

Prof. F. D. Moore hat sein Buch „Give and Take" im Jahre 1962 geschrieben, um den gebildeten Laien in das Wesen und die Probleme der Organtransplantation einzuführen. Dieses Büchlein stellt ein typisches Beispiel für die Art und Weise dar, wie in den USA und den meisten angelsächsischen Ländern Wissenschaft popularisiert wird: Ein Fachmann läßt seine Leser die entscheidenden Schritte einer neuen, umwälzenden medizinischen Behandlungsmethode erleben. Er schildert ohne zu beschönigen Erfolg und Mißerfolg und bereitet so in der Öffentlichkeit das notwendige Verständnis vor. Tatsächlich gab es wohl noch nie in der Geschichte der Medizin eine neue Behandlungsmethode, die so wie die Organtransplantation auf das Verständnis und die Mithilfe der Öffentlichkeit angewiesen ist, weil sie die Bereitschaft verlangt, (noch) gesunde Organe frisch Verstorbener für die Rettung des Lebens kranker Menschen zu spenden. Obwohl seit Abschluß des Buches von F. D. Moore die Organtransplantation in aller Welt eine stürmische Entwicklung genommen hat, haben sich Verlag und Übersetzer für die Veröffentlichung in deutscher Sprache entschieden, weil sie der Meinung sind, daß die Pioniertaten der Organtransplantation, so wie sie F. D. Moore beschrieben hat, nicht vergessen werden dürfen und darüber hinaus ganz besonders geeignet sind, das Interesse für die Arbeitsweise medizinischer Forschung zu wecken. Dem Bedürfnis auf Vollständigkeit und Aktualität wird durch den Nachtrag des Übersetzers, in dem der derzeitige Stand dieses Wissenschaftsgebietes mitgeteilt wird, Rechnung getragen. Wir sind der Meinung, daß gerade durch die Gegenüberstellung des ursprünglichen Berichtes von F. D. Moore mit der im Anhang referierten Entwicklung bis zum Jahre 1970 die Lebendigkeit der medizinischen Forschung am besten veranschaulicht wird.

Verlag und Übersetzer

Einleitung

„Ich möchte deshalb folgendes Argument vorbringen: Was wir benötigen, ist ein weitgespanntes Verständnis für die Wissenschaft in unserem Lande, denn nur dann kann die Wissenschaft in unsere säkularen kulturellen Strömungen aufgenommen werden. Wenn dies erreicht ist, werden wir einen Schritt dem gemeinsamen Ziel näher sein, nämlich eine einheitliche zusammenhängende und brauchbare Kultur für unsere amerikanische Gesellschaft im Zeitalter der Maschinen und Experten entwickelt zu haben." — J. B. Conant: "On Understanding Science and Historical Approach." The Terry-Lectures. Yale University, 1947.

Beim Eintritt in das vierte Quartal des 20. Jahrhunderts erleben die Bürger dieses Landes zwei erregende Entwicklungen. Die eine ist die Eroberung des Weltraums durch Astronauten und Satelliten. Ein Erfolg ist wahrscheinlich, wenn man die Kosten von einigen Billionen aufwendet. Auf der anderen Seite steht die Erschließung des menschlichen Innern mit Hilfe der neuen biologischen Wissenschaften und ihrer Laboratorien. Diese Entwicklung erfordert zwar nur einige Millionen, der Erfolg kann aber nicht mit Geld allein erkauft werden.

Die Eroberung des Weltraumes durch den Menschen kann für die menschliche Existenz eines Tages irgendwie von Nutzen sein. Zumindest ist dies das proklamierte Ziel, wenngleich die der Sonne abgewandte Mondseite etwas kühl sein dürfte.

Im Gegensatz dazu wird die Erschließung der menschlichen Biologie sicher für viele eine Befreiung von Leid und für alle ein besseres Leben bringen. Noch wichtiger aber ist vielleicht, daß sie uns ein besseres Verständnis für uns selbst als Geschöpfe Gottes beschert.

Dieses Buch ist ein Bericht über einen kleinen, aber schnell sich entwickelnden Zweig moderner Biologie: die Transplantation gesunder Organe auf kranke Menschen, die diese zum Weiterleben benötigen. Es ist für junge und alte Studenten geschrieben, für jetzige und zukünftige Patienten, für den Arzt, der nur von der Transplantation gehört aber nichts damit zu tun hat ebenso wie für den Spender (von Geld und Organen).

Gegenüber einem solchen Leserkreis muß eine sorgfältige Sprache gewählt werden. Der Spezialist möge deshalb die in den Fußnoten gegebenen Erklärungen entschuldigen; der Laie mag einige Seiten finden, die er etwas eingehender lesen muß. Die Literatur ist kurz, häufig wird zitiert. Alle Forscher, deren Arbeiten aus Platzmangel nicht erwähnt wurden, bitten wir um Entschuldigung. Berichte aus diesem Krankenhaus sollten lediglich einige der ersten Schritte illustrieren. Als wir vor etwa 5 Jahren bei einem schwerkranken Mann die erste Transplantation planten, haben viele geglaubt, daß man wohl 20 Jahre benötigen würde, bis die Übertragung einer Niere von einem nichtverwandten Spender einen Dauererfolg bringen könnte. Heute sieht alles anders aus. Der Fortschritt war schneller als erwartet: Solche Transplantationen sind inzwischen klinische Routinemethode geworden. Die Medizin hat damit einen Schritt getan, der seit Jahrhunderten erwartet und erhofft wurde. Es ist daher an der Zeit, die interessierte Öffentlichkeit mit vorsichtigem Optimismus, mit einigen Marksteinen dieser Entwicklung und den vielen ungelösten Problemen der Materie bekannt zu machen, „neues Gewebe durch altes zu ersetzen".

Dieses Buch ist aus vielen Vorlesungen und Seminaren entstanden. Von Bedeutung war ein Treffen des Jahrganges 1935 der Harvard-Schule im Jahre 1960. Die Klasse bat uns, über die Geschichte der Transplantation zu berichten. Dr. Joseph E. Murray und ich hielten damals vor nahezu 1000 Männern, Frauen und Kindern eine klinische Vorlesung über Organtransplantation. Die Reaktion war Begeisterung, Überraschung, aber auch tatkräftige Unterstützung. Es zeigte sich, wie sehr gebildete Menschen, viele von ihnen weit entfernt von der Wissenschaft, im Geschäftsleben, der Verwaltung, der Diplomatie, in Ministerien oder in der Justiz beschäftigt, begierig waren, authentische wissenschaftliche Informationen zu erhalten. Sie können kranke Menschen ansehen und Dinge betrachten, wie Leben und Sterben, Blut, Gewebe und Urin, ohne zu erblassen oder schwach zu werden. Sie können das neue Dilemma verstehen, das darin besteht, daß da ein Patient ist, der ein Organ benötigt, und dort ein Gesunder, der verletzt werden muß, um ein gesundes Organ zu spenden.

Anmerkung

Das Schreiben einer solch kurzen Geschichte wie dieser ist eine geringfügige Aufgabe, verglichen mit den wissenschaftlichen Bemühungen der eigentlichen Forschung. Mein erster Dank gilt daher jenen Doktoren dieses Krankenhauses und den Chirurgen unseres Teams, die diese Arbeit ausgeführt haben. Dr. Joseph Murray hatte in den letzten 10 Jahren die Leitung des größten Teils der chirurgischen Arbeit, sowohl was die Forschung als auch die klinische Versorgung anging. Dr. John Merrill und Dr. J. Hartwell Harrison, der eine für die medizinische Versorgung, der andere für die Nierenspenderorganisation verantwortlich, haben einen unschätzbaren Beitrag für die gesamte Durchführung des Programms geliefert und manche schwierige Situation gemeistert. Dr. Georg W. Thorn, Hershey-Professor und Chefarzt, gilt unser aller Dank für sein Interesse an den Nierenkrankheiten, der Einsetzung der künstlichen Niere, die die Versorgung dieser Patienten erst möglich machte, und für seine begeisterte Unterstützung des Transplantationsprogramms. Die Mitarbeit von Dr. John R. Brooks, Dr. Richard E. Wilson, Dr. David M. Hume, Dr. Eduard B. Hager, Dr. Sommers, H. Sturgis und Dr. Dwight E. Harken war von weit größerer Bedeutung, als man aus der gelegentlichen Erwähnung ihres Namens in diesem Text schließen darf.

Dr. Gustav J. Damnin, Freedman-Professor der Pathologie und Chefpathologe, hat ununterbrochen die mikroskopischen Kontrollen (direkte Begutachtung der transplantierten Gewebe) durchgeführt, die wichtig für den Erfolg waren. Dr. James B. Dealy, Jr., der Chefradiologe, hatte die grundsätzliche Verantwortung, sowohl für die Röntgendiagnose als auch für die Strahlentherapie.

Ich möchte weiterhin die Arbeit derjenigen Kollegen von anderen Krankenhäusern und Laboratorien würdigen, die halfen, diese Unterlagen zu sammeln, und uns mit Bemerkungen, Briefen, Photographien oder Berichten unterstützt haben.

Vor allem Dr. Charles Hufnagel für den Bericht über die erste Transplantation, Dr. Joseph Fereby, der uns einiges über die Arbeit in Coperstown erzählt hat, Dr. James Priestley, der uns geholfen hat, die bedeutende Rolle von Dr. C. S. Williamson von der Mayo-Klinik aufzuklären, Dr. Emil Holman, der uns seine erste Arbeit mit der Hauttransplantation beschrieb, Dr. Linder (Heidelberg) und Dr. Fuchsig (Wien), die mithalfen, den ersten Nierentransplanteur, Dr. Uhlmann, herauszufinden. Dr. Michael Woodruff (Edinburgh) hat seinen Bericht über die erworbene Toleranz von Kindern beigesteuert, und Dr. Danford hat über solche Toleranzversuch an Hühnern geschrieben. Dr. James V. Scola (Springfield) lieferte den Bericht über seine einmalige Operation, Dr. Jacques Poison hat die Geschichte der französischen Experimente geschrieben und schließlich muß Dr. William Kolff (Cleveland) erwähnt werden, der uns half, die exakte Geschichte der ersten Tage der Entstehung der künstlichen Niere im nazi-besetzten Holland zu erzählen.

Weiterhin möchte ich denen danken, die mich bei der Bewältigung der Literatur unterstützten. Mr. David McCord, Schriftsteller und Historiker, Kurator des Peter Bent Brigham Hospitals, hat den gesamten Text gelesen und sprachlich verbessert. Dr. Merrill, Dr. Thorn, Dr. Murray, Dr. Harrison, Dr. Diehl, Dr. Damnin und Dr. Wilson haben weiterhin den größten Teil des Textes überprüft. Dr. Albert H. Kohns, Gastprofessor für Bakteriologie und Immunologie, hat die Kapitel über Transplantationsimmunologie korrigiert. Miß Mildred Cotting zeichnete mehrere Abbildungen. Jede sprachliche Unkorrektheit und willkürliche Betonung muß dem Autor und nicht seinen Beratern zur Last gelegt werden. Ebenso möchte ich meine Schuld gegenüber Herrn F. S. Deland abtragen, dem Anwalt des medizinischen Wohlfahrtsverbandes, dessen Aufgabe es ist, jungen Menschen beim Studium und Wissenschaftlern bei den Veröffentlichungen ihrer Ergebnisse zu helfen. Sollte dieses Buch Gewinn abwerfen oder sollten hierdurch Spenden für die Transplantationsforschung eingehen, werden sie zur Unterstützung dieses Verbandes verwendet. Unser Forschungsgebiet ist von vielen verschiedenen Organisationen in den letzten 10 Jahren unterstützt worden. Besonders möchte ich den Ausstattungsfond der Harvard-Universität, das Peter Bent Brigham Hospital, die Avalon-, die Hartford- und die Straßburger-Stiftung erwähnen. Verschiedene Regierungsstellen haben uns laufend geholfen und uns mit Forschungsstipendien und -verträgen unterstützt; unter diesen seien die Atomic Energy Commission, die United States Army and the National Institute of Health erwähnt.

Schließlich muß ich mich bei meiner Familie bedanken, die während dieser ganzen Mühen so geduldig war und von solcher Hilfe bei den Details. Frau Moore hat den gesamten Text redigiert; Herr Peter B.

Moore und Fräulein Sarah S. Moore haben den ganzen Text vom
Standpunkt der höheren naturwissenschaftlichen Semester bzw. dem
der jüngeren Geisteswissenschaften überarbeitet. Wenn das Buch für
solche jungen Leute interessant ist, die nichts mit der medizinischen
Forschung zu tun haben, verdanken wir es diesen jüngeren Kollegen.

Inhaltsverzeichnis

XII

Kapitel 1

Transplantate, die leben und atmen

Das zentrale Problem

„Ich danke Dir dafür, daß ich wunderbar gemacht bin." — Psalm 139

Organisiertes Labor; Zellen des Organismus

Eine Zelle ist eine Fabrik, die Material verbrennt, um zu arbeiten oder um neue Stoffe herzustellen. Zellarbeit kann die Kraft für Muskelkontraktion, wie z. B. für das Pumpen des Herzens, liefern. Oder sie kann ihre Energie für die Produktion benötigen, wie z. B. die Nebenniere Zucker verbrennt, um hochspezialisierte Steroidhormone [1] aus in der Nahrung enthaltenen Verbindungen herzustellen. Oder die Arbeit der Zelle mag in der Übertragung spezieller Impulse bestehen, wie dies in Hirn oder Rückenmark der Fall ist. Die Aufgabe anderer Zellen kann die Herstellung von Verdauungssäften, wie im Pankreas, oder die Absorption von Nahrungsstoffen, wie im Darm, sein.

Im Gegensatz zu einer solchen Vielfältigkeit in produzierenden Funktionen sind die abbauenden Systeme in den meisten Körperzellen dieselben. Jede Zelle entsendet Stoffwechselendprodukte in die Kanäle der Körperflüssigkeit, die schließlich über die Leber und die Niere nach außen entleert werden. Alle Zellen produzieren Kohlensäure, die über die Lunge abgeatmet wird. Sie ist das Endprodukt des brennenden Materials — der Verbrennung von Zucker. Es gibt weiterhin auch anderer spezifische Nebenprodukte des Zellstoffwechsels, die in die Körperflüssigkeiten zur Ausscheidung abgegeben werden, z. B. Harnstoff, eine Verbindung, die in den Körperzellen gemacht wird, um

---

1 *Hormone,* kommt von dem griechischen „erregen"; Hormone sind chemische Boten, welche in anderen Geweben eine Reaktion hervorrufen. — *Metabolismus,* wörtlich „wechseln"; chemische Aktivität von Körperzellen bei der Veränderung der Stoffe, die sie verbrennen oder verändern. Zum Beispiel die Änderung des Cholesterols in der Nahrung in ein hochspezifisches Steroidhormon zur Stimulierung anderer Körperzellen.

überflüssigen Stickstoff abzuführen. Er wird mit dem Urin ausgeschieden. Einige der anderen chemischen Nebenprodukte sind toxisch oder giftig. Sie werden von der Leber aufgenommen, welche sie in kleinere Teile zerlegt, die mit dem Urin abgegeben werden oder sie in größeren Molekülfragmenten über die Galle ausscheidet.

Obgleich jede Körperzelle in sich selbst eine komplette Fabrik darstellt, ist die engere Organisation der Zellen im Körper sehr verschieden. Diese Details bedingen die Größe der Schwierigkeiten, wenn eine Transplantation unternommen wird. In einigen Organen und Geweben sind Gruppen von Zellen, die alle genau gleich sind und alle vom selben Blutstrom versorgt werden und wenig Anhalt für eine Organisation unter sich aufweisen. In anderen Organen ist jede Zelle wieder eine vollkommene Einheit in sich selbst, sind die Zellen in speziellen anatomischen Gebilden angeordnet und in kleinen lokalen Strukturen, die große Wichtigkeit besitzen. Es gibt eine sehr empfindliche Anordnung von Versorgung und Produktion. Der Aufbau der Zellen der Niere ist z. B. sehr genau. Die vielen verschiedenen Zellarten im Nierentubulus [2] sind so angeordnet, daß sie ihre Funktionen in einer bestimmten Reihenfolge, wie bei einem Fließband, ausüben können, wobei sie Energie für die Zubereitung der Harnflüssigkeit benötigen, während diese in die Tubuli einströmt, und bevor sie den Körper verläßt. Diese Zellen erlauben einigen Stoffwechselendprodukten in den Urin auszutreten. Sie holen andere Stoffe zurück, die der Körper benötigt und die nicht verloren gehen dürfen. Auf diese Weise sind die Nierentubuluszellen ein sehr wirksames System für die Wiederverwertung von Körperstoffen.

Die Unterschiede zwischen den cellulären Aufbauten erlangen Wichtigkeit, wenn man solche Gewebe betrachtet, deren Blutgefäße bei einer Transplantationsoperation direkt miteinander verbunden werden müssen; diese stehen im Gegensatz zu solchen Geweben, die in kleine Stückchen geteilt werden und ohne Verbindung von Blutgefäßen frei transplantiert werden können. Bei Organen, welche ein spezielles Versorgungssystem benötigen und eine innere Organisation cellulärer Aufbauten besitzen (wie Niere oder Leber), müssen die großen Blutgefäße für eine erfolgreiche Transplantation intakt bleiben. Gewebe, mit nahezu gleichmäßiger Zellverteilung (wie die Nebenschilddrüsen oder die Nebennieren) können ohne ihre Blutgefäße frei transplantiert werden. In jedem Falle handelt es sich um die Transplantation von arbeitenden Zellen, welche Sauerstoff benötigen. — Das ist wichtig. Diese

---

2 *Renal*, gehört zu „ren", das ist Niere. — *Tubulus*, ein dünnes Röhrchen, das die aus dem Blut gefilterte Flüssigkeit zur endgültigen Bereitung des Harns weiterleitet.

cellulären Organe müssen nach der Transplantation ihre Arbeit weiter verrichten können, ganz gleichgültig wie sie transplantiert worden sind. Solche Transplantate leben und atmen.

Größenordnungen

Die extreme Kleinheit dieser Zellen und alles was in ihnen ist muß in Betracht gezogen werden. Der Buchstabe „o", der hier gedruckt wird, hat ein Loch von ungefähr 1 Millimeter Durchmesser (das ist abgekürzt als 1 mm und ist ein Zehntel eines Zentimeters oder 1 mm = 0,1 cm).

Von den meisten Ärzten, gewöhnt, solche Sachen durch ein Mikroskop zu betrachten, wird die Größe eines roten Blutkörperchens allgemein als Bezugsgröße verwendet. Dieses ist leicht erkennbar, weil es die Form einer Münze oder eines Diskus hat; es besitzt einen Durchmesser von 7 Mikron (1,0 μ ist $^1/_{1000}$ Millimeter, oder 1 μ = 0,001 mm). Wenn man diese roten Blutkörperchen in einer Reihe aneinanderlegt wie in einer Münzrolle oder wie aufeinandergesetzte Chips am Spieltisch, würden 150 auf den Durchmesser des Loches im Buchstaben „o" kommen.

Körperzellen, die als Zellfabriken leben und atmen, haben fast die gleiche Größe wie die der roten Blutkörperchen. Einige von ihnen sind etwas größer. Die Funktionszellen der Leber und der Niere haben einen Durchmesser von 10—25 Mikron. Einige der weißen Zellen im Blut, wie die kleinen Lymphocyten[3], welche aktiv das Transplantat abwehren, sind etwas kleiner, nämlich ungefähr 3,5 Mikron im Durchmesser. Ungefähr 100 bis 200 Körperzellen dieser verschiedenen Typen würden Seite an Seite in die Mitte des gedruckten Buchstabens „o" passen.

Für einen Menschen, der unter einem Elektronenmikroskop Gewebe näher betrachtet, erscheinen solche Zellen allerdings sehr groß. Mit dem Elektronenmikroskop ist eine wesentlich stärkere Vergrößerung möglich; man kann die Innenseite der Zelle betrachten und ihre Werkstätten sehen. Die Strukturen sind jetzt in solcher Größe zu erkennen, daß der Umriß der ganzen Zelle nicht mehr überschaubar ist. Durch eine Linse kann man nur einen Teil des Schnittes und seinen Inhalt erken-

---

3 *Lymphocyten*, die Nachsilbe „cyte" (aus dem Griechischen kytos oder „leeres Gefäß") bedeutet Zelle. Ein Lymphocyt ist deshalb eine Zelle des lymphatischen Systems. Das sind Zellen, die mit der Produktion von Antikörpern und der Abstoßung von Transplantaten verbunden sind, wie später ausgeführt wird. Dasselbe Nachwort wird bei der Bezeichnung weißer Zellen als „Leukocyten" oder roter Zellen als „Erythrocyten" und auch bei anderen Zellen des Blutes oder der Organe verwendet.

nen. Die Strukturen innerhalb der Zelle enthalten den Nucleus, den Zellkern, der das Kontrollzentrum darstellt. Weiterhin kann man verschiedene Strukturen sehen, von denen viele mit der Vermehrung und Zellteilung zu tun haben. Darunter sind die Chromosomen [4], welche Nucleinsäuren enthalten, deren Synthese durch diejenigen Medikamente, welche die Transplantation ermöglichen, verhindert wird. Diese Nucleinsäuren kontrollieren die genetischen [5] Eigenschaften der Nachkommen, eine Tätigkeit von enormer Bedeutung für unser Problem, da die Fähigkeit, spezifische Antikörper [6] gegen transplantierte Gewebe herzustellen, von der Mutter- auf die Tochterzelle übertragen zu werden scheint. Bei 100 000facher Vergrößerung kann man mit dem Elektronenmikroskop bestimmte Stränge als Moleküle der Desoxy-Ribonucleinsäure oder DNA erkennen. Das ist das genetische Material der Zelle, das die Botschaft für die Eigenschaften der Nachkommen besitzt. Diese Moleküle sind sehr lang (3 Mikron und länger) aber sehr schmal, etwa 20 Ångström breit. Ein Ångström ist eine Maßeinheit für kleine Entfernungen; 10 000 Ångström ergeben ein Mikron, oder $1 Å = 0,0001 \mu$. Das bedeutet, daß der ganze gedruckte Buchstabe „o" 10 000 000 Ångström groß ist; in ihm würde Seite an Seite Platz für 500 000 Moleküle DNA sein.

Die Gewichte und Konzentrationen bei chemischen Reaktionen und bei Stoffen, die innerhalb der cellulären Betriebe wirken und ihre Produkte beeinflussen, sind sehr gering. So wird z. B. bei einem erwachsenen Menschen das Actinomycin, eine Substanz, die auf die DNA einwirkt, in Dosen von annähernd 0,16 Milligramm (abgekürzt als mg) angewandt. Verteilt es sich gleichmäßig auf das gesamte Körperwasser, dann wären das 0,16 mg in 40 l Wasser oder eine Konzentration von 0,004 mg pro Liter. Wenn man das kleinste, gerade noch mit bloßem Auge erkennbare Salzkorn in 100 Stücke teilen und eines dieser Stücke in einem Viertelliter auflösen würde, entspräche das der genannten Konzentration.

So klein wie die Zellen sind, zusammengenommen bilden sie doch eine große Gruppe, die „Zellmasse des Körpers". Die gesamte Masse

---

4 *Chromosom*, wörtlich „gefärbter Teil"; dunkel gezeichnetes Material im Kern, das sich bei der Zellteilung verdoppelt und Nucleinsäuren enthält, welche die genetischen Fähigkeiten der Nachkommen kontrollieren.

5 *Genetisch*, wörtlich „zu den Genen gehörig"; die Gene sind Teile solcher Nucleinsäuren, welche das Aussehen der Nachkommen bestimmen. Mit dem Wort „genetisch" wird daher die Fähigkeit beschrieben, Eigenschaften der Eltern auf die Nachkommen zu übertragen.

6 *Antikörper*, „chemische Stoffe, die gegen etwas reagieren"; wie später ausführlich zu besprechen, handelt es sich um antagonistische Eiweißkörper, welche gegen Fremdmaterial, wie Transplantate, gerichtet sind.

von Zellen der verschiedensden Art, Form und Größe wiegt bei einem Erwachsenen etwa 25 kg [7]. Viele Billionen Zellen sind also in jedem Menschen enthalten. Die Strukturen, mit denen wir uns in diesem Buch befassen, wie die von Niere, Leber, Milz, Nebenniere und Hypophyse sind alle aus einer großen Zahl von Zellen zusammengesetzt. Jedes Organ oder Gewebe ist ein Industrie-Komplex für sich selbst und hat seine Funktion innerhalb der Gesamtwirtschaft des Körpers. Diese Zellen bilden das Zellgewebe, das Sauerstoff benötigt und die Energie der Nahrungsstoffe in Arbeit oder in neue chemische Verbindungen umwandelt. Verpflanztes Gewebe dieser Art verlangt hohe spezifische Bedingungen um leben, atmen und arbeiten zu können. Extremzustände werden nicht vertragen; wenn solche Zellen sterben, werden sie nicht sofort ersetzt. Ganz anders verhält es sich mit solchen Transplantaten, die ihre Funktion als inaktives Stützgewebe erfüllen.

Motor und Fahrgestell

Das celluläre Gewebe wird von den extracellulären Substanzen des Körpers versorgt, der Gewebeart, die zwischen den Zellen liegt. Es umfaßt geformtes Material und die Strombahnen für die Gewebeflüssigkeit. Dies alles sind — um den Vergleich mit einer Industrieanlage weiterzutreiben — die Fundamente, die Gerüst- und Tragebalken, Stützen, Kanäle und Straßen. Sie halten die Zellen zusammen, verbreiten ihre Produkte, sorgen für Nachschub und Abtransport der Abfallprodukte. Wenn die Zellen den Motor darstellen, dann ist das extracelluläre Gewebe das Fahrgestell. In fester Form sind diese Substanzen durch die Knochen, in flüssiger durch das Blutplasma [8] charakterisiert. Zum extracellulären Stützgewebe gehören noch die Wände der Arterien und Venen, die Cornea oder der durchsichtige Teil des Auges, ebenso die Sehnen und Fascien [9, 10]. Solches Gewebe kann sehr viel leichter transportiert werden als Zellen, die leben und atmen. Stütz-

---

7 Der Rest des Körpers besteht aus Bindegewebe, dem Skelet und Körperflüssigkeiten außerhalb der Zellen.

8 *Plasma*, der flüssige Teil des Blutes, in welchem die roten Blutkörperchen schwimmen.

9 *Fascie*, wörtlich „Band"; die fibrösen Bänder, die die Muskeln zusammenhalten.

10 *Cornea*, der glasige Vorderteil des Auges, besteht weitgehend aus extracellulärem Gewebe und wird deshalb als ein homostrukturelles Transplantat betrachtet. Seine wenigen Zellen müssen jedoch am Leben bleiben, um die Durchsichtigkeit im neuen Wirt zu garantieren. Sie können am Leben bleiben ohne Abstoßung, weil sie in besonderer Weise nicht mit den Zellen des Blutstromes in Kontakt kommen.

gewebe kann von einem Individuum auf das andere ohne spezielle Schutzmaßnahmen verpflanzt werden. Diese Strukturen benötigen zur Aufrechterhaltung ihrer Funktion keine lebenden Zellen, wenn auch aktive lebende Zellen das stützende Material zunächst hergestellt haben. Irgendein Unternehmen muß den Beton hergestellt haben, aus dem eine Straße gebaut wurde, aber nachdem die Straße fertig ist, hat das Unternehmen nichts mehr damit zu tun und immer noch bleibt die Straße brauchbar: die extracelluläre Substanz benötigt nicht ununterbrochen Nahrungs- oder Verbrennungsenergie, um ihre Funktion aufrecht zu erhalten.

Knochentransplantate erfüllen ihren Zweck, den Körper zu stützen und die Knochenneubildung anzuregen, auch wenn das Knochentransplantat selbst völlig tot ist. Transplantate menschlicher Arterien können, ohne irgendwelche Lebenszeichen im transplantierten Gewebe zu zeigen, erfolgreich zwischen verschiedenen Individuen verpflanzt werden. Die Entnahme solcher Transplantate aus Stützgewebe kann mehrere Stunden nach dem Tode erfolgen, während für die Transplantation der cellulären Organe nur wenige kostbare Minuten zur Verfügung stehen. Und sie verlangen keine sorgfältige Kontrolle der Temperatur, der Sauerstoffspannung, der Kohlensäureabgabe und des Säure-Basen-Gleichgewichtes, wie dies für die Transplantation von Organen nötig ist, die leben und atmen müssen. Tatsächlich können Arterien für eine Transplantation auch nach Sterilisation durch eine Strahlendosis verwendet werden, die in Nieren oder Lebern alle Zellen zerstören würde.

Noch eine andere Form der Transplantation soll erwähnt werden, die möglicherweise Bedeutung erlangen wird. Das ist die Transplantation von Gewebe eines Lebewesens, beispielsweise einer Katze, auf eine andere Species, beispielsweise einen Hund. Solche speciesverschiedenen Transplantate rufen eine intensive Abstoßungsreaktion hervor. Gewöhnlich wurden solche Vorgänge bei Transplantaten zwischen nichtverwandten Tierarten untersucht. Das Bild ändert sich jedoch, wenn es sich um nahe verwandte Tierarten handelt, wie z. B. Hyäne und Wolf, Huhn und Truthahn oder zwischen Primaten. Primaten sind die Tierspecies, zu welchen die Menschen, die Menschenaffen und Affen gehören.

Schließlich gibt es Transplantate, die einem Patienten an einer Stelle entnommen und an einer anderen angebracht werden, beispielsweise Haut von einem Bein, um eine verbrannte Stelle eines Armes zu bedecken. Solche Verpflanzungen können leicht durchgeführt werden und geben uns viel Information über die Transplantationsvorgänge, da sie gut angehen und sich völlig anders verhalten als Transplantate zwischen verschiedenen Individuen.

Fassen wir jetzt die notwendige Terminologie zusammen:

Wir erinnern uns, daß die Vorsilbe „Homo" von dem griechischen Wort „homos" stammt, was soviel wie „ein und dasselbe" bedeutet. Es darf nicht verwechselt werden mit dem Wort „HOMO", das auf die Speciesbezeichnung „homo sapiens" zurückgeht, in welchem „Homo" Mensch bedeutet. Deshalb ist ein „Homotransplantat" ein Transplantat zwischen Individuen ein und derselben Species, auch wenn es sich nicht um Menschen handelt.

Folglich bedeuten *„Homotransplantate"*: Transplantate zwischen Individuen ein und derselben Species.

Homocelluläre Transplantate — Transplantate von lebenden cellulären Organen innerhalb zweier Individuen derselben Species. Dazu gehören die Transplantate von Nieren, Leber, Milz, Herz, Lunge, Haut und endokriner Drüsen, mit denen wir uns in diesem Buch hauptsächlich beschäftigen. Es handelt sich um Organe, die leben und atmen, manchmal auch „homovitale" Transplantate genannt.

Homostrukturelle Transplantate. Transplantate von nichtcellulärem Gewebe zwischen zwei Individuen derselben Species. Dazu gehören die Transplantate von Arterien, Knochen und der Cornea [10] (Hornhaut), welche als Stütze oder Mutterboden dienen. Diese Transplantate müssen nicht am Leben sein um ihre Wirkung entfalten zu können: Sie lösen keine zerstörende Immunreaktion aus. Ihre Beschaffung und Transplantation sind ein bedeutend geringeres Problem als im Falle der homocellulären Transplantate.

Isotransplantate = Transplantate zwischen identischen Zwillingen oder zwischen Laboratoriumstieren von einem strengen Inzuchtstamm.

Autotransplantate = Transplantationen bei ein und demselben Patienten, also z. B. Überpflanzung von Haut einer Stelle zum Verschließen der Wunde einer anderen Stelle.

Heterotransplantate = Verpflanzungen zwischen zwei Tieren verschiedener Species.

Der Anschluß an die Energieversorgung

Wie oben ausgeführt können einige homocelluläre Transplantate, Organe oder Gewebe in kleine Stücke geteilt und locker in den neuen Wirt in einem Bett gelagert werden, in welchem reichlich Blutgefäße vorhanden sind. Diese Zellen sind dann imstande als neue Blutversorgung lokale Energiequellen zu erschließen. Sie benötigen keine komplizierte anatomische Organisation. Kleine Teile der Hypophyse, der

Nebenniere, der Nebenschilddrüsen und der Schilddrüse wurden auf diese Weise verpflanzt.

In starkem Gegensatz dazu stehen ganze Organe, in welchen die Zellen in einer besonderen Weise angeordnet sind; man kann sie nicht einfach zerhacken oder umherverteilen. Solche Transplantate ganzer Organe, wie z. B. Niere oder Leber, benötigen zur Aufrechterhaltung ihrer Funktion eine Verbindung mit den Blutgefäßen.

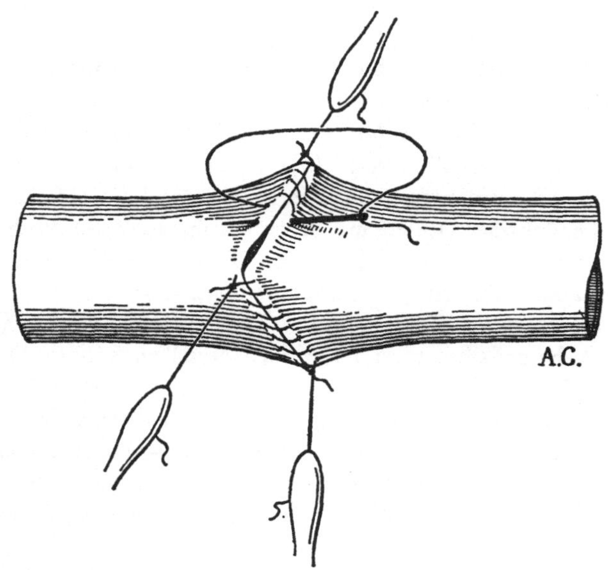

Abb. 1. Die Verbindung von Blutgefäßen durch Nahtanastomosen. Nach einer Zeichnung von Alexis Carrel, veröffentlicht in „Lyon Medical" im Jahre 1902. Die Wände der beiden Blutgefäße (angenommen mit 5 mm Durchmesser) werden durch 3 Haltefäden zusammengehalten. Ein anderer wird dann zum Vernähen benutzt unter Verwendung sehr dünner Nadeln („aiguilles extrêmement fines"). Diese Methode der Gefäßanastomose, erstmalig von Carrel gezeigt, wird immer noch in der gesamten Chirurgie und teilweise bei der Transplantation von Organen verwendet

Wenn eine Arterie oder Vene direkt mit einer anderen verbunden wird, nennt man dies eine „Anastomose" (Abb. 1) [11]. Anastomonische Verbindungen von Arterien und Venen und ebenso anderer Kanäle im Körper, wie der Ureter (der von der Niere abführende Harnleiter),

---

11 *Anastomose*, wörtlich „Verbindung von Mund zu Mund" aus dem Griechischen ana, was „zu", und stoma, was „Mund" bedeutet. Gewöhnlich wird der Ausdruck zur Bezeichnung der Verbindung zweier runder Gefäße, wie Arterien und Venen, verwendet.

oder der Gallengang (der dünne Schlauch, der die Galle von der Leber leitet) sind für die homoläre Verpflanzung ganzer Organe notwendig.

Wenn man einem Chirurgen über die Schulter schaut, während er zwei Blutgefäße End-zu-End miteinander verbindet, indem er sehr feine Fäden verwendet und eine sehr genaue Naht legt, wird man diese Methode einleuchtend und überzeugend finden. Es ist schwer zu verstehen, daß man jahrelang die Verbindung von Blutgefäßen für ein unmögliches chirurgisches Unterfangen hielt. Um die Jahrhundertwende, im Anschluß an die Pioniertaten von Dr. Alexis Carrel, lernten die Chirurgen dies in einer sehr einfachen Weise zu tun, nämlich mit Nadel und Faden. Die Arterie wird mit einer speziellen Klemme gefaßt, um zu verhindern, daß Blut ausfließt, worauf 3 Leitnähte angelegt werden. Danach werden speziell dünne Nadeln und Fäden verwendet, um die beiden Gefäße durch End-zu-End-Nähte miteinander zu verbinden.

Der Witz dieses Vorgehens liegt in der Genauigkeit und in dem äußerst sorgfältigen Gebrauch der Instrumente und Nadeln. Es ist wirklich sehr einfach, wie Dr. Carrel in seiner Originalbeschreibung darlegt, in der zum ersten Mal den Chirurgen gezeigt wird, wie man es macht:

La méthode, que je vais décrire, est très simple. Elle . . . [12]

Beachten Sie bitte, daß Dr. Carrel schon vor 60 Jahren betont hat, daß die Nadeln (aiguilles) besonders spitz und fein sein müssen. Gegenwärtig ist es möglich, sehr vollkommene dünne Nähte aus Plastik- oder Seidenfäden herzustellen mit Nadeln, die direkt mit dem Ende des Fadens verbunden sind, so daß nicht die geringste Rauhigkeit an der Stelle übrig bleibt, an der Nadel und Faden miteinander verbunden sind. Verschiedene Firmen stellen dieses hochspezialisierte dünne Nahtmaterial her, das sich so vorteilhaft für die Chirurgie im allgemeinen und für die Transplantation im speziellen erwies. Bei sehr dünnen Blutgefäßen kann man die gesamte Anastomose unter einem Mikroskop ausführen. Blutgefäße von etwa 1 mm Durchmesser (ein bißchen kleiner als die Mine in einem Bleistift) können unter direkter Sicht genäht werden. Die Nierenarterie eines Menschen ist ein großes Gefäß von etwa 7—10 mm Durchmesser.

Um 1950 wurde im Institut für Chirurgische Instrumente eine Gefäßnahtmaschine entwickelt, die nach dem Prinzip arbeitet, daß dünne, mikroskopisch kleine Krampen in die Wände der Blutgefäße eingepreßt werden. Dieses wunderbare Instrument ist inzwischen in

---

12 *Carrel* empfahl sehr dünne Leinenfäden, „wie sie zur Herstellung der Valenciennes-Spitzen verwendet werden".

vielen Laboratorien und Krankenhäusern angewendet worden. Es hat bestimmte Vorteile gegenüber der Nahtmethode von Dr. Carrel, ist aber leider manchmal ein zu unhandliches Werkzeug, um in eine kleine Operationsöffnung eingeführt zu werden. Man hört oft die sorglose Bemerkung, daß „unter Verwendung dieser neuen Nahtmaschine Anastomosen von Blutgefäßen innerhalb weniger Sekunden anstatt gewöhnlich innerhalb 20 min ausgeführt werden könnten". Eine solche Feststellung verschweigt die Tatsache, daß es viele Minuten beansprucht, die Gefäße über die Metallmanschetten der Maschine zu stülpen. Wenn allerdings diese Arbeit getan ist, dann braucht man tatsächlich für das Zusammenpressen der Krampen nur einen Moment. Zur Zeit ist der leichteste und schnellste Weg, Blutgefäße in der Tiefe einer chirurgischen Öffnung miteinander zu verbinden die einfache End-zu-End-Naht mit der Hand, genau so wie es Dr. Carrel tat [13].

Das Öffnen des Kraftstromes

Nachdem der Chirurg die Anastomosen der Arterien und Venen und was sonst noch für die Transplantation notwendig, ausgeführt hat, müssen die Verschlußklemmen geöffnet werden und das Blut kann durch das Organ strömen. Aber das allein genügt nicht. Dieses Blut muß auch so normal wie möglich sein. Es muß die rechte Zusammensetzung haben, weil die Zellen des transplantierten Organes sehr wählerisch sind und ein ganz spezielles Flüssigkeitsmilieu benötigen, da sie andernfalls nicht leben, atmen und arbeiten werden.

Zu allererst benötigen die Zellen eine große Menge von Blutsauerstoff. Dieser Sauerstoff wird in dem bekannten roten Hämoglobin [14], dem Farbstoff der roten Zellen, transportiert, von denen eine Menge in guten Kontakt mit Luft kommen müssen, während sie die gesunden Lungen passieren. In gleicher Weise müssen viele der meist sauren Abfallprodukte schnell entfernt werden, so daß die normale geringe alkalische Reaktion des Blutes beibehalten wird. Das normale Säure-Basen-Verhältnis des arteriellen Blutes von einem pH [15] von 7,40 darf sich nicht sehr verändern, wenn das Transplantat in seiner neuen Lage mit der Arbeit beginnen soll. Die gesamte Reaktion des Blutes (die Zahl der gelösten Moleküle) und der extracellulären Flüssigkeit muß

---

13 Die jüngste Entwicklung neuer Klebeleime könnte jetzt allerdings für die Gefäßchirurgie revolutionierend sein.

14 *Hämoglobin*, das Globin (Protein), Eiweißkörper des Blutes (Hämo-); eisenhaltiger roter Blutfarbstoff der roten Blutkörperchen, der Sauerstoff transportiert.

15 *pH:* ein Maß für die Säure- oder Wasserstoffionenkonzentration. Normales arterielles Blut hat ein pH von 7,4.

nahezu normal bleiben. Dasselbe gilt für die Zuckerkonzentration, damit die Zellen genügend Brennmaterial bekommen. Alle diese empfindlichen biologischen Gleichgewichte und andere dazu müssen innerhalb gewisser Toleranzgrenzen bleiben, wenn das Organ überleben soll.

Oft trägt die Funktion des Transplantates zur Normalisierung selbst bei. Das ist z. B. sowohl bei der Niere als auch bei der Leber der Fall. Sie werden nicht zu arbeiten beginnen, bis sie in einer normalen Körperflüssigkeit schwimmen; aber umgekehrt wird die Aufrechterhaltung ihrer Funktion dazu benötigt, die normale Reaktion dieser Körperflüssigkeiten zu gewährleisten.

Andere lebenswichtigen Organe des Patienten, welche für die Ernährung, die Hormone, den Blutkreislauf und die Befreiung von Stoffwechselprodukten sorgen, müssen alle richtig funktionieren, wenn das transplantierte Organ in seiner neuen Umgebung aufgehen und seine Fähigkeiten so früh wie möglich wiedergewinnen will.

Schließlich muß die ganze Operation so gemacht werden, daß keine Infektion auftritt. Zur Vermeidung eines Bakterienbefalls, Asepsis genannt [16], muß bei jeder Operation Sorgfalt garantiert sein. Vor einer Operation ist dies besonders notwendig, weil die gleiche Behandlung, die den Wirt das Transplantat akzeptieren läßt, ihn zugleich für bakterielle Infektionen empfänglich macht. Weiterhin handelt es sich gewöhnlich um eine Operation, bei der zwei Patienten — der Spender und der Empfänger — beteiligt sind. Damit wird auch die Gefahr der chirurgischen Infektion verdoppelt. 15—20 Ärzte und Schwestern können bei einer solchen komplizierten Operation eingesetzt werden. So gestaltet sich die Erzielung und Aufrechterhaltung einer angemessenen sterilen Umgebung schwierig, ohne welche der Erfolg der Operation sehr gefährdet ist.

Sind die Blutgefäße verbunden und das kraftspendende Blut strömt in das Organ, und sind Blut und Körperflüssigkeiten normal und keine Bakterien vorhanden, darf man vertrauen und hoffen, daß das neue Homotransplantat leben, atmen und arbeiten kann.

Und dann ... Schiffbruch

Unglücklicherweise wurde eine solch freundliche Aufnahme eines neuen Homotransplantates selten erreicht, niemals ohne spezielle Behandlung und niemals bis zum Frühjahr 1962.

Statt, daß das rosa gefärbte und lebende Organ in seiner neuen Umgebung verbleibt, wird es schrittweise zerstört. Zuerst geht die

---

16 *Asepsis*, ohne Sepsis (Infektion).

Sache recht gut. Die Blutversorgung ist gut, die Zellen beginnen zu arbeiten und die Aussichten sind scheinbar günstig. In ein oder zwei Tagen fängt die Funktion an, sich leicht zu verschlechtern und das Transplantat beginnt zu schwellen. Innerhalb einer Woche kann man unter dem Mikroskop sehen, daß die Zellgebilde von Millionen eingewanderter Lymphocyten umgeben sind, die offensichtlich die Zellen zerstören. Die Zellen schwellen, verlieren ihre normale Struktur und sterben schließlich. Diese Invasionsarmee umringt, berennt und verschlingt die schönen organisierten Zellgewebe des Transplantates. Der Patient bekommt Fieber und zeigt eine deutlich erhöhte Zahl von weißen Blutzellen, wie wenn er gegen eine Infektion, z. B. eine Blinddarmentzündung ankämpfte, obwohl in diesem Falle keine bakterielle Infektion vorliegt.

Einige Tage später erlischt die Zellfunktion des Transplantates vollständig. Obwohl die Blutversorgung noch aufrecht erhalten bleibt und das Organ noch gewisse Lebenserscheinungen zeigt, ist seine normale Funktion vollständig vernichtet. Bleibt es an Ort und Stelle, schrumpft das Transplantat schließlich zu einem nutzlosen Klumpen oder fällt zusammen.

Dieser Schiffbruch ist der Vorgang, durch welchen der Körper ein Homotransplantat abwehrt. Er wird Abstoßung genannt. Die Vermeidung der Abstoßung ist daher die eigentliche Geschichte der Organtransplantation.

Der erste Versuch beim Menschen

Mit Beendigung des Zweiten Weltkrieges war auch die Unterbrechung der Arbeit in den Laboratorien und der medizinischen Forschung beendet. Bestimmte Fortschritte der Chirurgie hatten sich fest durchgesetzt, einige davon waren durch den Krieg selbst beschleunigt worden. Teilweise traf dies für die Gefäßchirurgie, die Wiederherstellung verletzter Blutgefäße, aber auch für die Anwendung der Bluttransfusion in großen Mengen, ebenso wie für die Anwendung von Antibiotica zur Infektionsbekämpfung zu. Darüber hinaus haben die Ereignisse des Zweiten Weltkrieges zum ersten Mal zu der Beschreibung des bestimmten Types einer akuten Nierenerkrankung geführt, die als „akute tubuläre Nekrose" [17] bezeichnet wird. Diese Erkrankung wurde zuerst von Dr. E. L. G. Bywaters in England beschrieben. Sie wurde

---

[17] *Akute Nierenerkrankung:* das in sehr kurzer Zeit eintretende Nachlassen der Urinausscheidung durch die Nieren; das Wort Nekrose bedeutet wörtlich „Gewebstod"; unter „akuter tubulärer Nekrose" versteht man deshalb den akuten Tod von Tubuluszellen der Niere.

bei Patienten beobachtet, die eine gewisse Zeit unter zusammenbrechendem Mauerwerk während des Blitzkrieges gegen London vergraben waren und sie wurde zunächst als „Crush Syndrome" bezeichnet. Nachdem die Patienten aus dem Schutt ausgegraben waren, bekamen sie einen Schock [18] und einen Nierenschaden. Solche Fälle wurden erst jetzt bemerkt, weil sie mit Hilfe von Bluttransfusionen lange genug am Leben erhalten werden konnten, um diese Schwierigkeiten mit ihren Nieren erkennen zu lassen. Früher starben sie am Schock, der durch die ursprüngliche Gewebezerquetschung ausgelöst wurde.

Ende 1940 kam vielen die Idee, die Transplantation von Geweben erneut und energisch zu erforschen. Schon zu Beginn dieser Ära gab es viele Patienten, die sich später immer mehr häuften, deren bedrohlicher Zustand die Ärzte unter ernsten und unerbittlichen Druck setzte, voranzugehen und die Transplantation zu wagen — wenn auch verfrüht. Als geschichtliches Ereignis verdient daher ein erster Versuch von Nierentransplantation zur Behandlung einer akuten tubulären Nekrose, am Ende dieses Kapitels angeführt zu werden.

Der Chirurg war Dr. Charles Hufnagel, später Professor der Chirurgie an der Georgetown Universität in Washington. Zu jener Zeit war er einer der Chirurgen am Peter Bent Brigham Hospital, der an der Entwicklung neuer Herzklappen und an neuen Wegen zur Operation erkrankter Blutgefäße arbeitete.

Bei jenem Fall handelte es sich um eine junge Frau, die während der Schwangerschaft eine Gebärmutterinfektion bekam, die zu einem schweren Schock führte. Sie bekam darauf eine Anurie [19], gewöhnlich ein spezielles Zeichen einer akuten tubulären Nekrose, aber es war nicht klar zu entscheiden, ob diese akute tubuläre Nekrose durch den Schock ausgelöst wurde, der der Gebärmutterinfektion folgte, oder durch eine Transfusion mit Blut, das möglicherweise zu alt oder unverträglich war.

Auf jeden Fall wurde sie schwer krank; nachdem sie etwa 10 Tage ohne Urinausscheidung war, geriet sie in ein tiefes Koma. Der Tod schien unabwendbar. Dr. Georg Thorn fragte Dr. Hufnagel ob er sich zutrauen würde, eine Niere zu transplantieren. Lassen wir Dr. Hufnagel selbst die Geschichte berichten:

. . . Während der Zeit, in der ich 1947 ein „Cabot Fellow" war (in den Laboratorien für Chirurgische Forschung der Harvard Medical School arbeitend), verbrachte ich eine beträchtliche Zeit mit der Nierentransplantation und habe ebenso eine Technik für das schnelle Einfrie-

---

18 *Schock*, niedriger Blutdruck und niedrige Durchblutung, oft mit Todesfolge, tritt nach schweren Verletzungen und Blutverlusten auf.
19 *Anurie*, bedeutet ohne Urin.

ren von Blutgefäßen entwickelt. Ich hatte schon eine ansehnliche Zahl von Tieren mit transplantierten Nieren, und zur selben Zeit arbeiteten wir auch an der Transplantation der Nebenniere. Von Zeit zu Zeit schauten wir nach Patienten aus, die möglicherweise eine Nierentransplantation benötigten als letzte verzweifelte Maßnahme, ihr Leben zu retten.

In diesem Falle war jeder sicher, daß die Patientin ihre Urinausscheidung nicht mehr in Gang bringen konnte und nahezu tot war. Damals war Dr. Ernest Landsteiner der Urologe. Nach einer Reihe von Besprechungen wurde schließlich Übereinstimmung darin erzielt, daß die Patientin eine Leichenniere bekommen sollte, um zu sehen, ob damit bis zur völligen Erholung das Ausbleiben der eigenen Nierenfunktion überbrückt werden könne.

Übereinstimmend suchten wir die Hilfe von Dr. David Hume, der sich auf die Suche nach einem prospektiven Spender machte. Wir hatten Glück, noch am selben Tag eine Leichenniere zu erhalten. Die Niere wurde unter aseptischen Bedingungen entnommen und sofort der Patientin angeschlossen.

Da sich die Patientin in einem so extrem schlechten Zustand befand, gab es einige administrative Einwände, die Patientin in den Operationssaal zu bringen. Im Dunkel der Nacht — etwa um Mitternacht — begab sich unsere kleine Gruppe (Landsteiner, Hume und ich), nachdem wir die Niere sofort nach dem Tode des Spenders erhalten hatten, zu einem der Endzimmer in den zweiten Stock und begannen beim Licht von zwei kleinen, schwenkbaren Leselämpchen die Transplantation auszuführen.

Die Armarterie und eine große Vene in der Ellenbeuge wurden freigelegt. In Anbetracht der ungewöhnlichen Bedingungen unter denen wir arbeiteten wurde die Anastomose relativ schnell ausgeführt. Die Niere mit einem kurzen verbleibenden Stück des Harnleiters wurde so in sterile Schwämme eingeschlagen und so mit sterilen Gummitüchern bedeckt, daß nur die Spitze des Harnleiters freiblieb. Es wurde versucht, die Niere unter die Haut zu verpflanzen, aber wegen der Lage der Gefäße war ein beträchtlicher Teil der Niere immer noch unbedeckt. Das ganze Gebiet wurde mit Hilfe der gleichen Leselämpchen erwärmt. Sofort begann die Niere Harn auszuscheiden.

Es ist wohl nicht notwendig zu sagen, daß wir die ganzen folgenden Stunden ausharrten. Wie üblich zu jener Zeit im Peter Bent Brigham-Hospital mußten wir uns als der Morgen kam wieder mehr irdischen Dingen und der Routinearbeit zuwenden. Die Niere schied weiterhin Urin aus. Am nächsten Mittag zeigte die Patientin selbst eine deutliche Besserung. Sie begann lebhaft zu werden und war im folgenden Tage vollständig klar bei Bewußtsein. Am Tage nach der Transplantation zeigten sich am Harnleiter Zeichen von Schwellung, und ein Stück wurde entfernt, um einen besseren Urinabfluß zu gewährleisten. Am darauffolgenden Tag nahm die Urinausscheidung ab, und da sich der Zustand der Patientin sehr gebessert hatte, wurde beschlossen, die Niere zu entfernen. Zwar bin ich mir über den genauen zeitlichen Ablauf nicht mehr ganz sicher, aber ich glaube 2 oder 3 Tage nach der Entfernung der Niere kam die Patientin in eine diuretische Phase [20] und ihre nachfolgende Erholung war relativ ereignislos.

Kurz nach diesem Ereignis machte es die Begeisterung für Kunststoffe und die Kenntnis der Oberflächeneigenschaften von Kunststoffen möglich, eine wirksame künstliche Niere herzustellen, so daß die Verwendung von Kurzzeittransplantationen nicht mehr mit besonderer Anstrengung verfolgt wurde. Trotzdem fuhren wir fort, das Problem der Langzeit-Homotransplantation zu lösen. In jenen Tagen war es sehr schwer, irgendwelche klinische Begeisterung für die Transplantation aufzubringen, da der Widerstand gegen Versuche in dieser Richtung sehr groß war. Ganz bestimmt ist das heute sehr viel leichter ...

Beachten wir die drei angespannten jungen Chirurgen, die unter dem Licht der Leselämpchen im Endzimmer des zweiten Stockes kauern: Dr. Landsteiner, der Urologe, Dr. Hufnagel, der Gefäßchirurg, und Dr. Hume, der gerade seine wissenschaftlichen Untersuchungen über die Organtransplantation begonnen hatte. Die gleiche Kombination dreier Begabungen sollte die führende Dreiergruppe auf dem Gebiete der Organtransplantation für viele kommende Jahre bleiben. Zwei dieser jungen Leute setzten ihre Arbeit besonders auf dem Gebiete der chirurgischen Forschung fort, während der dritte einer der führenden Urologen Neuenglands wurde. Einer dieser drei, Dr. Hume, beschäftigte sich in den nächsten zwei Jahrzehnten intensiv mit diesem Problem und begann innerhalb weniger Jahre die erste Reihe der Nierenhomotransplantationen beim Menschen.

---

20 *Diuretische Phase:* Phase, in der mehr Urin produziert wird (diuresis).

Kapitel 2

Individualität erweckt Widerstand

Der feindliche Wirt

> „ ... Haut für Haut, und alles was ein Mann hat,
> läßt er für sein Leben." — Hiob II, 4

Dr. Holman und ein bißchen Haut

In vielen früheren Versuchen, Gewebe von einem Tier auf das
andere zu verpflanzen, wurde der heute so selbstverständliche Befund
erhoben, daß ein Lebewesen Zellgewebe eines anderen als homocelluläres Transplantat nicht ohne Abwehrreaktionen annimmt. Der neue
Wirt ist feindlich; er betrachtet das fremde Gewebe als anders, als „nicht
zu sich gehörig". Er möchte es verwerfen und abstoßen. Obwohl eine
solche Abstoßung in Laborversuchen oft beobachtet wurde, blieben viele
Fragen offen: Was ist der eigentliche Grund dieses Abstoßungsvor-
ganges? Ist da etwas Neues, Besonderes in der allgemeinen Biologie
oder ist er nur eine neue Form einer bekannten biologischen Reaktion? Kann diese Abstoßung wissenschaftlich analysiert und biologisch
verstanden werden?

Frühere Experimentatoren waren nicht imstande die Feindschaft
des Individuums gegen verpflanztes Gewebe zu erkennen, und viele
Jahre lang (sogar noch inmitten der 20er Jahre) dachten einige
Ärzte immer noch, daß Haut ohne Schwierigkeiten von einer Person
auf die andere übertragen werden könne. Andere Kollegen sahen zwar
die Abstoßung, betrachteten sie aber als etwas Seltsames und Eigen-
artiges, das nichts mit irgendeinem anderen bekannten Phänomen der
tierischen Biologie zu tun habe. Das Individuum wurde als einzigartig
angesehen; kein Wunder also, daß sein Gewebe sich sträubt in einem
anderen hausen zu müssen.

Viele Wissenschaftler stellten fest, daß der Abstoßungsvorgang nicht
einheitlich abläuft. Dieses und das nächste Kapitel wird sich mit solchen Befunden beschäftigen, die zeigen, daß die Abstoßung transplan-

tierten Gewebes weder ein einheitlicher noch ein mysteriöser, sondern tatsächlich ein sehr bekannter Vorgang ist, nämlich eine immunologische Reaktion [1]. Diese Entdeckung spielte die wichtigste Rolle für unser Erkennen, die Abstoßungskrise zu überwinden und die Transplantation möglich zu machen.

Unter den ersten beobachteten Experimenten gab es eines, das von Dr. Emil Holman ausgeführt wurde, der später Professor für Chirurgie am Medical College der Stanford Universität in Kalifornien wurde. Er machte seine Experimente 1923 und 1924 als junger chirurgischer Assistent unter Dr. William S. Halstedt und später am Peter Bent Brigham Hospital unter Dr. Harvey Cushing. Er war gerade dort angekommen, nachdem er seine Studienjahre an der Johns Hopkins Universität in Baltimore verbracht hatte. Unter vielen Dingen, die er dort ausführte (und über die er jetzt gerne berichten wollte), waren einige Untersuchungen über Hauttransplantation. Seine klaren und einfachen Beobachtungen bewiesen nicht nur die Einmaligkeit des Individuums, sondern auch das Phänomen der gesteigerten immunologischen Abwehr gegenüber einem zweiten Transplantat, was später von Prof. P. B. Medawar als „second set phenomenon" bezeichnet wurde. Die detaillierte Untersuchung dieses Phänomens sollte die Grundlage für unsere gegenwärtigen Kenntnisse der Transplantationsimmunologie abgeben.

Dr. Holmans ursprüngliche Beobachtungen beruhten auf Untersuchungen an einem 5 Jahre alten Kind. Es waren sehr bemerkenswerte Befunde, weil sie eine einfache, selbst 40 Jahre später noch wichtige Aussage gestatteten. Das Bein des Kindes war schwer verstümmelt und da die rohen Wundflächen für eine Hautverpflanzung geeignet erschienen, entschloß sich Dr. Holman Haut von der Mutter des Kindes zu überpflanzen. Das Blut der Mutter wurde mit dem des Kindes gekreuzt und man stellte fest, daß vergleichbare Blutgruppen vorhanden waren. Nach Dr. Holman geschah dann folgendes:

... 151 kleine tiefe Stanzstücke wurden dem Schenkel der Mutter entnommen und auf die innere und früher verheilende Oberfläche des entblößten Beines verbracht ... 7 Tage später wurden zusätzlich 168 Hautstücke durch Ausstanzen vom Schenkel der Mutter entnommen und zur weiteren Bedeckung des hautlosen Beines ihres Kindes verwendet. Innerhalb von 3 Tagen gingen alle diese Verpflanzungen an, und die gesamte Wundfläche sah ausgezeichnet aus ... Etwa 2 Wochen nach der 2. Hautverpflanzung bemerkte man zum ersten Mal, daß eine nahezu vollständige exfoliative Dermatitis [2] sich über den ganzen Körper ausgebreitet hatte, eine starke Austrocknung der Haut,

---

1 *Immunität:* Die Fähigkeit Infektionen oder dem Eindringen von Bakterien oder fremder Stoffe zu widerstehen. Das Wort selbst bedeutet wörtlich „frei von Last".

2 *Exfoliative Dermatitis:* eine schwere Entzündung der Haut, die mit Juckreiz und Abschälen einhergeht.

des Kopfes, des Gesichtes, der Arme und der Beine eintrat... Damals kam ich darauf, daß diese generalisierte Hautentzündung höchstwahrscheinlich ein Zeichen von Anaphylaxie [3] oder Eiweißvergiftung und ein Ausdruck der Überempfindlichkeit gegenüber dem fremden Eiweiß der Mutter war.

Da die ursprünglichen kleinen Hautstücke der Mutter immer noch vorhanden waren, beschloß man, sie zu entfernen. Am 23. Dezember, d. h. 3½ Monate nach dem ersten Auftreten der Dermatitis, wurden alle ursprünglichen Transplantate wieder weggeschnitten. Innerhalb von 10 Tagen trat eine wesentliche Besserung im Befinden des Patienten ein, und die exfoliative Dermatitis verschwand schlagartig.

So entdeckte Dr. Holman einen Patienten, der durch die Haut seiner Mutter so sensibilisiert wurde, daß eine Entzündung der eigenen Haut auftrat. Das ist eine Erscheinung, die man heutzutage mit einer „Autoimmunerkrankung" bezeichnen würde. Nach diesen Erfahrungen führte Dr. Holman folgende Untersuchungen bei einem 28 Monate alten Kind aus, das nach schweren Verbrennungen im Gesicht und am Körper dringend eine Hautverpflanzung benötigte:

3. April, Spender J. W. steuerte 9 Homotransplantate und Spender E. H. 12 Homotransplantate bei.
Am 21. April, als alle Homotransplantate von J. W. und E. H. gut gediehen und sich schön ausbreiteten, wurde von einem dritten Spender, M. F., zusätzlich eine Gruppe von neuen Transplantaten zugegeben.
Am 25. April spendete E. H. zum zweiten Mal Hautstücke.
Am 2. Mai zeigten die Transplantate von J. W. und die ersten Transplantate von E. H. Zeichen von einer beginnenden Abstoßung, und darüberhinaus wurden die Homotransplantate von E. H., die am 25. April angelegt worden waren, abgestoßen...
Während sich diese eindeutige Abstoßung aller Transplantate von J. W. und E. H. ereigneten, gingen die Transplantate des dritten Spenders, M. F., gut an und breiteten sich aus. Am 14. Mai begannen jedoch auch sie einzuschmelzen und verschwanden gelegentlich vollständig.

Diese Beobachtungen brachten Dr. Holman zu der Schlußfolgerung, daß „die Kraft, welche die ersten Homotransplantate zum Verschwinden brachte, keine Wirkung auf die Lebensfähigkeit der Transplantate des dritten Spenders hatte und daß sich die Zerstörung der Kraft ganz spezifisch auf jede Transplantatserie auswirkt. Die Annahme ist deshalb wahrscheinlich, daß jede Transplantatgruppe ihre eigenen Antikörper hervorruft, die für das nachfolgende Verschwinden der neuen Haut verantwortlich sind".

In Erinnerung an seine Arbeit, die er 40 Jahre zuvor getan hat, schrieb Dr. Holman 1963 in einem Brief: „Was für eine Gelegenheit haben wir verpaßt, indem wir dies nicht weiter verfolgten!"

Diese frühen Beobachtungen von Dr. Holman wiesen darauf hin, daß ein immunologischer Prozeß bei der Abstoßungsreaktion beteiligt

---

3 *Anaphylaxis:* gesteigerte Immunität.

ist, aber in welcher Hinsicht genau, das blieb unklar. Die Natur dieses immunologischen Vorganges mußte erst aufgeklärt werden.

Antigene, Antikörper und Immunität

In einer Welt, in der es von gefährlichen Bakterien wimmelt, hängt das Leben von der schnellen Erkennung fremder Proteine[4] innerhalb des Körpers und ihrer sofortigen Abstoßung ab. Das Individuum muß nicht nur über die Fähigkeit verfügen solche Proteine anderer Lebewesen (wie Bakterien) als fremd zu erkennen, sondern es muß auch eine Möglichkeit haben, sie zu bekämpfen, indem es sie abfängt oder zerstört, so daß sie auf irgendeine Weise ausgeschaltet werden können. Viele fremde Proteine von Viren oder Bakterien sind mit hartnäckiger Infektion oder ernster Erkrankung verbunden. Die Eigenschaft fremde Proteine als fremd und als möglicherweise als gefährlich zu erkennen ist wichtig für die Abwehr bakterieller und viraler Infektionen, und die Fähigkeit, solche Eiweißkörper zu erkennen und zu zerstören, wird als Immunität bezeichnet. Die Ausbildung von Immunität ist bei allen höheren Lebewesen verbreitet. Es handelt sich um ein gut organisiertes Abwehrsystem, das man bei allen Wirbeltieren, wie den Vögeln und den Säugetieren findet und das besonders gut bei den Säugetieren und Primaten entwickelt ist.

Beim Menschen ist die immunologische Entwicklung so perfekt, daß die vielen Viren, Bakterien und Parasiten, mit denen er in Berührung kommt, täglich und wirksam bekämpft werden. Die Schwächen dieser Abwehr zeigen sich nur bei gelegentlichen ernsten Infektionen, die nur manchmal in einem Leben ständiger Gefährdung auftreten. Eine schwache Infektion bewirkt bei ihrem ersten Auftreten eine Immunität, die mit ihr fertig wird; bei einer zweiten Infektion entsteht eine verstärkte Immunreaktion und häufig tritt überhaupt keine Erkrankung ein. Ein Beispiel ist die lebenslängliche Immunität gegen Masern, sofern sie während der Kindheit durchgemacht wurden. Die historischen Epidemien und Seuchen, die die Geschichte beeinflußten, rührten oft her von den ersten Kontakten einer ganzen Bevölkerung mit einem Bacterium oder Virus, dem sie vorher noch nicht ausgesetzt war. Solche Menschen waren leicht anzustecken, weil sie keine gesteigerte immuno-

---

4 *Proteine* (aus dem Griechischen προτευει = vordringlich, von erster Bedeutung) sind die großen Moleküle, zu denen die Mehrzahl der Stoffe einer lebenden Zelle gehören. Die meisten Proteine sind hochspezialisiert und üben in einem Organismus spezielle Aufgaben aus. Normalerweise werden die Proteine eines Körpers von den Körperzellen selbst hergestellt. Bakterien enthalten andere, von ihnen selbst hergestellte Proteine, typisch für jede Bakterienart.

logische Abwehrkraft besaßen; die erste Infektion war deshalb sehr schwer und endete tödlich. Tausende amerikanischer Indianer starben an den Masern, während die Siedler kaum erkrankten!

Gesunde Menschen besitzen eine bemerkenswerte Fähigkeit mit bakteriellen oder viralen Erkrankungen fertig zu werden, denen sie früher ausgesetzt waren und gegen welche sie Immunität entwickelt hatten. Der immunologische Prozeß erinnert sich der früheren Infektion und das ist eine seiner bemerkenswertesten Eigenschaften. Dieses immunologische Erinnerungsvermögen findet seine Parallele auf dem Gebiete der Organtransplantation in der „second set" Reaktion auf ein Hauttransplantat, wie es Dr. Holman beschrieben und wie es so ausführlich von Dr. Medawar 20 Jahre später untersucht wurde.

Die Immunreaktion hat zwei führende Komponenten: das Antigen und den Antikörper. Der Ausdruck „Antigen" bedeutet wörtlich „etwas das Feindschaft erzeugt". Der „agent provocateur" ist die Substanz, die den Anreiz für eine immunologische Antwort gibt. Gewöhnlich ist es ein Protein. Wenn das Antigen in den Körper Eintritt erlangt, ruft es eine immunologische Antwort hervor, die darin besteht, seinen spezifischen Antagonisten, den Antikörper, hervorzulocken.

Ein Antikörper ist ebenso ein Protein, gewöhnlich ein Globulin. Es wird in speziellen Geweben hergestellt, die mit der immunologischen Abwehr zusammenhängen. Mit Unterstützung einer anderen Substanz, dem „Komplement", verbindet sich der Antikörper dann und fällt oder inaktiviert das eingedrungene, antigene Eiweiß und bereitet es für die Entfernung zu.

Die Immunität ist deshalb ein Zustand, in welchem Antikörper vorhanden sind, um gegen ein spezifisches Antigen anzukämpfen. Viele Erkrankungen machen sich mit Fieber und Unwohlsein bemerkbar, weil der Patient gegenüber dem Kampf zwischen Antigenen und Antikörpern empfindlich ist. Wenn die Antikörper gewinnen, verschwindet die Erkrankung und alles ist gut. Ein typisches Beispiel hierfür ist die Krisis der lobären Lungenentzündung, in welcher ein sehr kranker Patient innerhalb Stunden den Prozeß überwindet. Das Fieber fällt, er schwitzt extrem stark und fühlt sich nahezu gesund. Im Gegensatz dazu gewinnen bei sehr schweren Infektionen die Antigene diesen Streit, die Bakterien überwinden die Abwehrkräfte und der Tod tritt ein.

Es gibt aber auch ein drittes Verhalten. Und das ist der Zustand der immunologischen „Toleranz", bei der der Wirt dem Antigen erlaubt, sich unbelästigt im Körper auszubreiten. Das Antigen verbleibt, Antikörper treten nicht mit ihm in Berührung und es tritt keine Krankheit auf. So befinden sich z. B. im Menschen normalerweise Viren, die überhaupt keine Erkrankung hervorrufen.

Zwischen 1925 und 1945 stellte sich mehr und mehr heraus, daß transplantierte Gewebe Antigene enthalten müssen, die eine immunologische Antwort im neuen Wirt hervorrufen und daß die Antikörper dieses neuen Wirtes dann das verpflanzte neue Organ abstoßen. Es ist bemerkenswert, daß, obwohl bekannt ist, daß transplantiertes Gewebe antigen wirkt und daß es mit Antikörpern bekämpft wird, das Antigen selbst weder als ein gereinigter Eiweißkörper identifiziert noch der Antikörper isoliert wurde.

Überblickt man dieses System von Antigenen, Antikörpern und die Immunreaktion, so scheint eine erfolgreiche Homotransplantation cellulärer Gewebe auf dreierlei Weise möglich zu sein:

1. Man verpflanzt das Gewebe in eine bevorzugte Lage, so daß Antikörper (auf dem Blutwege) es nicht erreichen.

2. Man ändert das Gewebe selbst, so daß es nicht mehr antigen wirkt.

3. Man ändert den Wirt, so daß er keine Antikörper mehr bildet oder bilden kann.

In allen 3 Richtungen wurden Versuche unternommen, das Transplantat „akzeptabel" zu machen. Offensichtlich ist die erfolgreichste Methode die dritte. Unterdrückung der Antikörperproduktion wird „Immunsuppression" genannt. Dies wurde erreicht, sowohl durch Medikamente als auch durch Bestrahlung. Ein Tier oder Patient, dessen immunologische Abwehr durch Immunsuppression erniedrigt wurde, ist sehr viel anfälliger gegen Infektionen. Sein Schutz wurde verringert. Nicht nur das Transplantat kann toleriert werden, sondern auch Bakterien werden begünstigt. Wenn es möglich wäre, die immunologische Antwort auf transplantiertes Gewebe ohne Schädigung der Immunität gegen bakterielle Erkrankungen zu unterdrücken, dann hätten wir „spezifische Immunsuppression" erreicht, durch welche die Transplantation möglich wäre, ohne damit einen zu hohen Preis vom Patienten zu fordern. Dieses unwahrscheinliche Kunststück war das Ziel vieler Forschungen. Um es zu erreichen, muß der Biologe genau wissen, wie der Körper zunächst einmal die Immunität erwirbt.

Cloni und Clonal Selection: Die Theorien von Burnet

Das größte Rätsel auf dem ganzen Gebiete der Organtransplantation besteht in dem genauen Mechanismus, durch welchen ein fremdes Eiweiß-Antigen in jenen cellulären Geweben, die man gemeinhin als das Reticulo-Endotheliale System bezeichnet, Antikörper auszulösen vermag. Sir Macfarlane Burnet aus Melbourne (Australien) hat sich viele Jahre lang mit diesem Problem beschäftigt. Burnets Schriften, ausgezeichnet durch vereinfachte biologische Vorstellungen und eine Klarheit in der Konzeption, haben einen speziellen Platz in der Immunologie und speziell der Transplantationsimmunologie erhalten.

Die immunitätsproduzierenden Zellen des Reticulo-Endothelialen Systems umfassen die Lymphocyten, die anderen weißen Zellen (die Leukocyten) und andere Zellen des Blutes (wie z. B. Plasmazellen) und ebenso solche in der Milz, den Lymphknoten, dem Knochenmark und an anderen Plätzen. Bei hohem Grade der Immunität wird dieses Gewebe in typischer Weise vergrößert. Ein Patient, der sich über viele Jahre gegen Malariaanfälle zu wehren hat, besitzt eine große Milz. Kranke mit Virusinfektionen des Darmes haben Lymphknoten im Unterleib.

Bei einem Zustand von Immunsuppression sind diese Organe und Gewebe dementsprechend kleiner und weniger wirksam. Die Zahl der weißen Blutkörperchen vermindert sich; die Lymphknoten schrumpfen. Ein solches Bild wird durch Ganzkörperbestrahlung oder durch immunosuppressive Medikamente in genügend hoher Dosierung hervorgerufen.

Wie arbeiten diese Zellen und Gewebe genau? Wie antworten sie auf fremdes Eiweiß, wenn es in Erscheinung tritt? Nach den Ausführungen von Burnet muß jede Theorie der Immunologie imstande sein, mindestens drei spezielle Aspekte immunologischer Phänomene zu erklären, von denen alle drei auch für die Verpflanzung von Gewebe wichtig sind. Diese drei speziellen Punkte der Immunologie sind: *Erkennung, Toleranz* und *Gedächtnis:*

1. Wie *erkennt* das immunologische System sein eigenes Eiweiß als harmlos und als „selbst" — d. h. wie kann man erklären, daß eigene Bestandteile des Körpers nicht antigen sind?

2. Wie kann man den Vorgang erklären, durch welchen ein Tier dazu gebracht wird, innerhalb seines eigenen Körpers Gewebe wie Viren oder Organismen anderen Ursprungs zu *tolerieren* — wie soll man erworbene Toleranz erklären?

3. Schließlich, wie kann man die spezielle und scheinbar einheitliche Fähigkeit erklären, daß Tage, Wochen, Monate oder sogar Jahre nach der ersten Berührung mit einem Antigen ein Wirtsorganismus sehr viel stärker auf die zweite Berührung reagiert, indem er offensichtlich den früheren ungünstigen Kontakt erkennt — wie kann man das immunologische *Gedächtnis* erklären?

Burnet befriedigte die 1940 geläufige Theorie nicht, daß das eigene Eiweiß so etwas wie ein „Selbsterkennungszeichen" besitze, eine Art Führerschein, der ihm erlaubt im Körper herumzufahren, ohne von den Plasmazellen oder Lymphocyten angegriffen zu werden. Er bezeichnete diese „Selbsterkennungstheorie" als „nahezu mystisch und größtenteils uninteressant". Dafür stellte Prof. Burnet seine sogenannte „clonal selection" [5] Theorie der Immunität auf (Abb. 2).

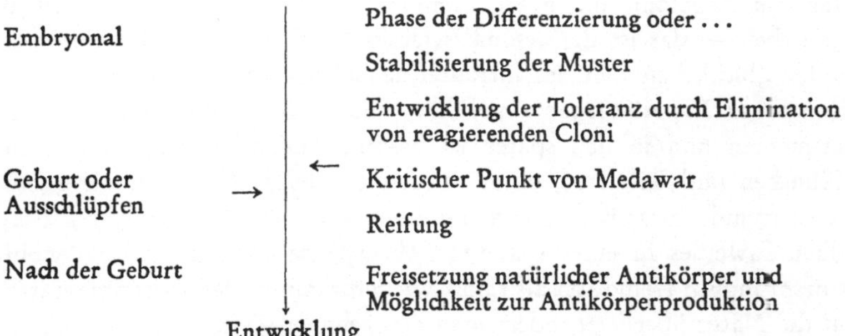

Abb. 2. Darstellung des Vorgangs der immunologischen Reifung

Schließlich, welche Stellung zu guter Letzt diese Theorie in der Biologie auch einnehmen wird, sie hat den Vorzug der Einfachheit und enthält eine Erklärung für viele Phänomene der Gewebeverpflanzung.

Burnets Theorie war zuerst im „Australian Journal of Science" als faßbare Hypothese veröffentlicht, die viele der Phänomene zu klären schien, die er selbst beobachtet hatte, einschließlich der Trias von Erkennung, Toleranz und Gedächtnis. Seine Theorie beruht auf der „natürlichen" Auswahl unter den Zellcloni, wodurch jene Zellcloni, welche ein Reaktionsvermögen gegen bestimmte Körperstoffe besitzen (d. h. Cloni, die gegen den Körper selbst reagieren), ausgeschaltet werden.

Nach der Burnetschen Vorstellung hat der Embryo in der mütterlichen Gebärmutter viele Millionen von Cloni oder Zellkolonien, die alle imstande sind, gegen Eiweißstoffe mit der Bildung von Antikörpern zu reagieren. Sind die Zellen noch sehr jung, tötet die Anwesenheit des passenden Antigens jene Cloni, die gegen dasselbe reagieren können. Sie sind jung und verletzbar. Mit dem Reifen des Organismus wird schließlich der „kritische Punkt" erreicht, bei welchem die Cloni statt durch den Kontakt mit dem antigenen Eiweiß getötet zu werden, anfangen stärker zu reagieren und Antikörper zu produzieren.

---

5 Das Wort *Clonus* kommt aus dem Griechischen und bedeutet „Zweig oder Ast". Hier bezieht es sich auf eine Gruppe von Nachkommen oder die Zellkolonie, welche das Ergebnis der Teilungen der Antikörper produzierenden Zellen des reticulo-endothelialen Systems ist. Mit dem Ausdruck „clonal selection" ist daher der Vorgang gemeint, durch welchen gewisse Cloni vom Körper ausgewählt werden, um in späteren Jahren für die Bildung von Antikörpern erhalten zu bleiben.

Auf diese Weise sind bei Geburt des Kindes alle die Cloni von anti-körperbildenden Zellen längst während ihrer Reifungsphase getötet worden, die gegen seine kreisenden Eigenproteine reagieren wollten. Nur die Zellcloni, die gegen fremde Eiweißkörper wirken, bleiben am Leben — das ist die „clonal selection". Wird während dieser speziellen glücklichen Zeit der intrauterinen Unwissenheit vor der Geburt ein starker Eiweißkörper zugeführt (wie in Medawars späteren Experimenten und in den später zu beschreibenden Untersuchungen an Hühnchen und Rindern), dann werden ebenfalls die Cloni, die gegen dieses fremde Eiweiß reagieren könnten, zerstört. Bei Zuführung desselben Eiweißes in einer späteren Lebensphase wird deshalb (obwohl es ursprünglich fremd ist) als selbst wiederererkannt. Der Experimentator hat die Natur überlistet indem man den genauen Zeitpunkt herausfand, zu dem fremdes Protein durch die „ausgewählte" Gruppe lebender Cloni akzeptiert wird. Burnets Theorie hat dieses experimentelle Ergebnis exakt vorausgesagt, daß nämlich anderes vor der Geburt zugeführtes Eiweiß vom ausgereiften Organismus für viele Jahre aufgenommen oder als harmlos und als eigenes anerkannt wird.

Sir Macfarlane schließt sein Buch über die „clonal selection" Theorie mit den Worten: „... es ist meine wissenschaftliche Überzeugung, daß es einen wirklichen Vorteil der Vereinbarung gibt, wenn sie zum Verständnis verhilft ohne den Tatsachen der Beobachtung und des Experimentes Gewalt anzutun." [6] Burnet hat in seiner Vorstellung von Toleranz schon sehr früh vorausgesagt, daß fremdes Protein, das einem Embryo zu einem geeigneten Zeitpunkt zugeführt wird, später als unschädlich erkannt und ohne Abwehrreaktion akzeptiert wird. Die Experimente von Dr. Rupert Billingham, der zusammen mit Dr. Brent und Dr. Medawar in London arbeitete, haben diese Voraussage 1953 bestätigt, und dies war eine der Großtaten der modernen Transplantationsforschung.

Vor der Beschreibung dieser entscheidenden Experimente zur Bestätigung der Burnetschen Voraussagen sollten wir einige der früheren Arbeiten über die Transplantationsimmunologie betrachten, die hierzu geführt haben.

---

6 Diese Darstellung wäre unvollständig ohne Berücksichtigung der Tatsache, daß neue Befunde die Bedeutung der Antigenüberladung für das Phänomen der Toleranz betonen. Diese sogenannte „Immunparalyse" bietet eine andere Erklärung der beobachteten Befunde. Von den beiden Theorien paßt die von Burnet mehr auf gewisse Transplantationsphänomene, wo ständig anwesende Antigene im toleranten Tier mengenmäßig sehr klein sein können; es bleibt ebenso von historischem Interesse, daß die Burnetsche Theorie exakt die Ausbildung langdauernder Toleranz durch Injektionen von kleinen Antigendosen vor der Geburt voraussagt.

Kapitel 3

Toleranz: Natürliche und erworbene

Die Natur gestattet das Unerlaubte

„What a chimera, then, is man! What a novelty...!"
— Zitat von Pascal

Über Rinder und Chimären

Nach alter Mythologie war eine Chimäre ein furchtbares weibliches Wesen mit einem Löwenkopf, dem Körper einer Ziege und dem Schwanz eines Drachens. Sonderbarerweise verbindet sich mit dem selben Wort im Griechischen die Vorstellung einer sehr jungen Ziege. Sogar in der Mythologie hat Jugend irgend etwas mit Chimärismus zu tun.

Wie es auch mit den Taten und dem Alter dieses mythologischen Tieres bestellt sein mag, der Ausdruck „Chimäre" wurde ursprünglich von der Mythologie entlehnt und in die Immunologie zur Bezeichnung eines Organismus eingeführt, der *in sich zwei oder mehr gesunde lebende Gewebe verschiedenen genetischen Ursprungs beherbergt.* Dementsprechend ist eine Person, die fremde Blutzellen (von einer anderen Person mit verschiedener Blutgruppe) in ihrem Blutkreislauf mit sich führt, ohne daß eine Transfusionsreaktion auftritt, eine Chimäre; ein Mensch mit einer Niere, die von irgendeinem anderen stammt, ist gleichfalls eine Chimäre. Etwa um das Jahr 1945 begann man zu erkennen, daß ein solcher Chimärismus enge Verwandtschaft mit der Organverpflanzung besitzt, weil jeder Mensch, bei dem ein Gewebe- oder Organtransplantat angegangen ist, eine Chimäre sein würde. Die Aufmerksamkeit wandte sich daher vom Laboratorium der Viehweide zu, da natürlicher Chimärismus, wenn auch selten, bei Kühen vorkommt.

Dr. R. D. Owen, Dozent für Tiermedizin an der Universität von Wisconsin, hat als erster bewiesen, daß zwei genetische Typen ohne irgendwelche Zeichen von Feindschaft oder Krankheit im selben Organismus zusammenleben können. Er zeigte, daß dies bei Zwillingskälbern vorkommt. Dr. Owen wußte, daß Zwillinge bei Kälbern ungewöhnlich sind und daß identische Zwillinge fast nie auftreten. Ebenso war er von den früheren Untersuchungen von Dr. F. R. Lillie unterrichtet, der 1916 darüber berichtete, daß bei Rinderzwillingen verschiedenen Geschlechtes in der Gebärmutter der Mutterkuh eine Kreislaufverbindung innerhalb der beiden Placenten[1] bestand. In diesem Falle wird ein weiblicher Zwilling mit abnormer Unfruchtbarkeit geboren, mit einem Unvermögen sich zu vermehren, was die Bauern und Tierärzte eine „Zwicke" nennen.

Dr. Owen gab 1945 einen Bericht, wobei bei manchen Zwillingskühen jeder Zwilling zwei verschiedene Typen von Blutzellen besitzt. Er zog den Schluß, daß zu irgendeinem Zeitpunkt vor der Geburt durch die interplacentare Kreislaufverbindung jeder Zwilling Knochenmark des anderen mit primitiven Zellen besiedeln, von welchen die Blutzellen abstammen. Diese Kreuzbesiedlung von Knochenmark vor der Geburt erlaubt den beiden verschiedenen Bluttypen ohne jegliche Abstoßungsreaktion miteinander zu leben. Offensichtlich gewöhnten sich die beiden genetisch verschiedenen Blutzellen in einem frühen Stadium aneinander und wurden gegenseitig „tolerant".

Dieser bedeutende Beitrag bildete einen sicheren Hintergrund für viele nachfolgende Experimente und zeigte, wie verschiedene Gebiete der Wissenschaft sich gegenseitig befruchten können. Dr. Owen, der in den Abteilungen für Genetik und Veterinärmedizin in Wisconsin arbeitete, führte seine Experimente mit Forschungsbeihilfen durch, die unter anderem vom amerikanischen Guernsey Rinder-Verein stammten! Der Rinderverein unterstützte dieses Programm, das Dr. Owen zu der Schlußfolgerung brachte, daß durch einen Austausch lebender Zellen vor der Geburt Toleranz erzielt werden könne; demgemäß sollten die Zwillinge imstande sein, (gegenseitige) Hautverpflanzungen mit Erfolg zu ertragen. Tatsächlich wurde gezeigt, daß dies der Fall ist[2].

Ein paar Jahre später nahmen Dr. Ivor Dunsford und seine Gruppe in Sheffield den Faden dieser Ideen wieder auf und entdeckten infolge einer bemerkenswerten Verkettung verschiedener Umstände ein menschliches Zwillingspaar, das viele der gleichen Phänomene zeigte. Durch Owens Bericht angeregt, haben sie nach menschlichen „Zwicken" Aus-

---

1 Unter *Placenta* wird das Organ verstanden, das Blut von der Mutter zum Kinde überträgt; die Nachgeburt, die der Geburt folgt.

2 Ein paar Jahre später zeigte Simonsen (S. 45), daß Nierentransplantationen ebenso wie Hautverpflanzungen innerhalb „Zwicke"-Zwillingen erfolgreich verlaufen. Dies führte zu der generellen Anerkennung des Dogmas, daß, „wenn ein Gewebetyp zwischen zwei Individuen verpflanzt werden kann, dies auch mit anderen möglich ist".

schau gehalten, bei denen ebenfalls verschiedene Zelltypen ohne Krankheitserscheinungen im Blutkreislauf vorhanden sind. „Vorbereitet sein, begünstigt", und Dr. Dunsford war sowohl vorbereitet als auch begünstigt als die Blutbank ihm über den Fall einer 25jährigen Frau berichtete, deren Blutgruppe sehr schwer zu bestimmen war. Sie hatte Blut gespendet, und die technische Assistentin bekam nicht heraus, um welchen Typ es sich handelte, weil einige der Zellen unter dem Mikroskop zur Blutgruppe A, andere zur Blutgruppe 0 gehörten. Dr. Dunsford erkannte die Ähnlichkeit der Situation, die Owens in Rindern beschrieb.

Er rief die Blutspenderin, eine gewisse Frau McK. an und bat sie in das Krankenhaus zu kommen. Bei ihrer Ankunft vollzog sich ein kritischer Augenblick in der Geschichte der Organtransplantation. Ohne irgend etwas Näheres über Frau McK. oder ihre Familie zu wissen, fragte Dr. Dunsford, ob sie einen Zwillingsbruder habe. Später schrieb er: „Frau McK. war etwas überrascht und antwortete, daß ihr Zwillingsbruder vor 25 Jahren im Alter von 3 Monaten gestorben sei."

In diesem Falle wurde ein Wissenschaftler mit einer unerwarteten Beobachtung — dem Blutzell-Chimärismus — konfrontiert und gab sofort darauf die richtige Erklärung: Frau McK. muß einen Zwillingsbruder haben. Der Kreislauf im Uterus ihrer Mutter muß sich sehr früh (vor dem kritischen Punkt Burnets) so gekreuzt haben, daß ein Austausch von Blutzellen zwischen den Zwillingen möglich war. So konnte jeder des anderen Blutgruppe lebenslänglich ohne jegliche Reaktionen mit sich tragen. Aber weiterhin war, nach Dr. Dunsfords Auskunft, der Vergleich nicht perfekt. Obwohl Frau McK. Blut mit ihrem Zwillingsbruder ausgetauscht hatte, war sie tatsächlich keine „Zwicke", denn sie hatte bereits ein Kind. Die Ähnlichkeit mit den Zwillingskälbern ging also gerade so weit und nicht weiter [3].

Schließlich vollendeten Dr. Michael Woodruff und Dr. Bernard Lennox aus Schottland diese wissenschaftliche Untersuchungsreihe, die mit der Beschreibung natürlicher Chimären bei Rindern begann, dadurch, daß sie ein vollendetes Experiment am Menschen durchführten.

Sie entdeckten ein weiteres Paar von Zwillingen, ähnlich dem, das Dunsford 6 Jahre früher beschrieb. Von den von ihnen gefundenen Zwillingen hatte der männliche 86% rote Blutkörperchen vom Typ A

---

3 Die Untersuchungen von Owen und Dunsford beziehen sich auf nichtidentische Zwillinge; zwei verschiedene Typen von gleichzeitig im Blut kreisenden Zellen können daher identifiziert werden. So etwas wird bei identischen Zwillingen nicht gefunden, bei welchen eine vollständige genetische Übereinstimmung von allen Geweben besteht, einschließlich der Blutzellen, wie im Kapitel 5 beschrieben.

und 14⁰/o vom Typ 0 und der weibliche 99⁰/o vom Typ 0 und nur 1⁰/o
vom Typ A. Das wiederum zeigte eindeutig, daß die beiden Zwillinge
ihre Blutversorgung im Uterus ihrer Mutter miteinander teilten und
daß sie den Rinderzwillingen von Owen und später dem Falle von
Frau McK. zu vergleichen waren.

Woodruff und Lennox führten Hauttransplantationen zwischen diesen Zwillingen aus. Die Haut, die vom Arm des Bruders auf den der
Schwester verpflanzt wurde, heilte vollkommen ein und blieb zeit-
lebens unverändert. Es mag einige Kritik entstanden sein, daß dieses
Hautstück im Grunde genommen doch von dem weiblichen Zwilling
stammte. Die Wissenschaftler nahmen deshalb ein kleines Stück dieser
Haut und zeigten durch Kerngeschlechtsbestimmung — ein Verfahren
mit dem die charakteristische Kerngestalt unter dem Mikroskop untersucht wird —, daß dieses Hautstück auf dem weiblichen Zwilling tatsächlich männlich war. So haben sie beim Menschen genau dasselbe
Experiment ausgeführt, das nach der Arbeit von Owen als möglich
vorausgesagt wurde.

Die Bedeutung dieser Untersuchungen liegt in der Aufklärung von
Wegen, mit welchen die Natur die Transplantat-Schranke zu überwinden vermochte. Die Natur hat diese Barriere dadurch überstiegen, daß
sie Bluttypen vor der Geburt miteinander vermischte. Hierdurch wurde
natürliche Toleranz erzielt. Konnte solch eine Toleranz auch absichtlich
oder experimentell hervorgerufen werden? Konnte dies schließlich
sogar während des Lebens möglich sein? Hühnchen beantworteten die
erste Frage, Mäuse die zweite.

Dr. Longmires Hühnchen

1950 verfolgten Dr. Jack Cannon und Dr. William Longmire in den
Laboratorien für Chirurgische Forschung der Universität Kaliforniens
in Los Angeles diese Arbeitsrichtung, aber jetzt durch Untersuchungen
mit Hauttransplantationen an neu ausgeschlüpften Hühnchen. Sie hatten von Untersuchungen Kenntnis erhalten, die 21 Jahre früher Dr.
Charles Danforth und Dr. Frances Foster über Hauttransplantationen
bei Hühnern ausgeführt und im Jahre 1929 veröffentlicht haben.

Danforth und Foster haben, wie Owen mit seinen Kälbern, Veterinärmedizin studiert (obgleich Mitglieder des anatomischen Instituts
der Stanford Medical School) und waren an der Ausbreitung von
Speciesunterschieden innerhalb verschiedener Hühnerstämme, wie Rhode
Island Red und Plymouth Rock interessiert. Um diese Frage zu klären,
tauschten sie Hautstücke zwischen Hühnchen am Tage ihres Ausschlüp-

fens aus. Die Hauttransplantate gingen gut an und es wurde der Schluß
gezogen, daß die genetische Konstitution von verschiedenen Hühner-
arten ziemlich ähnlich war, eben so ähnlich um die Hautverpflanzung
zu erlauben. Hätten sie ein paar Tage später operiert, hätten sie vielleicht entdeckt, daß der Erfolg nicht auf einer speziellen Eigenschaft
der Hühnerstämme beruhte, sondern von dem Zeitpunkt kurz nach dem
Ausschlüpfen.

Tatsächlich ist diese spezielle Eigenschaft neu ausgeschlüpfter Hühnchen viele Jahre früher von Dr. J. B. Murphy bemerkt worden, der
im Rockefeller-Institut mit Dr. Carrel zusammenarbeitete. 1905 verpflanzten Murphy und Carrel heterologe Tumortransplantate auf Hüh-
nerembryos (innerhalb des Eies) und fanden, daß die Geschwülste
immer zu einem bestimmten Zeitpunkt im Leben des Hühnchens verschwanden. Sie zogen den Schluß, „daß in einer bestimmten Periode
des Hühnerlebens eine neue Funktion sich entwickelt hat, die dem
Organismus die Kraft gab, fremde Gewebe zu verwerfen".

Dr. Cannon und Dr. Longmire unternahmen diese Versuche, weil
sie die Ergebnisse von Danforth und Foster anzweifelten, daß an
frisch ausgeschlüpften Hühnern Verpflanzungen vorgenommen werden
könnten. Zur besseren Demonstration ihrer Ergebnisse drehten Cannon
und Longmire die transplantierte Hühnerhaut herum, bevor sie sie
beim neuen Wirt in einer neuen Lage anbrachten. Das Ergebnis war,
daß einige dieser roten Hühner nicht nur weiße Federn hatten, sondern
diese Federn beim Waschen in die falsche Richtung zeigten.

Nun unternahmen Cannon und Longmire mit diesem Versuchsmodell den nächsten Schritt, den Danforth und Foster vergessen hatten.
Sie warteten bis die Hühnchen drei Tage alt waren und zeigten dann,
daß das Angehen von Hauttransplantaten anderer Hühnchen auf nur
noch 1% reduziert war. Am 14. Lebenstag gab es überhaupt kein
dauerndes Transplantat mehr. War einmal das Huhn alt genug, über-
wog die konstitutionelle Unterschiedlichkeit, wie bei jeder anderen Tierart auch; nur im Zustand des frisch Entschlüpftseins besitzen Hühnchen
die spezielle Fähigkeit die Haut anderer zu tolerieren.

Kurz und gut, die Experimente von Cannon und Longmire nütz-
ten die „natürliche Toleranz" neugeborener Hühner aus, um Hauttransplantate möglich zu machen. Sie erzeugten nicht eine neue, dauerhafte
und beabsichtigte Toleranz, eine „aktiv erworbene Toleranz", die über
viele Wochen oder Monate fortbesteht. Die künstliche Erzeugung des
letztgenannten Zustandes, vergleichbar dem natürlichen Chimärismus
bei Kühen, blieb Prof. Medawar und seinen Kollegen vorbehalten; ihre
Arbeit begann wie die von Dr. Holman mit Hautverpflanzungen an
einem verbrannten Patienten.

Im Zweiten Weltkrieg entstand, wie in den Kriegen früherer Jahrhunderte, erneutes Interesse und eine schnelle Entwicklung an den chirurgischen Methoden zur Behandlung von Wunden, Brüchen und Verbrennungen. 1942 und 1943 unternahmen Dr. Thomas Gibson und Dr. Peter Medawar von Clark's Chirurgischer Abteilung und dem Pathologischen Institut am Glasgower Königlichen Krankenhaus Untersuchungen über das Schicksal von Hauttransplantaten bei der Behandlung von Brandwunden. Dr. Gibson war der plastische Chirurg, und Dr. Medawar Zoologie-Dozent an der Universität von Oxford. Diese Untersuchung erfolgte im Auftrag der Britischen Regierung und war eine Auswirkung des durch die kriegerischen Ereignisse ausgelösten Interesses an der Verbesserung der Hautverpflanzungsmethoden, die so sehr benötigt wurden zur Behandlung von Brandwunden, unter denen nicht nur die Truppen, sondern auch infolge der Bombenangriffe die Bevölkerung zu leiden hatte.

Die beiden Männer machten zuerst sorgfältige Beobachtungen bei einem verbrannten Patienten, bei welchem Läppchenverpflanzungen ausgeführt wurden, um die Brandwunden zu bedecken. Es war genau derselbe Vorgang mit dem Dr. Holman seine Beobachtungen im Jahre 1923 gemacht hatte. In diesem speziellen Beispiel in Glasgow stammten die Hautläppchen sowohl vom Patienten (Autotransplantat) als auch von anderen Menschen (Homotransplantate).

Die Autoren stellten wie Dr. Holman fest, daß Homotransplantate keine brauchbare Methode seien, um verbrannte Wundflächen zu bedecken. Aber sie entdeckten auf diese Weise noch eine Menge mehr. Sie beobachteten die schleunige Abstoßung von verpflanzten Hautstücken, die ein zweites Mal vom selben Spender geliefert wurden und folgern daraus:

Der zweite Satz von Homotransplantaten unterlag nicht demselben Ablauf von Anwachsen und Einschrumpfen wie der erste: die Zerstörung wurde ab dem 8. Tag nach der Transplantation stark gesteigert. Die degenerativen Veränderungen, die die erste Serie der Homotransplantate befallen, erscheinen früher bei den folgenden.

In diesem Zitat findet sich zum ersten Mal der Ausdruck „second set" Transplantate, eine Bezeichnung, die vielfach verwendet werden sollte, um das immunologische Phänomen des „Gedächtnisses "bei Homotransplantation zu beschreiben und das später die Basis für genaue Untersuchungen der Transplantationsimmunologie wurde.

Sehr wichtig war jedoch die Schlußfolgerung von Gibson und Medawar:

Die zeitlichen Beziehungen des Vorgangs, die Abwesenheit einer lokalen celluären Reaktion und die beschleunigte Abstoßung der zweiten Transplantatserie lassen darauf schließen, daß die Zerstörung der fremden Haut durch einen Mechanismus der aktiven Immunisierung zustande kam.

Angeregt durch diese Ergebnisse einer sorgfältigen Beobachtung am Menschen beschäftigte sich Medawar weiterhin mit solchen Untersuchungen nach seiner Rückkehr in sein Oxforder Institut. Seine Forschungen, immer noch unterstützt durch das Kriegsverletzten-Komitee des Medical Research Council, bestand darin, ein „tierisches Versuchsmodell" zu entwickeln, in welchem diese ersten Beobachtungen wiederholt angestellt und unter idealen Kontrollbedingungen ausgeführt werden konnten. Er verwendete Hauttransplantationen an Kaninchen und konnte 1944 statistische Normen der Überlebenszeit von Auto- und Homotransplantaten und statistische Aussagen für die beschleunigte Abstoßung bei „second set"-Verpflanzungen machen und fertigte ebenso mikroskopische Aufnahmen an, in denen die Phänomene der Transplantationsimmunologie zum ersten Mal in allen Einzelheiten gezeigt wurden. Erneut zog er die Schlußfolgerung:

Der Mechanismus, durch welchen fremde Haut abgestoßen wird, gehört in die generelle Kategorie der aktiv erworbenen Immunreaktion.

Im darauffolgenden Jahr führte Medawar ein Experiment durch, bei dem er Haut von einem dritten Kaninchen auf den ersten Empfänger übertrug. Damit fand er heraus, daß die verstärkte und beschleunigte Antwort oder die „second set"-Abstoßung individualspezifisch ist und Haut, die von einem indifferenten oder dritten Spender stammt, davon nicht betroffen wird.

Mit tieferem Eindringen in das Problem wurde bei Medawar das Interesse an immer jüngeren Empfängern geweckt. Er wandte sich wieder den Neugeborenen und darauf dem Tier vor der Geburt zu. Schließlich publizierten 1953 Billingham, Brent und Medawar ihre Arbeit „Aktiv erworbene Toleranz gegenüber fremden Zellen", in der sie zum ersten Mal den Zustand beschrieben, in welchem spätere Transplantate angenommen lebenslang vom Empfänger existent gehalten werden können. In Bestätigung vieler Theorien von Burnet stellten sie fest:

Die Wirkung der Anwesenheit fremden Gewebes im Leben eines Ausgewachsenen besteht darin, „Immunität" zu verleihen, das bedeutet eine Erhöhung der Widerstandskraft des Wirtes gegenüber Transplantaten, die zu irgendeiner späteren Gelegenheit vom selben Spender oder von einem anderen Tier der Spenderzucht übertragen werden. Wenn aber der erste Kontakt mit fremden Zellen im fötalen [4] Leben stattfindet, tritt genau der gegenteilige Effekt ein: Die Abwehrkraft gegenüber Transplantaten, die zu einem späteren

____

4 *Fötales (fetales) Leben:* Leben des Embryo (Fetus) vor der Geburt.

Zeitpunkt verpflanzt werden, ist anstatt erhöht zu sein, vernichtet oder zumindest vermindert. Innerhalb einer gewissen frühen Lebensperiode hat sich demnach die Richtung der Wirtsreaktion auf fremdes Gewebe vollständig ins Gegenteil gekehrt. Bei Mäusen kann gezeigt werden, daß diese Umkehr etwa um den Zeitpunkt der Geburt stattfindet.

Auf diese Weise kann durch Injektion von Gewebe oder Transplantation bei sehr jungen Tieren Toleranz erworben werden. Dieser Vorgang, bekannt als „aktiv erworbene Toleranz", stellt zur Zeit die einzige klare und einfache Methode dar, durch welche eine Annahme von Homotransplantaten ohne Lähmung oder Zerstörung anderer immunologischer Vorgänge des Empfängers erzielt werden kann.

Ihre Experimente sollten im einzelnen betrachtet werden, da sie zeigen, wie bedeutende biologische Schlußfolgerungen aus einem einfachen Experiment gezogen werden können, wobei jedem zunächst unwichtigen Detail tatsächlich größte Bedeutung zukommt.

In den zu beschreibenden Experimenten wurde eine weibliche Maus vom CBA-Stamm [5] am 15.—16. Tag der Schwangerschaft durch einen CBA-Mann mit Nembutal anaesthesiert und die Bauchhaut in der Mitte gespalten. Die Haut wurde von der Unterlage gelöst, aber nicht entfernt, und es wurde sorgfältig vermieden, die großen Blutgefäße zu verletzen. Unter Verwendung feuchter Tupfer wurden im Bauch 6 Föten freigelegt. In jeden von diesen wurde intraembryonal 0,1 ml einer Ausschwemmung von Gewebezellen einer erwachsenen Maus eines A-Stammes injiziert unter Verwendung einer sehr feinen Subcutannadel, die sukzessive durch die Körperschale, Gebärmuttermuskulatur und die Membran des Föten eingeführt war. Nach Injektion der Embryonen wurde die Haut wieder mit einzelnen Nähten geschlossen.

5 gesunde und normal aussehende Jungen wurden 4 Tage später geboren; vom 6. Föten war nichts mehr vorhanden. 8 Wochen nach der Geburt, als das Jüngste 21 g wog, wurde jedem Tier Haut von einem erwachsenen A-Spender transplantiert. Die erste Transplantatkontrolle wurde 11 Tage später ausgeführt; das ist die mittlere Überlebenszeit von Hauttransplantaten eines A-Spenders auf einen normalen CBA-Wirt. 2 der 5 transplantierten Mäuse zeigten Zeichen der Abstoßung; die Transplantate der anderen 3 (1 männliches und 2 weibliche Tiere) erwiesen sich mit Ausnahme der spenderspezifischen weißen Färbung in jeder Hinsicht wohl erhalten. Jedes dieser 3 Transplantate war vollkommen in die Wirtshaut eingeheilt und mit weißem Haar von normaler Dichte und Stärke bewachsen. 50 Tage später erhielt eine der drei Mäuse eine zweite Haut von einem neuen Spender des A-Stammes transplantiert, und dieses Transplantat heilte ebenfalls ein, ohne das geringste Symptom einer immunologischen Reaktion aufzuweisen.

Dieser erste Beweis der „aktiv erworbenen Toleranz" war eine aufsehenerregende Angelegenheit. In Dr. Medawars Labor rannten Mäuse mit einem Fell von verschiedener Farbe und verschiedenen Spendern herum und trugen dieses Fell ihr ganzes Leben lang ohne irgendwie gestört zu erscheinen.

„Aktiv erworbene Toleranz", wie sie von Billingham, Brent und Medawar entwickelt wurde, dürfte für den Menschen keine praktische

---

5 *CBA und A-Linie*, zwei starke Inzuchtstämme von Laboratoriumsmäusen, die oft in der Transplantationsforschung verwendet werden.

Bedeutung erlangen, weil sie voraussetzt, daß vor der Geburt eines Individuums der mögliche Spender bekannt sein muß, von dem viele Jahre später eventuell ein Organ benötigt wird; und weiterhin von diesem zukünftigen Spender Eiweiß präpariert und in den mütterlichen Embryo injiziert werden müsse. Eine solche Prozedur ist wohl für jeden unvorstellbar! Und trotzdem bedeutet der mit dieser Methode gelieferte Beweis, daß in einem Tier die unüberbrückbar erscheinende Abwehr von homologen Transplantaten dauerhaft und vollständig überwunden werden konnte, für alle Biologen ein Beispiel, daß auf diesem noch relativ unbekannten Gebiet der Immunologie Lösungen gefunden werden können. Kurz, für alle Biologen, die auf diesem Gebiet zur Zeit arbeiten, liegt die Bedeutung der Medawarschen Versuche darin, daß es möglich ist, die Transplantatabstoßung zu überwinden. Bei vielen Ärzten und Chirurgen wurde neue Hoffnung erweckt, eine Lösung für Schwerkranke zu finden.

Tatsächlich war dies genau der Sinn, in dem Billingham und Mitarbeiter ihre Experimente betrachteten:

Die in diesem Bericht zu beschreibenden Experimente versprechen eine Lösung des Problems, wie man einen Wirt immunologisch dazu bringen kann, Transplantate anzunehmen, die er normalerweise abstößt. Das Prinzip der Erperimente kann in folgender Weise ausgedrückt werden: Säugetiere und Vögel erwerben niemals die Fähigkeit — oder lediglich in einem begrenzten Umfange — immunologisch gegen fremdes Gewebe zu reagieren, wenn sie diesem genügend lange in ihrem fötalen Leben begegnet sind. Wenn z. B. eine fötale Maus eines Inzuchtstammes (z. B. CBA) in der Gebärmutter mit einer Ausschwemmung lebender Zellen einer erwachsenen Maus eines anderen Stammes (z. B. A) in Kontakt kommt, dann wird die ausgewachsene CBA-Maus später teilweise oder komplett tolerant gegenüber Hauttransplantaten von Spendern, die dem ursprünglichen A-Stamm angehören. Dieses Phänomen ist das direkte Gegenteil der „aktiv erworbenen Immunität", und wir möchten es deshalb als „aktiv erworbene Toleranz" bezeichnen.

Heute, einige Jahre später nach all den inzwischen erzielten Fortschritten, ist es schwierig die Begeisterung zurückzurufen, welche diese Untersuchungen für das ganze Gebiet der Transplantation erweckten. Die Arbeit von Cannon und Longmire, von Billingham, Brent und Medawar zusammen mit den Theorien von Burnet zeigten vielen Forschern, daß die Transplantatabstoßung verstanden und analysiert werden konnte; sie war zu zerschlagen, zu durchbrechen, zu sprengen und zu überwinden. Sie war nicht unüberwindbar.

Medawars weitere Veröffentlichungen und Berichte gossen noch mehr Öl ins Feuer. Im März 1960 hielt er die Dunham-Vorlesungen in Harvard. Der größte Hörsaal der Medical School war zum Brechen voll — andere Hörsäle mußten für die Überzahl bereitgestellt werden, wohin die Vorlesung mit Lautsprechern übertragen wurde. Das war eine Zeit größter Begeisterung. Die Intensität des wissenschaftlichen Interesses an einem schnell wachsenden Gebiet ist etwas, was man nur beschreiben kann, wenn man es erlebt hat. Im Dezember desselben Jahres erhielten Medawar und Burnet den Nobelpreis für ihre Arbeiten; ebenfalls 1960 wurde der erste nierentransplantierte Patient mit immunosuppressiven Medikamenten behandelt, und im April 1962 gab es den ersten langfristig Überlebenden — aber lassen Sie uns mit unserer Geschichte fortfahren.

Kann ein neugeborenes Kind gegenüber dem Vater tolerant werden?

Bevor wir das Gebiet der aktiv erworbenen Toleranz und das des künstlich oder natürlich erworbenen Chimärismus verlassen, sollte ein weiteres geniales Experiment beschrieben werden, das von Woodruff und Simpson in Dunedin (Neuseeland) ausgeführt wurde.

Erinnern wir uns der Bemerkung von Billingham und Mitarbeitern, daß aktiv erworbene Toleranz, so wie sie von ihnen hergestellt wurde, wohl kaum beim Menschen angewendet werden konnte. Prof. Woodruff fragte sich, warum bei einigen Tierarten die günstigste Zeit zur Herstellung aktiv erworbener Toleranz nicht ebenso nach der Geburt sein könnte und er fragte sich, ob es eine Möglichkeit gäbe, sie beim Menschen zu erzielen.

Woodruff und Simpson versuchten daher dieses Phänomen bei Ratten und zeigten, daß man sofort *nach* der Geburt dieselbe Art der aktiv erworbenen Toleranz erzielen kann, wie sie Billingham, Brent und Medawar bei Mäusen *vor* der Geburt erreichten. Woodruff zeigte, daß, wenn man 2 Wochen wartet, der Grad der Toleranz abnahm und nach 4 Wochen überhaupt nichts mehr zu erzielen war.

Von weiterem Interesse waren dann die Versuche von Woodruff und Simpson über die Ausdehnung dieser Toleranz, und sie zeigten, daß bei einer toleranten Ratte ein zweites Hauttransplantat vom gleichen Spender manchmal abgestoßen wird, während das erste Transplantat immer noch bestehen blieb [6]. Das ist ein Phänomen der Transplantattoleranz, das bisher weder erkannt noch beschrieben worden war.

Prof. Woodruff und seine Mitarbeiter brachten damit die Ergebnisse von Billingham, Brent und Medawar einen Schritt weiter. Nachdem sie gezeigt hatten, daß aktiv erworbene Toleranz bei Ratten auch nach der Geburt erzielt werden kann, versuchten sie zu prüfen, ob so

---

6 Diese interessante Beobachtung war ein Vorgeschmack der später zu beschreibenden Ergebnisse von Dr. Joseph Murray, daß Hunde, welche die Niere eines Spenders erhielten, manchmal ein zweites Transplantat vom gleichen Spender abstoßen.

etwas Ähnliches auch beim Menschen zu erzielen ist. Für dieses Experiment benötigte Prof. Woodruff eine Suspension weißer Blutzellen vom Vater eines neugeborenen Jungen. Die Eltern gaben die Erlaubnis, dem Kind eine kleine Infusion dieser weißen Blutzellen zu verabreichen. Als das Baby 6 Monate alt war, wurde ein kleines Hautstück dem Vater entnommen und auf den Arm des Kindes transplantiert.

Dr. Woodruff berichtete, daß diese Haut länger überlebte als normalerweise erwartet werden konnte. Er interpretierte dies als ein Stadium partieller Toleranz, die sich auf Grund der nach der Geburt vorgenommenen Injektion väterlichen Gewebes aufgebaut hatte. Dr. Woodruff führte diese Versuche nicht mehr aus, weil sie ihm für das Kind gefährlich erschienen. Schwere „graft versus host"-Reaktionen („runt disease") sind in der ersten Zeit in der Literatur berichtet worden, und er dachte es wäre gefährlich, das Kind einer solchen Möglichkeit auszusetzen, so fern sie auch liegen möge. Unlängst schrieb er mir in einem Brief:

Wegen der Gefahr der „runt disease" verfolgen wir das Ziel, zum Zeitpunkt der Geburt bei menschlichen Kindern Toleranz herbeizuführen nicht mehr weiter, jedoch haben seither eine Menge Leute darauf geachtet, ob Kinder, die Austauschtransfusionen erhielten, nachher Toleranz gegenüber der Haut des Blutspenders entwickelten und sie haben tatsächlich gezeigt, daß dies bei einer Zahl von Fällen zutrifft.

Die von Billingham, Brent und Medawar entdeckte aktiv erworbene Toleranz wurde so auch beim Menschen (wenn auch in einem geringen Umfange) erzeugt, ein Beweis dafür, daß, wie sonst auch, der Mensch keine Ausnahme gegenüber den grundsätzlichen Gesetzen der Transplantationsimmunologie macht.

Kapitel 4

Die undurchbrochene Schranke

Nierentransplantation ohne Immunsuppression

„The lyf so short, the craft so long to lerne." —
Chaucer, Parlement of Foules

Wien um die Zeit der Jahrhundertwende

Unsere Geschichte wendet sich jetzt von der theoretischen Transplantationsimmunologie den Berichten der chirurgischen Nierentransplantation zu. Damit bewegen wir uns weg von dem sorgfältigen Studium der Hauttransplantationen, der erworbenen Toleranz, der Hühnchenfedern und des Kalbschimärismus zu den viel groberen Versuchen der komplizierten Verpflanzung eines ganzen, mit Blutgefäßen versorgten Organes. Wegen ihrer einfachen Blutversorgung und ihrer klaren Funktion, zusammen mit der Tatsache, daß sie doppelt angelegt ist, hat die Niere bei den Transplantationsforschern anfangs die größte Bedeutung erlangt.

20 Jahre vor Dr. Holmans Untersuchungen über die Hautübertragung und 40 Jahre vor den Verletzungen des Zweiten Weltkrieges, die Prof. Medawar zu seinen Untersuchungen über die Hauttransplantation veranlaßten, wurde in einer Wiener Zeitschrift der erste in der Medizingeschichte zu verzeichnende Bericht über Nierentransplantation veröffentlicht. Diese Zeitschrift, die Wiener klinische Wochenschrift, besaß einst einen großen Einfluß. Wien, Berlin und Paris nahmen damals die ersten Plätze in der medizinischen Wissenschaft der Welt ein. Der Autor dieses Artikels (im Jahre 1902) war ein Dr. Emerich Ullmann. In der Wochenausgabe war die Ankündigung einer Versammlung, die in der folgenden Woche stattfinden sollte und auf der Dr. Ullmann als Redner über seine Arbeit aufgeführt ist. Sein Vortrag war mit „Nierentransplantation" angegeben. In diesem kurzen Bericht geht Dr. Ullmann zunächst auf seine früheren Arbeiten über die Transplantation von Darmteilen und anderen Organen ein. Er

beschreibt dann genau die Verpflanzung einer Hundeniere aus ihrer normalen Lage in den Nacken desselben Tieres, das eine Anastomose zwischen Nierenarterie und Arteria carotis erforderlich machte [1]. Im selben Heft folgte ein Artikel, in dem er über die Transplantation einer Niere von Hund zu Hund und später von Hund zu Ziege berichtete. Er betont, daß er diese Nierentransplantation durch direkte Gefäßanastomose ausgeführt hat und zieht folgende Schlußfolgerungen:

„Bislang war es nicht für möglich gehalten worden, ein so großes Organ wie die Niere zu transplantieren; indessen ist es geschehen und die Lebensfähigkeit und die physiologischen Funktionen der transplantierten Niere blieben erhalten."

Er kündigt dann weitere Experimente an, einschließlich den Plan eines Tierexperimentes, in welchem er beide Nieren entfernt:

„Weitere Experimente werden zeigen, ob Nieren von einem Hund auf den anderen transplantiert werden können, ob die Niere einer Tierart einer anderen unter Beibehaltung ihrer Funktion überpflanzt werden kann, und ob sie sogar, was wenig wahrscheinlich ist, die Aufgabe der gesamten Blutreinigung übernehmen kann, das heißt ob das Tier nach Entfernung seiner eigenen Niere mit der fremden am Leben bleibt."

Mehrere Monate später hat sich die Wiener Chirurgengesellschaft erneut getroffen (27. Juni 1902), wobei eine weitere Diskussionsbemerkung durch Ullmann erfolgte:

„Mit der Transplantation der Niere von einer Tierart auf die andere hatte ich zunächst keinen Erfolg, aber heute bin ich imstande, diesem erlesenen Auditorium eine Ziege zu demonstrieren, in deren Halsregion die Niere eines Hundes transplantiert worden ist. Sie können sehen, daß das Organ völlig normal arbeitet und daß von dem nach außen geleiteten Ureter der Harn abtropft. Ich muß offen zugeben, daß der Erfolg dieses Experiments auch mich überrascht hat. Obgleich seit einiger Zeit bekannt ist, daß eine excidierte Niere unter Perfusion mit fremdem Blut ihre Sekretion bald wieder aufnimmt, glaubte ich wirklich nicht, daß dies im lebenden Tier eintreten könnte." Diese Meinung teilten alle Experten.

Während der Diskussion fragte Professor von Eiselsberg, was aus dem Hund geworden sei, den Dr. Ullmann früher vorgestellt hatte. Dr. Ullmann erwiderte, daß eine mikroskopische Untersuchung der implantierten Niere bis jetzt noch nicht ausgeführt worden sei.

Tatsächlich wurden keine mikroskopischen Schnitte und keine Angaben über Nierenfunktion gemacht, und der letzte Bericht brachte keine weitere Information, als zu zeigen, daß tatsächlich Nieren transplantiert und die Blutversorgung des neu transplantierten Organes gesichert werden könne, und daß über den Ureter Urin ausgeschieden würde — immerhin lang genug, um das vorgestellte Tier über die Zeit der Versammlung am Leben zu erhalten.

---

1 *Nierenarterie*, die Hauptschlagader für die Niere; *Arteria carotis*, die Hauptschlagader, die von der Brust durch den Nacken in den Kopf führt.

Programm

der am

Freitag, den 24. Januar 1902, 7 Uhr Abends,

unter dem Vorsitze des Herrn Prof. Breus

stattfindenden

Sitzung der k. k. Gesellschaft der Aerzte in Wien.

1. Dr. Hugo Frey: Zwei Fälle intracranieller Complicationen bei Ohreneiterungen. (Demonstration).

2. Dr. Otto Grosser: Ueber arterio-venöse Anastomosen beim Menschen.

Vorträge haben angemeldet die Herren: Hofrath Prof. Weichselbaum, Prof. Benedikt, Dr. Gustav Kaiser, Docent Dr. S. Fränkel. Dr. S. Jellinek, Docent Dr. K. Ullmann, Prof. Englisch, Dr. A. Jolles. Dr. H. Telcky und Prof. Zuckerkandl.

Bergmeister, Paltauf.

*

Die p. t. Mitglieder werden hiemit eingeladen, den Jahresbeitrag pro 1902 statutenmässig bis 1. März 1902 einzuzahlen.

Die nach diesem Termine noch offenen Beiträge werden mittelst Postauftrages zuzüglich der hiedurch erwachsenen Kosten zum Incasso gelangen.

Das Präsidium.

Wiener klinische Wochenschrift

Begründet von weil. Hofrath Prof. H. v. Bamberger.

Herausgegeben von

Ernst Fuchs, Karl Gussenbauer, Ernst Ludwig, Edmund Neusser, L. R. v. Schrötter und Anton Weichselbaum.

Organ der k. k. Gesellschaft der Aerzte in Wien.

Redigirt von Dr. Alexander Fraenkel.

Verlag von Wilhelm Braumüller, k. u. k. Hof- und Universitäts-Buchhändler, VIII/1, Wickenburggasse 13.

XV. Jahrgang. Wien, 13. März 1902. Nr. 11.

INHALT:

I. Originalartikel: 1. Experimentelle Nierentransplantation. Vorläufige Mittheilung. Von Dr. Emerich Ullmann, Privatdocenten für Chirurgie in Wien.

II. Nekrolog: M. Kaposi, geboren am 23. October 1837, gestorben am 6. März 1902. Von Neumann.

IV. Aus verschiedenen Zeitschriften.

V. Vermischte Nachrichten.

Experimentelle Nierentransplantation.

Vorläufige Mittheilung.

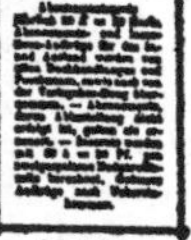

Abb. 3. Der erste Nierentransplanteur. Ankündigung und Titelseite der Untersuchungen von Ullmann. Oben ist das Programm der Ärzteversammlung gezeigt, die am 24. Januar 1902 in Wien abgehalten wurde. Dr. Ullmann war nicht sehr bekannt, sein Vorname wurde nicht korrekt wiedergegeben. Unten ist seine Veröffentlichung abgebildet. In der Versammlung muß seine Arbeit schon einen guten Eindruck hinterlassen haben, weil sie jetzt auf der ersten Seite der Zeitschrift abgedruckt ist. Das ist ein wissenschaftlicher Bericht, 50 Jahre vor Billingham, Brent und Medawar

Es ist sehr interessant, daß dieser erste Bericht über eine Nierentransplantation sowohl eine autologe als auch eine homologe und heterologe (Hund zu Ziege) Transplantation umfaßt. Dr. Ullmann machte keinen speziellen Unterschied in seiner Aufzählung, aber er zeigte der Versammlung das Heterotransplantat. Damit war offensichtlich die wissenschaftliche Arbeit von Dr. Ullmann beendet [2].

Was auch immer der Grund war, warum Ullmann seine Transplantationsversuche aufgegeben hat, ihre Bedeutung steht außer Frage, und wenn es nur aus dem Grunde ist, daß sie Dr. Alexis Carrel bei der Aufnahme seiner Arbeit beeinflußten.

Carrel berichtet über die Untersuchungen von Ullmann in seinen ersten Veröffentlichungen.

Ein Franzose in Chicago und New York

Geboren in Frankreich im Jahre 1873 wurde Dr. Alexis Carrel (dessen Gefäßnähte in Kapitel 1 beschrieben wurden) eine Weltberühmtheit auf dem Gebiete der Chirurgie, obwohl er den größten Teil seines Lebens mit der täglichen Routine der Patientenversorgung zubrachte. Im Jahre 1900 machte er seinen medizinischen Doktor in Lyon und begann dort auch mit seinen experimentellen Studien. Im Jahre 1904 kam er nach Chicago, wo er an der Universität seine ersten Arbeiten über Nierentransplantation ausführte. 1906 holte ihn das Rockefeller-Institut nach New York. Dort setzte er seine Arbeiten fort und beschrieb die Technik der Transplantation, der Gefäßnaht und der Bluttransfusion. Er war der erste Wissenschaftler in Amerika, der den Nobelpreis erhielt, und zwar im Jahre 1912. Als der Krieg ausbrach, kehrte Carrel nach Frankreich zurück, wo er zusammen mit Du Nouy, Vorgänger der Wundheilung, studierte. Er arbeitete mit an der Entwicklung einer chlorinierten Lösung zur Behandlung infizierter Wunden, die als Carrel-Dakin-Lösung bekannt wurde und immer noch in einigen Krankenhäusern verwendet wird. 1919 wieder am Rockefeller-Institut, wandte er sich erneut seinen früheren Interessen, der Kultur und der Perfusion von Organen und Geweben in vitro [3], zu. Charles Lindbergh wurde in den Jahren 1928—1929 sein Mitarbeiter bei der

---

2 Geboren 1861 in Ungarn, machte Dr. Ullmann sein Doktorexamen 1884 in Wien und hat 20 Jahre lang hauptsächlich über chirurgische Probleme von der Leberresektion bis zur Gynäkologie veröffentlicht. Er erhielt 1919 eine Professur, gab jedoch bald seine akademische Stellung auf und starb 1937. Er hat keine weiteren Experimente über Transplantationen veröffentlicht.

3 *In vitro*, wörtlich „im Glas"; ein Experiment, das in einem Laborgefäß oder -teil ausgeführt wird; das Gegenteil dazu ist „in vivo", ein Experiment, das in einem normal lebenden Tier ausgeführt wird.

Entwicklung einer speziellen Blutpumpe. Etwa 10 Jahre später veröffentlichte Dr. Carrel sein Buch „The Culture of Organs".

Carrels Arbeit vermehrte unser Wissen über die Bluttransfusion und Blutgefäßanastomosen beträchtlich, und viele Ideen haben mit zur Einführung künstlicher Oxygenatoren und des extrakorporalen Kreislaufes beigetragen, wie er jetzt laufend bei der Herzchirurgie verwendet wird. Es ist von historischem Interesse, daß Carrels erste Arbeit sowohl in Frankreich als auch in den Vereinigten Staaten dem Gebiete der Nierentransplantation gewidmet war.

Carrels erste amerikanische Untersuchungen wurden am Physiologischen Institut der Universität Chicago ausgeführt. Die erste Publikation stammte von Carrel und Guthrie in „Science" im Jahre 1905. Sie beschrieben die Transplantation einer Niere in den Nacken desselben Hundes. Das war genau eine Wiederholung und Bestätigung der Ullmannschen Versuche. Sie zeigten, daß diese Operation tatsächlich ausgeführt werden kann und daß die Niere nachher genügend funktioniert. Im darauffolgenden Jahr starteten die gleichen Forscher jenen Versuch, der nachher für die Nierentransplantation zum Prototyp für Hunderte oder Tausende werden sollte. Die Veröffentlichung trug die Überschrift „Successful Transplantation of Both Kidneys from a Dog into a Bitch with Removal of Both Normal Kidneys from the Latter". Dieser Bericht ging ebenfalls in Form eines kurzen Briefes an die Herausgeber von „Science". Die Autoren berichteten über eine echte Homotransplantation, ausgeführt durch direkte Anastomose von Aorta und Vena cava (die großen Blutgefäße unterhalb des Herzens, welche das Blut den Nieren zu- bzw. abführen). Der entscheidende Punkt war, daß von der Hündin beide normalen Nieren entfernt wurden, so daß das Überleben ausschließlich von der Funktion der transplantierten Niere abhing. Das bedeutet „kidney transplantation after bilateral nephrectomy"[4], worüber noch manchmal in den folgenden Kapiteln zu sprechen sein wird. Sie berichteten, daß sich bis zum 8. Tage das Tier alles in allem recht gut verhielt.

Carrel setzte seine Arbeit fort, nachdem er 2 Jahre später an das Rockefeller-Institut zurückgekehrt war (im Jahre 1919), wobei er eine ausführliche Untersuchung über diesen Gegenstand veröffentlichte. Es war dies seine größte Publikation über das Gebiet der Transplantation. Es ist amüsant, hierbei eine Tendenz zu vorzeitiger Publikation zu verfolgen, welche offensichtlich sowohl unter den Großen als auch unter den Beinah-Großen zu beobachten ist! Jetzt, im Jahre 1908,

---

4 *Bilaterale Nephrektomie:* das Nachwort „ektomie" bedeutet „Entfernung von". Deshalb versteht man unter bilateraler Nephrektomie die Entfernung beider Nieren.

gesteht er zum ersten Mal, daß der Hund, von dem er im Jahre 1906 berichtete, am 8. Tag nach der Transplantation lustig herumsprang, am 9. Tag sich erbrach, operiert werden mußte und starb. Es hilft nichts, man muß feststellen, daß die erste Veröffentlichung seiner Arbeit den Titel trug: „Erfolgreiche Transplantation..." (obwohl genügend Zeit zur Verfügung gestanden haben muß, um eine vollständige Verlaufsschilderung während der Druckkorrektur zu geben). In etwas nachsichtiger Betrachtung wollen wir festhalten, daß es wenigstens für eine kurze Zeit eine erfolgreiche Transplantation war. Sie funktionierte, führte zur Urinausscheidung und hielt das Leben eines bilateral nephrektomierten Tieres aufrecht.

Auf jeden Fall änderten danach Carrel und seine Mitarbeiter ihre Versuche und verwendeten anstelle des Hundes Katzen und führten an ihnen eine große Zahl von Operationen aus. Bei der Katze wurden die Nieren „en masse" transplantiert, was so viel bedeutet, daß beide Nieren auf einmal zusammen mit den großen Gefäßen oberhalb und unterhalb (die Aorta und die Vena cava) herausgenommen und in normaler Position in den neuen Wirt verpflanzt wurden. Diese Operation verlangte natürlich die Entfernung beider Nieren beim Empfänger.

Dr. Carrel war jetzt imstande die Beschaffenheit des Urins, die anatomischen Resultate und die mikroskopischen Untersuchungen zu diskutieren. Er freute sich über die Entwicklung seiner Tiere, und manchmal hatte er schließlich bis zum 16. postoperativen Tag Überlebende: „... die Katze wurde in einen anderen Raum gesetzt und verbrachte den ganzen Tag damit zu klettern und zu springen." Er schloß daraus, daß „es möglich sei, die Funktion einer transplantierten Niere vollständig wiederherzustellen". Offensichtlich begann er sich zur selben Zeit mehr dem Problem zuzuwenden, das ihn dann am meisten beschäftigte und bis heute ungelöst blieb, nämlich das Problem, warum die Niere bei Verpflanzung von einer Katze auf die andere ein anderes Schicksal erlitt als bei Verpflanzung innerhalb derselben Katze.

Carrel hatte bemerkenswerten Einfluß auf die ersten Versuche von Dr. John B. Murphy aus Chicago über die Methode der Blutgefäßanastomose. Aber er betonte immer wieder, daß seine eigene Methode der „zirkulären Naht" weit überlegen war. Zur selben Zeit erzählte Dr. Carrel ebenfalls die Geschichte von der Entfernung einer Arterie, die für einige Tage in kalte Salzsäure gelegt und nachher in ein anderes Tier verpflanzt wurde und sich funktionell genausogut verhielt wie eine normale Arterie. Dieses Experiment war eine Vorausschau auf Arbeiten, die 40 Jahre später über die Konservierung einer menschlichen Aorta für die Wiederherstellung von Aortenerkrankungen gemacht wurde.

Im Jahre 1910 faßte Carrel schließlich seine Ansichten über die Nierentransplantation zusammen und stellte eindeutig das zentrale Problem heraus, nämlich den Gegensatz zwischen homologen und autologen Transplantaten. Er schrieb:

Sollte ein Organ, das von einem Tier entnommen und an einer anderen Stelle transplantiert wurde, normal weiter funktionieren und sollte es seine Funktion einstellen, wenn es durch dieselbe Technik in ein anderes Tier transplantiert wird, dann kann die physiologische Schädigung nicht als Folge des chirurgischen Eingriffs angesehen werden. Die Veränderungen, die das Organ erleidet, müssen bedingt sein durch Einflüsse des Wirts, das bedeutet, durch biologische Faktoren.

Carrel hat diese biologischen Faktoren niemals entdeckt oder die Frage beantwortet, die ihn so beschäftigte: Was ist der Unterschied zwischen einem Homograft und einem Autograft? Zum Schluß kam die Antwort auf diese Frage eher von Untersuchungen über die Haut als über die Niere, wie wir in den vorangegangenen Kapiteln gesehen haben. Zurück zu den Ergebnissen der Carrelschen Arbeit — über die Niere kam man schließlich wieder durch die Arbeiten von Dr. Carl S. Williamson.

Es dauerte 13 Jahre (mit Unterbrechung durch den Ersten Weltkrieg) bis weitere Fortschritte auf dem Gebiete der experimentellen Nierentransplantation veröffentlicht wurden. Es war Williamson, der das Studium dieses Problems in der Abteilung für Experimentelle Chirurgie und Pathologie der Mayo Clinic in Rochester (Minnesota) aufnahm.

Dr. Williamson und die Brüder Mayo

Im Jahre 1923 berichtete Williamson über eine Beobachtung, die, jetzt rückblickend, selbstverständlich erscheint und kaum Beachtung verdient. Aber für Williamson und seine Zeitgenossen war es eine völlig neue und eindeutige Beobachtung und damals sehr erstaunlich. Es war die sichere Beobachtung, die auch Carrel schon sah, daß nämlich eine Niere bei Transplantation von einem Tier auf ein anderes eine völlig verschiedene Reaktion zeigte als wenn man sie von einer Stelle auf die andere beim selben Tier verpflanzt. Williamson hat bei der Betrachtung des sehr komplizierten Verlaufs einer Nierentransplantation das beobachtet, was Dr. Holman im selben Jahr bei Hauttransplantation an verbrannten Kindern in Baltimore verfolgte. Soweit uns bekannt, hat keiner von dem anderen etwas gewußt.

Nach Beschreibung des Schicksals von Autotransplantaten (ausgeführt innerhalb desselben Tieres), bei welchem die Niere ihre normale Funktion über Wochen oder Monate behält, schreibt er:

Die homologe Transplantation bringt ein völlig verschiedenes Ergebnis... nur geringe Unterschiede zwischen dem Urin von autologen und homologen Nierentransplantaten können bemerkt werden, aber diese Gleichheit der Funktion ist von relativ kurzer Dauer. Wir haben gefunden, daß die durchschnittliche Funktionsdauer eines Transplantates dieser Art 4 Tage beträgt.

Williamson baute auf Carrels Arbeit auf und zog in ähnlicher Weise seine Schlußfolgerungen. Er bemerkte:

In der Vergangenheit wurde dieses Versagen (der Homotransplantate) meistens auf äußerliche Bedingungen zurückgeführt, wie Thrombose der Blutversorgung, Obstruktion des Ureters und Infektion. Aber die Tatsache, daß das Autotransplantat überlebt, trotz dieser Faktoren, widerspricht weitgehend dieser sogenannten mechanischen Theorie des Nierenversagens... Wir haben den Eindruck, daß diesem Versagen irgendwelche grundsätzliche biologische Vorgänge zu Grunde liegen, die wir bis jetzt noch nicht erklären können. Unglücklicherweise besitzen die niedrigeren Tiere, wie der Hund, keine Blutgruppen wie der Mensch. In der Zukunft mag es möglich sein, die Reaktion des Empfängerserums oder Gewebe gegenüber dem des Spenders ausreichenderweise zu bestimmen und umgekehrt; vielleicht können wir auf diese Weise mehr Licht in dieses bis jetzt noch relativ dunkle Gebiet der Biologie bringen... Im Augenblick fühlen wir uns nicht berechtigt irgendeinen Versuch der näheren Erklärung irgendeiner der Beobachtungen zu wagen, die wir in diesem ersten Bericht gegeben haben.

Dr. Williamson zeigte bewundernswerte wissenschaftliche Zurückhaltung, indem er nicht mehr unternahm, seine Ergebnisse zu erklären!

Vom wissenschaftlichen Standpunkt ist Williamsons Arbeit „moderner" als die Carrels, da er genaue chemische Untersuchungen des Urins vornahm und Testsubstanzen in das Blut injizierte, um zu sehen, ob sie von den Nieren ausgeschieden wurden. Williamson verstand zum ersten Mal klar die Abstoßung einer Niere. Er setzte seine Arbeit auf diesem Gebiet für viele Jahre fort und publizierte 1926 ausgezeichnete mikroskopische Aufnahmen über die Abstoßungsreaktion eines homologen Nierentransplantates.

Dr. Williamson verließ dann Rochester und die Mayo Clinic und wurde Chef der chirurgischen Abteilung der Universität von Arkansas. Im Jahre 1929 eröffnete er eine Praxis in Green Bay (Wisconsin), wo er 1952 starb.

Als Williamson seine Untersuchungen ausführte, waren nur wenige Jahre vergangen seit die Beschreibung der Blutgruppen die Bluttransfusion verbesserte, obgleich immer noch manche schweren Reaktionen auftraten. Williamson bemerkte gelegentliche Ähnlichkeiten zwischen Tieren, welche manchmal das Überleben einer homotransplantierten Niere weit über normal erwartete Zeit erlaubten. Er schrieb:

Wenn es möglich wäre die Versuchstiere durch Bestimmung der Blutgruppen zu klassifizieren, so könnte es leicht möglich sein, die Brauchbarkeit dieser Annahme festzustellen, vorausgesetzt, daß die Gewebegruppen mit den Blutgruppen übereinstimmen, was wir bis jetzt noch nicht wissen.

Unglücklicherweise wurden klare Gewebegruppen sogar bis heute noch nicht beschrieben, obwohl Methoden zur Testung von Spender und Empfänger inzwischen verfügbar sind (s. Nachtrag). Das Interesse, das beide, Williamson und Holman, für die Beziehung zwischen Blutgruppen und Homotransplantation aufbrachten, war zu ihrer Zeit verständlich. Während der folgenden Jahre wurde dieser Umstand oft beleuchtet; seit 1960 wurde es klar, was diese beiden frühen Forscher voraussagten, daß Blutgruppenübereinstimmung tatsächlich von großer Bedeutung ist für die Transplantation von Gewebe und Organen.

Das Buch über die Nierentransplantation blieb im wesentlichen jetzt geschlossen für einen Zeitraum von weiteren 20 Jahren und einen weiteren Weltkrieg. Dann, in der Nachkriegsperiode von 1945—1950, wurde es wieder dadurch geöffnet, daß man das Problem in London, Kopenhagen und Boston erneut aufgriff.

Nierentransplantation in London und Kopenhagen: Der Stand der Entwicklung im Jahre 1953

Wenn das Jahr 1902 der ersten experimentellen Nierentransplantation geschichtliche Bedeutung gab, dann muß das Jahr 1953 als ein weiterer bedeutender Meilenstein betrachtet werden. Es kennzeichnet die Vollendung und die Zusammenarbeit der modernen Transplantationsimmunologie mit dem chirurgischen Versuch der Nierentransplantation an Tieren und Menschen.

1953 beschrieben Billingham, Brent und Medawar die „aktiv erworbene Toleranz", erwähnt in Kapitel 3. Im selben Jahr wurde die experimentelle Nierentransplantation an nephrektomierten Hunden zu einer Standardmethode, und zur selben Zeit kamen die ersten systematischen Untersuchungen über die Nierentransplantation von Patienten in Schwung.

Historisch paßt es gut, daß alle diese Dinge im Jahre 1953 zusammenkamen, gerade ein Jahr bevor sich die ersten identischen Zwillinge für eine Transplantation zur Verfügung stellten: Dies alles waren notwendige Schritte, die gemacht werden mußten, bevor die erste Nierentransplantation am lebenden Menschen erfolgreich sein konnte. Lassen Sie uns in Anbetracht der Ereignisse dieses bemerkenswerten Jahres zuerst den Stand der experimentellen Nierentransplantation betrachten — 50 Jahre nach Ullmann und 30 Jahre nach Williamson.

Zwei der bedeutendsten Pioniere der experimentellen Nierentransplantation begannen ihre Versuche kurz nach dem Zweiten Weltkrieg. Diese beiden waren Dr. William Dempster vom Hammersmith Hospital in London und Dr. Morton Simonsen im Institut für Rheumatismusforschung und der Chirurgischen Abteilung des Finsen-Instituts in Kopenhagen. Von diesen beiden interessierte sich Dempster mehr für die chirurgischen Probleme und das mikroskopische Bild, während Dr. Simonsen mehr der immunologischen Forschung und speziell dem Studium der Autoimmunerkrankungen zugewandt war [5].

Simonsens erste Arbeit beschäftigte sich mit biologischen Faktoren der — wie er es nannte — „biologischen Unverträglichkeit bei Nierentransplantationen an Hunden". Er war nicht nur an der homologen Nierentransplantation interessiert, sondern auch an der Möglichkeit, daß Anti-Nieren Antikörper für manche Nierenkrankheiten des Menschen verantwortlich sein könnten. Er stellte fest, daß die Ergebnisse bei seinen Hunden mit transplantierten Nieren auf eine immunologische Abwehrreaktion zurückgeführt werden könnten und dachte, daß alles, was er beobachtete, mit dem Medawarschen System über die Hauttransplantation an Mäusen erklärt werden könne (s. Abb. 4). Er beschrieb klar die beschleunigte Abwehrreaktion, wenn eine Niere vom selben Spender ein zweites Mal verpflanzt wurde:

Die Ergebnisse dieser Experimente können schwer anders erklärt werden als durch die erworbene Bildung von Antikörpern im Wirt gegen die Individual-spezifischen Antigene des Transplantats. Die Beobachtungen wurden teilweise verglichen und besprochen mit Bezug auf gleiche Ergebnisse von Medawar und Mitarbeitern mit der Hauttransplantation an Ratten.

Seine Bemerkungen über die „second set"-Reaktion von Nieren sind:

Wenn man das erste Transplantat nach 3—4 Tagen durch die andere Niere desselben Spenders ersetzte, wurde das zweite Transplantat schneller zerstört als das erste, sowohl vom funktionellen als auch vom morphologischen Standpunkt ... Wenn das erste Transplantat 3—4 Tage nach der Operation entfernt und durch eine Niere eines *anderen* Spenders ersetzt wurde, erfolgte die Zerstörung des zweiten Transplantates nicht früher als die des ersten.

Zusätzlich führte Simonsen mehrmals ein Hundeexperiment durch, in welchem beide Nieren des Tieres entfernt und durch eine einzige Niere ersetzt wurden. In diesem Falle, wie bei einigen von Carrels Katzen, hing die Gesundheit und das Überleben des Tieres ausschließlich von der erhaltenen Funktion des Transplantats ab. Dieses kritische Experiment hat sich bald in vielen Laboratorien eingeführt.

---

5 *Auto-immun,* Immunität gegen eigenes Gewebe; eine Abweichung von der Burnetschen Hypothese; die vermutliche Ursache verschiedener unklarer Erkrankungen.

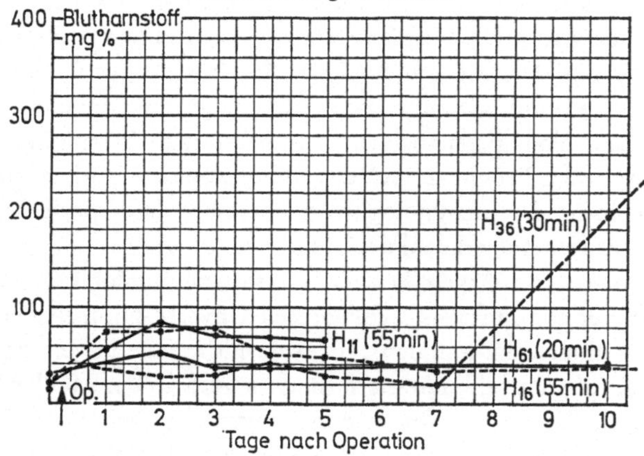

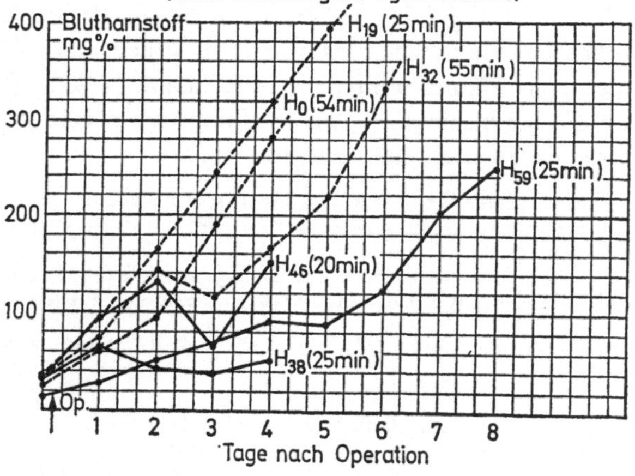

Abb. 4. Unterschiede zwischen Homo- und Autotransplantat (nach Simonsen 1953). Hier wird zum ersten Mal der biochemische Unterschied zwischen der Niere, die im selben Tier verpflanzt wurde (obere Graphik) und einer, die von einem Tier auf das andere übertragen wurde (untere Graphik) gezeigt. In beiden Experimenten war die andere Niere entfernt worden; die Funktion des Transplantates ist daher für das Überleben verantwortlich und bestimmt die biochemischen Reaktionen im Tier. Die Kurven zeigen die Werte für den Blutharnstoff nach der Transplantation. Jede Linie stellt den zeitlichen Verlauf eines Experimentes dar. Leicht kann aus den niedrigen Werten für den Harnstoff erkannt werden, daß die autotransplantierte Niere (oben) für viele Tage gut funktionierte. Unten ist das entgegengesetzte Verhalten des Blutharnstoffes nach Homotransplantation dargestellt. Man erkennt, daß bei der Abstoßung der Niere der Blutharnstoff stark ansteigt, weil die Niere nicht genügend Stoffwechselprodukte ausscheidet. Die Zeiten, die hinter jeder Kurve angegeben sind, entsprechen dem ischämischen Intervall, das ist die Zeit, über welche die Niere während der Verpflanzung ohne Blutversorgung blieb

Dempsters Untersuchungen in London nahmen einen ähnlichen Verlauf. Er hatte zwei Tiere, die 10 Tage ganz von der Funktion des Transplantates lebten. Dempster bekam den Eindruck, daß die „second set"-Reaktion zu einer anderen Art der Abstoßung führt als die Primärabstoßung. Er untersuchte ebenfalls die Nierenarterie mittels injizierter Stoffe und gewann die Meinung, daß Gefäßspasmen der Arterien für die Nierenabstoßung verantwortlich seien. Außerdem machte er erste Untersuchungen über die Wirkung der Ganzkörperbestrahlung [6], sowohl zur Unterdrückung der Immunreaktion des Wirtes als auch zur Veränderung der transplantierten Niere. Mit keinem wurden nach diesen ersten Berichten gute Ergebnisse erzielt.

Sowohl Simonsen als auch Dempster arbeiteten mit gesunden Tieren. Niemand machte einen Versuch, bei den Hunden eine chronische Nierenkrankheit vor der Transplantation zu erzeugen, und so konnte man nicht viel über das Schicksal eines Transplantates bei einem kranken Menschen aussagen. Beide betrieben Grundlagenforschung von der immer wieder die Anwendung am Menschen profitieren kann. Für die menschliche Anwendung waren jedoch Fortschritte nötig auf dem Gebiet der klinischen Handhabung eines späten Nierenversagens und der Urämie. Neue Methoden der Behandlung waren nötig, andere als die Nierentransplantation, um den Patienten zu helfen, die Krise vor und nach der Transplantation zu überwinden. Für diesen Zweck wurde eine künstliche Niere benötigt.

Die künstliche Niere von Dr. Kolff (Holland)

Drei Krankheiten sind für die Mehrzahl schwerer Nierenerkrankungen bei jungen Menschen in unserem Lande zur Zeit verantwortlich [7]. Die eine bekannt als „Bright's disease" hat den schrecklichen wissenschaftlichen Namen „Glomerulonephritis", der andeutet, daß sich hier eine Entzündung (itis) der Niere (nephron) abspielt, und zwar in den kleinen Bechern, welche das Blut filtern, den Glomeruli [8]. Die nächst

---

6 *Ganzkörperbestrahlung:* Energiereiche Bestrahlung des gesamten Körpers (z. B. Röntgenstrahlen).

7 Bei älteren Patienten verursacht die *Nephrosklerose,* oder Verhärtung der Nierenarterien in der Mehrzahl der Fälle das Nierenversagen; sie ist ein Teil der generalisierten, degenerativen Gefäßkrankheiten, die als Arteriosklerose (der Verhärtung der Arterien) bekannt ist und eignet sich aus diesem Grund nicht besonders gut für die Transplantation.

8 *Glomeruli,* wörtlich „kleine ballähnliche Strukturen"; die Filtertassen der Blutgefäße in den Nieren.

häufige ist die chronische Pyelonephritis, worunter man eine Entzündung der Niere (Nephritis) versteht, welche im Abflußsystem der Niere (Pelvis oder Pyelo) entsteht. Die dritte bekannte Krankheitsgruppe umfaßt die kongenitalen Abnormitäten, was bedeutet, daß der Patient damit geboren wurde. Darin sind enthalten: einzelne Nieren, Mißbildungen der Nieren, Nieren mit Cysten und Nieren mit ungenügendem Blutzufluß oder Blut- und Urinabflußsystem.

Sobald diese chronischen Nierenerkrankungen fortschreiten, sammeln sich Abbauprodukte im Blut an. Seit vielen Jahren ist der daraus resultierende Krankheitszustand als „Urämie" bekannt, ein alter medizinischer Ausdruck, der bedeutet, daß sich zu viele Stoffwechselprodukte im Blut befinden, die nicht per Urin ausgeschieden worden sind. Patienten, die an einer chronischen Nierenkrankheit und Urämie leiden, sehen blaß, verschwommen und pastös aus; sie verlieren ihren Appetit und ihr Gewicht; sie können nicht genügend Wasser und Salz ausscheiden, so daß sie Schwellungen um die Knöchel (Ödeme) entwickeln und sich Flüssigkeit in der Bauchhöhle (Ascites) ansammelt und haben einen Zustand von Überwässerung — zu Großmutters Zeiten als Wassersucht bekannt. Die Behandlung erfolgte immer internistisch und war selten von Bestand oder Wirkung.

Schon 1914 vertraten einige Leute die Theorie, daß die Filterfunktion der Niere mechanisch bewirkt sei. Jedes Nephron oder jede Niereneinheit besitzt einen kleinen Filter in ihrem oberen Teil, den Glomerulus. Millionen davon filtrieren in der Niere eine Flüssigkeit heraus, das „glomeruläre Filtrat", welches dann durch die Nierentubuluszellen weiter verarbeitet wird (wie in Kapitel 1 beschrieben).

Es war eine hübsche Idee, diesen Filterungsprozeß (den Teil der Nierenfunktion, der in der Blutwaschung besteht) mittels einer Passage des Blutes durch bestimmte Membranfilter ausführen zu lassen. Einige haben es versucht, aber mit wenig Erfolg. 35 Jahre vor der erfolgreichen Entwicklung eines solchen Gerätes haben Dr. J. J. Abel, Dr. L. B. Rowntree und Dr. B. B. Turner von der Johns Hopkins-Universität in Baltimore diese Möglichkeiten einer Methode erkannt und im Jahre 1914 berichtet, daß diffusible Substanzen vom Blut lebender Tiere durch „Dialyse" entfernt oder gewaschen werden können, dadurch, daß man Blut entlang einer Membran fließen läßt, an deren anderen Seite sich Salzwasser befindet. Auf diese Weise wurde es klar, daß man eine künstliche Niere mit Erfolg entwickeln könne.

Um die Mitte der 30er Jahre nahmen andere diese Arbeit auf. Dr. William McEwen vom Presbyterian Hospital in Chicago war einer der ersten, der diese Idee verfolgte; er versuchte es mit der Herstellung von Filtermembranen aus einer plastischen Lösung, genannt „Celloidin";

aber die Membranen waren nicht sehr gut, und das Blut thrombosierte zu schnell [9].

Etwa um dieselbe Zeit ereigneten sich zwei weit entfernte Dinge, die scheinbar nichts miteinander zu tun hatten, die aber trotzdem die Entwicklung einer künstlichen Niere ermöglichten. Das erste war die Isolation und Herstellung einer chemischen Substanz, die die Blutgerinnung verhinderte, das Heparin. Das zweite war die kommerzielle Herstellung von langen Cellophanröhren. Diese Röhren dienten ursprünglich als Wursthaut. Dies war das anspruchslose Ausgangsmaterial, aus dem die künstliche Niere entwickelt wurde. Blut wurde durch lange Cellophanröhren geleitet und Heparin zur Vermeidung der Blutgerinnung verwendet. Die ganze Konstruktion wurde dann in ein Bad mit steriler Salzlösung gebracht, womit es möglich war, das Blut zu dialysieren und die angesammelten Stoffwechselprodukte in Fällen von Nierenversagen und Urämie auszuwaschen.

Diese Idee wurde zuerst von Dr. Willem Kolff (Holland) praktisch verwirklicht. Er arbeitete während des Krieges im besetzten Holland unter den Augen der Nazis, die seine Bedeutung überhaupt nicht erkannten. Dr. Kolffs erste Beschreibung seiner Arbeit erfolgte 1944 in englischer Sprache in einer skandinavischen Zeitschrift. Wegen des kriegsbedingten Abbruchs der wissenschaftlichen Verbindung wurde die skandinavische Literatur in den USA nicht viel gelesen und es dauerte bis nach dem Kriege, bis ein Wort von dieser Entwicklung zu den Studenten unseres Landes gelangte. Im Jahre 1946 beschrieb Kolff seine Arbeit in Holländisch unter dem Titel „De Kunstmatige Nier" (Die künstliche Niere). Wenige Monate später erschien eine gekürzte englische Übersetzung unter dem Titel „New Ways of Treating Uremia; the Artificial Kidney, Peritoneal Lavage, Intestinal Lavage" (Neue Wege zur Behandlung der Urämie; die künstliche Niere, die peritoneale Waschung, die intestinale Waschung — heute würde man sagen „die Peritonealdialyse"); damit gab Dr. Kolff seine Entdeckung der Welt bekannt und andere Forscher konnten die Arbeit wiederaufnehmen.

Vor kurzem hat Dr. Kolff in einem Brief einiges über diese ersten Ereignisse geschrieben. Ihre kritische Rolle in der Geschichte der Transplantation und auch ihre Ausführung in einem Nazi-besetzten Land gibt ihnen spezielle Bedeutung.

Als jüngster Volontärarzt in der Medizinischen Abteilung der Universität von Groningen (Holland) hatte ich 4 Betten, oder besser 4 Patienten zu betreuen. Einer meiner ersten Patienten war ein junger Mann, der an einer

---

9 1964 schrieb Dr. McEwen, jetzt Chemiker an der Universität von Kalifornien, daß diese Experimente unter einer Rubrik „Aufzeichnung negativer Ergebnisse" veröffentlicht werden sollten. Obwohl das Konzept ganz klar war, kam nicht viel dabei heraus.

chronischen Nephritis litt und dabei war, an seinem Nierenschaden langsam
zu sterben. Er hatte einen Hochdruck, Kopfschmerz, wurde blind und erbrach
sich jeden Tag. Seine alte Mutter war die Frau eines armen Bauern mit von
schwerer Arbeit gebeugtem Rücken; sie trug ihre traditionelle schwarze Sonn-
tags-Tracht mit einem hübschen weißen Häubchen. Ich hatte ihr zu sagen, daß
ihr einziger Sohn im Sterben lag und fühlte mich sehr hilflos. Allmählich
reifte in mir die Idee, daß, wenn wir nur 20 g Harnstoff und andere reti-
nierte Substanzen täglich entfernen könnten, wir vielleicht den Brechreiz des
Patienten beheben, und wenn dies Tag für Tag auch geschehen würde, auch
sein Leben erhalten würden. Ich hatte dieses Erlebnis im Jahre 1938 und
traf kurz danach Dr. R. Brinkman, Professor für Biochemie, der mich auf
die Wunder des Cellophans aufmerksam machte. Brinkman verwendete Cellophan, um Blutplasma zur Bestimmung des osmotischen Druckes zu konzentrieren und hatte selbst mehrere Dialysatoren gebaut. Es gab damals nur
wenige Arbeiten über Hämadialyse... Um festzustellen, wieviel Cellophan
ich für eine künstliche Niere brauchen würde, besorgte ich mir ein Stück
eines Cellophanschlauches, wie er kommerziell für Wursthaut verwendet wird.
Es war 45 cm lang und wurde mit nur 25 ccm Blut gefüllt. Ich befestigte
dies auf einem schmalen Brett und schaukelte es in einem Salzwasserbad. Vorher hatte ich 400 mg-⁰/₀ Harnstoff in das Blut gegeben und fand nun, daß
nach einer halben Stunde Dialyse der ganze Harnstoff aus dem Blut verschwand.

So baute ich verschiedene Apparate, für die ich auch selbst bezahlen
mußte; keiner war gut genug, um klinisch angewandt werden zu können.

Am 10. Mai 1940 drangen die deutschen Truppen in Holland ein. Meine
Frau und ich waren glücklich, in Den Haag zu sein... 4 Tage später sahen
wir von den oberen Stockwerken unseres Hospitals die großen Rauchwolken
über der Stadt Rotterdam stehen, die durch die Brandbomben der deutschen
Luftwaffe in Flammen aufging.

Dr. Kolff mußte danach seine Aufmerksamkeit der Einrichtung
einer Blutbank widmen; diese Erfahrung in der Handhabung von Blut
bedeutete später eine große Hilfe für ihn, jedoch mußte er aus politi-
schen Gründen in die kleine Stadt von Kampen übersiedeln, die an der
Mündung des Flusses Yssel in die Zuidersee liegt. Hier gewann er die
Mitarbeit der örtlichen Industrie, blieb unberührt vom Krieg und
konnte seine erste künstliche Niere fertigstellen. Sein erster Patient
wurde mit der künstlichen Niere am 17. März 1943 behandelt. Etwa
um dieselbe Zeit untersuchten auf der anderen Seite der Nordsee
Dr. Gibson und Dr. Medawar in Glasgow die Hauttransplantationen
von einem verbrannten Patienten; als diese beiden Beobachtungen
schließlich zusammengebracht wurden, war die Nierentransplantation
möglich. Dr. Kolff fährt fort:

Vom 17. März 1943 bis zum 27. Juli 1944 wurden 15 Patienten behandelt.
Von diesen überlebte nur einer... manchmal frage ich, was aus diesem Projekt
geschehen wäre, wenn ich es nicht in den Niederlanden, sondern irgendwo in
den Vereinigten Staaten ausgeführt und in 1¹/₂ Jahren 15 Patienten behandelt
hätte — ich glaube, ich hätte keinen einzigen therapeutischen Erfolg verzeichnen können!

Dr. Kolff hat darauf mehrere andere künstliche Nieren hergestellt
und zu verschiedenen Krankenhäusern in England, Kanada und Ame-

rika gegeben. Weiterhin bemerkt er, „die letzte ging nach Polen hinter
den Eisernen Vorhang und ich habe nie mehr etwas davon gehört".
Da alle diese Nieren verschwanden, hatte er keine bei sich, als er nach
Amerika kam und schreibt:

Als ich im Jahre 1947 Boston besuchte, hatte ich alle Nieren verschenkt
die ich hatte, und das einzige, was ich Dr. Carl Walter — der später das
Peter Bent Brigham-Modell der Drehniere baute — zeigen konnte, waren
Photokopien. Die Harvard-Gruppe mit Dr. John P. Merrill hat wahrscheinlich mehr für die weitere Förderung der Dialyse getan als jede andere Gruppe.

Als Dr. Georg W. Thorn — während Dr. Kolffs Amerika-Besuch —
von diesem Gerät erfuhr, wurde ihm seine Bedeutung sofort klar.
Dr. Thorn hatte sich schon lange während seiner Tätigkeit an der
Johns-Hopkins-Universität (Baltimore) für Nierenkrankheiten interessiert. Nach Boston gekommen verfolgte er seine alten Interessen am
Brigham Hospital weiter. Während des Krieges beobachtete Dr. Thorn,
daß bei akutem Nierenversagen (z. B. beim Crush-Syndrom) die Niere
sich wieder erholt, wenn der Patient lange genug am Leben erhalten
werden konnte. In Erinnerung an diese Zeit schreibt Dr. Thorn jetzt:

So war die Situation als wir von Dr. Kolffs ersten Erfahrungen mit der
künstlichen Niere hörten, die er in Holland während der deutschen Besetzung
gebaut hatte. Dr. Kolff besuchte die Vereinigten Staaten und wir luden ihn
zum Peter Bent Brigham Hospital ein, wo er mit uns seine Ergebnisse und
die praktischen Probleme zur Entwicklung einer brauchbaren Dialysiereinheit
diskutierte. Er hatte starke Fieberreaktionen bei einigen seiner Patienten zu
verzeichnen. Dr. Carl Walter versprach seine Hilfe in technischer Hinsicht, und
ich fragte Dr. John P. Merrill, ob er bereit wäre, dieses Gebiet für uns zu
übernehmen. — John und Carl arbeiteten mit Ingenieuren zusammen und
entwickelten ein sehr verbessertes „Brigham-Modell" der Kolff-Niere. Danach
begann die lange Reihe der Untersuchungen und Experimente zur Feststellung der Indikationen und Gegenindikationen für die Anwendung dieses
Gerätes. Die Entwicklung der künstlichen Niere war ein integrierter Bestand-
teil eines langfristigen Programms, das schließlich zur Transplantation von
Nieren in Fällen von irreversibler Nierenerkrankung oder maligner Hyper-
tension führte.

Es war schon eine spezielle Gruppe, die Dr. Thorn für diese Aufgabe
zusammenstellte. Jeder konnte mit speziellen Begabungen zur Weiter-
entwicklung der künstlichen Niere beitragen. Der eine, Dr. John P.
Merrill, vollendete damals gerade seine Assistentenzeit und nahm seine
Untersuchungen über Nierenerkrankungen und künstliche Niere auf,
was ihn schließlich später so sehr mit der Entwicklung der Transplantation verband. Der andere, Dr. Carl W. Walter, war ein Chirurg mit
großer Erfahrung und Kenntnissen in der Entwicklung spezieller Instrumente, neuer Gerätschaften, Operationssaal-Sterilisatoren und chirurgischer Ausrüstung. Zwei weitere, Dr. E. J. Callahan und Dr. L. H.
Smith, waren noch zwei junge Männer, die auf beiden Gebieten der
technischen Entwicklung und der klinischen Anwendung mitarbeiteten.

Dieses Team von 5 Männern entwickelte am Peter Bent Brigham Hospital in den Jahren 1948 und 1949 die künstliche Niere bis zur praktischen Verwirklichung. Das Gerät wurde als die Kolff-Brigham-Niere bekannt und gelangte zur weiten Anwendung nach der ersten Mitteilung im Jahre 1950. Dr. Thorn und sein Team berichteten über Herstellung und Handhabung der Niere, über ihre Zusammensetzung, über die Herstellung unbenetzbarer Oberflächen zur Vermeidung der Blutgerinnung, über die Herstellung rotierender Kupplungen, die verhindern, daß das Blut zu sehr geschüttelt wird und über die Handhabung der Sterilität. Sie gaben einen Bericht über 33 Dialysen an 26 Patienten mit ausgezeichneten chemischen und klinischen Ergebnissen.

Nun kamen viele Patienten in das Krankenhaus zur Behandlung eines chronischen Nierenschadens; sie erhielten eine völlig anders geartete Behandlung als jemals zuvor. Wenn der Nierenschaden *akut* war, dann wurde 2- oder 3mal eine Blutdialyse im Laufe von einer oder zwei Wochen mit der künstlichen Niere durchgeführt, die ausreichten, um den Patienten wieder gesund und so lange am Leben zu halten, bis auch seine Nieren wieder heilten. Es waren jetzt viele solcher Fälle zu verzeichnen, besonders solche, die an einer akuten tubulären Nekrose und an einem Crush-Syndrom litten, ähnlich dem Mädchen, das 3 Jahre zuvor von den Ärzten Hufnagel, Hume und Landsteiner operiert wurde (s. S. 12). Ein oder zwei Jahre später wurde die gleiche künstliche Niere bei Verwundeten des Korea-Krieges zur Behandlung eines akuten Nierenversagens verletzter amerikanischer Soldaten angewandt.

Der Patient mit einem *chronischen* Nierenversagen stellt ein völlig anderes Problem dar. Wenn keine Wahrscheinlichkeit besteht, daß seine eigenen Nieren gesunden, dann wird die künstliche Niere ausschließlich ein Instrument zur unbarmherzigen Verlängerung eines hilflosen Lebens. In solch einem Fall kann sie den Patienten nicht über die Zeit bringen, bis es ihm wieder gut geht, aus dem einfachen Grunde, weil bei chronischen Nierenkranken die Nieren selbst zerstört sind. Zu jener Zeit war die künstliche Niere ein Gerät zur Heilung von Patienten und zugleich die Büchse der Pandora, die neue und schwierige Probleme eröffnete. Ein Patient mit chronischem Nierenversagen kann für Wochen, Monate oder Jahre am Leben gehalten werden, aber er hat nur eine geringe Chance, wenn seine eigenen Nieren nicht wiederhergestellt werden können. Für Ärzte, die sich jahrelang mit dem chronischen Nierenversagen und dem daraus resultierenden hohen Blutdruck abquälen, war die totale Entfernung beider erkrankter Nieren, welche den hohen Blutdruck bedingten und oft zum Tode des Patienten führten, eine der attraktivsten Aussichten für die Zukunft. Nach Entfernung beider Nieren mußte aber schließlich eine neue Niere an ihre Stelle treten! Seit 1950 konnten künstliche Nieren leicht verwendet werden; Bluttransfusionen, Antibiotica und die generelle Entwicklung der medizinischen Wissenschaften machten neue und größere chirurgische Eingriffe viel sicherer und leichter. Unter solchen Umständen erschien die Nierentransplantation in einem völlig neuen Licht. Infolge eines Zusammentreffens sonderbarer Umstände wurde der erste Patient, der mit der künstlichen Niere im Peter Bent Brigham Hospital für eine Nierentransplantation behandelt werden sollte, nicht dort, sondern im Zentralkrankenhaus von Massachusetts in Springfield operiert.

Es handelte sich um den Fall eines Mannes F. A. (PBBH 8V438). Der 37jährige Kesselschlosser wurde wegen fortschreitendem Nierenversagen vom Springfield Hospital zum Brigham Hospital gebracht. Seine Anamnese dauerte 17 Jahre, bis er im Gefolge einer Streptokokken-Angina [10] eine akute Glomerulonephritis entwickelte.

Er bekam schließlich schnell ansteigende Blutharnstoffwerte und alle anderen Zeichen eines schweren Nierenversagens. Im Krankenhaus von Springfield wurde er mit medizinischen Mitteln versorgt, die seinen Zustand vorübergehend verbesserten. Danach wurde er zur Dialyse mit der künstlichen Niere zum Brigham Hospital gebracht und innerhalb von 10 Tagen mehrmals mit der künstlichen Niere behandelt, wodurch seine Urämie beinahe völlig verschwand.

Im März 1941 wurde der Patient zum Krankenhaus von Springfield in die Obhut von Dr. James V. Scola zurückverlegt. Dr. Scola gebührt das Verdienst, die erste Transplantation an einem Patienten, der mit der künstlichen Niere behandelt worden war, durchgeführt zu haben. Er fand einen Patienten mit einem Ureterkrebs. Diesem mußte eine völlig normale Niere entfernt werden, um das untere Ende des Ureters freizulegen. Die bei der Operation des Ureterkrebses entfernte Niere wurde dem Patienten F. A. übertragen. Die Transplantation wurde in einer einzigartigen Weise ausgeführt, durch Verbindung der Nierenarterie mit der Milzarterie nach Entfernung der Milz.

Dr. Scola beschreibt in einem früheren Brief seine Operation:

Der Spender war ein 49 Jahre alter Mann, der eine gesunde Niere wegen eines Tumors des unteren linken Ureters opfern mußte und dessen Blutgruppen mit dem des Empfängers übereinstimmten.

Bei Berücksichtigung der Operationsprobleme ergab sich eine starke Möglichkeit, daß die Nierenarterie des Empfängers verengt (häufiger Befund bei

---

10 *Streptokokken*, runde Organismen (Kokken), welche in Reihen oder Ketten (Strepto) wachsen; ein sehr gefährliches Bacterium, das oft eine Mandelentzündung und danach eine akute Glomerulonephritis verursacht. Jetzt infolge Penicillinbehandlung selten.

schweren Nierenkrankheiten) oder verzweigt und klein sei und mit den Gefäßen des Empfängers nicht übereinstimmen könnte. Aus diesem Grunde war vorgesehen, die Milz zu entfernen und die Milzarterie in die Gegend der Niere zu leiten. Tatsächlich trat dieser Fall bei der Operation am 31. März 1951 ein, weil die Empfängerniere atrophiert war. Als ich dies entdeckte, öffnete ich die Bauchhöhle und konnte die Milzarterie leicht retroperitoneal in die linke Nierengrube bringen. Die Nierenarterie des Spenders wurde kurz vor der Abklemmung mit Heparin gefüllt (ein anderes Team operierte den Spender). Nach der Anastomose wurde in die Nierenarterie des Empfängers Heparin injiziert.
Die transplantierte Niere war 70 min ohne Blutversorgung.

Diese bemerkenswerte und sehr originelle Operation gelang ausgezeichnet. Dem Patienten ging es einige Tage gut, obgleich er nicht viel Urin ausschied — nicht genug, um ein normales Leben wiederzuerlangen.

Nach der Operation wurde der Patient an das Brigham Hospital überwiesen. Allmählich stieß er die Niere ab, entwickelte ein stärkeres Nierenversagen, reagierte nicht mehr auf Dialyse mit der künstlichen Niere und starb schließlich 5 Wochen nach der Operation am 7. Mai 1951. Autoptisch fand sich das Gebiet um die Niere infiziert, sie zeigte alle Veränderungen, die wir heute mit einer Abstoßung verbinden.

Dr. David Hume (Boston):
Der Beginn der Transplantationsserien

Mit dem Jahre 1951 haben Dr. Thorn und Dr. Merrill viel Erfahrung in der Behandlung mit der künstlichen Niere gesammelt. Zunehmend sahen sie Patienten, für die die künstliche Niere nur wenig Hilfe versprach. Die Nierentransplantation war notwendig und es war Zeit für einen neuen Versuch. Dr. David M. Hume, der mit Dr. Hufnagel und Dr. Landsteiner vier Jahre früher diese Operation ausgeführt hatte, wurde die Verantwortung für die erste dieser chirurgischen Transplantationen übertragen. Dr. Ben Miller war verantwortlich für die anfängliche Organisation und die Sammlung der medizinischen Unterlagen bei diesem Unternehmen.

Dr. Hume, geboren in Muskegon (Michigan), graduierte in Harvard mit einem B. S. Degree und absolvierte die Medical School der Universität von Chicago. Er kam zum Brigham Hospital als chirurgischer Assistent im Jahre 1943 und vollendete nach Unterbrechung durch Militärdienst bei der Marine seine klinischen und experimentellen Arbeiten in bester chirurgischer Tradition. Bis zu dieser Zeit war der Großteil der experimentellen Untersuchungen von Dr. Hume der Kontrollfunktion der Hypophyse gewidmet. Die Transplantation hatte bei seinen Interessen und Veröffentlichungen die geringste Rolle gespielt.

Er vollendete seine chirurgische Ausbildung im Jahre 1951 und war als begabter junger Mitarbeiter von großem Interesse für die Forschung der ideale Mann, um diese Aufgabe zu übernehmen.

Die gleichzeitigen Untersuchungen von Simonsen und Dempster waren noch nicht veröffentlicht. Die wenigen anderen Veröffentlichungen über Transplantationen beim Menschen brachten geringe Information. Dr. Gordon Murray und seine Mitarbeiter in Toronto hatten offensichtlich 4 Nierentransplantationen ausgeführt, wovon 3 nur kurzfristig überlebten. Bei der vierten war die transplantierte Niere lebensfähig und die Urinausscheidung über 15 Monate erhalten. Unglücklicherweise wurden keine Ergebnisse über Nierenfunktion oder bioptische Untersuchungen mit mikroskopischem Bild mitgeteilt. Aus diesem Grunde war es unmöglich festzustellen, ob die Niere wirklich am Leben war und gut funktionierte.

Nachdem mit Hilfe der künstlichen Niere ein Patient die Zeitspannen vor und nach der Operation überbrücken konnte, sollte die Nierentransplantation jetzt bei solchen Patienten versucht werden, bei denen, mit Ausnahme wiederholter Dialyse durch die künstliche Niere, keine Aussicht auf langes Überleben bestand. Es sollten menschliche Homotransplantate der Nieren in die obere Schenkelbeuge verpflanzt werden, eine Operation, die ohne lange Vollnarkose ausgeführt werden konnte. Obgleich die Verlagerung der Niere in die Schenkelbeuge manche anatomische Nachteile mit sich bringt, war es für die ersten Serien das zuverlässigste Verfahren, da es dem Operationsteam ein Maximum an Möglichkeiten für die Kontrolle und die Beobachtung des Transplantatverhaltens lieferte. Weiterhin konnte die transplantierte Niere, wenn sie den Patienten schädigte, leicht entfernt werden. Für mikroskopische Untersuchungen konnten ohne große Beeinträchtigungen des Patienten anatomische Proben gesammelt werden.

Die Spender für diese Nieren waren entweder Körper Frischverstorbener oder junge Menschen, die sowieso eine Niere zur Behandlung eines als „Hydrocephalus" bekannten Zustandes hergeben mußten [11].

---

11 *Hydrocephalus*, „Wasser im Gehirn". Es handelt sich um eine Schwellung des Kopfes infolge einer Anhäufung von zuviel Wasser in den Hirnventrikeln, gewöhnlich ein Ergebnis einer angeborenen Mißbildung im Abflußsystem des Gehirns. Man kann dies behandeln durch Ableitung dieser Flüssigkeit über eine schmale, kleine Plastikröhre in einen der Harnleiter, so daß sie über die Blase mit dem Urin ausgeschieden wird (Matson, 1949). Die Operation führt zu einer Entlastung des hydrocephalen Kindes und erlaubt ihm ein normales Leben zu führen. Im Verlaufe dieser Operation muß die Niere entfernt werden und eine solche Niere ist oft bei den ersten Transplantationen verwendet worden. Dr. Donald Matson, Neurochirurg des Brigham Hospitals, ermöglichte die Beschaffung solcher Nieren für die Transplantation durch sorgfältige Abstimmung seiner Operation mit der vorgesehenen Transplantation.

In den ersten Transplantationsserien wurden keine Nieren von gesunden Menschen entfernt, die nicht aus anderen Gründen eine verlieren mußten.

Wie bei jeder neuen wissenschaftlichen Unternehmung, konnte das endgültige Resultat nicht klar vorausgesagt werden. Es bestand die Hoffnung, daß die transplantierten Nieren länger funktionieren konnten als bei Tieren und daß der generelle Fortschritt in der Chirurgie, Medizin und Biologie einen unerwarteten Erfolg der Transplantation erlauben würde. Es war aller Grund vorhanden einiges Neues zu erwarten, wenn alle Techniken der modernen Medizin und Chirurgie angewandt wurden. Diese Erwartung allein rechtfertigte das Unternehmen, und der erste Patient wurde von Dr. Hume am 23. April 1951 operiert, ungefähr 3 Wochen nachdem Dr. Scola seinen Patienten in Springfield operiert hatte.

Die Ergebnisse der ersten Patienten waren sehr enttäuschend. Langzeitüberlebende wurden nicht erreicht. Die neue Niere war ein „Transplantat, das lebte und atmete", verbrauchte Sauerstoff, entwickelte Energie, produzierte guten Harn. Die biochemische Vergiftung des Patienten, die Urämie, verschwand. Dann aber trat eine Abstoßung ein. Die einzig neue Beobachtung war, daß bei chronisch kranken Patienten die Abstoßung langsamer verlief als bei einem gesunden Hund. Offensichtlich konnte der Kranke die Antikörper, welche die Niere abstießen, nicht so schnell aufbringen wie ein normales Tier.

Dr. Thorn, Dr. Merrill, Dr. Hume und ihr Team setzten jedoch trotz aller Enttäuschungen ihre Arbeit fort. Im Jahre 1953 ereignete sich dann in ihrer kleinen Gruppe von Patienten ein Vorfall, der erneut bewies, daß in der Wissenschaft, wie wohl auf allen Gebieten des menschlichen Fortschrittes, ein Anfang gemacht werden muß, wenn alles gewonnen werden soll. Dieses spezielle Ereignis war der bemerkenswerte Fall von Dr. W.

Der Fall von Dr. W.

Diesmal war der Doktor selbst Patient: ein 26jähriger Arzt (Dr. G. W., PBBH 7E503), der am 17. Oktober 1953 mit einer chronischen Glomerulonephritis in das Krankenhaus eingeliefert wurde. Seine Krankheit begann im Alter von 12 Jahren. Nach einer schweren Erkältung bekam er eine Streptokokken-Infektion. Nach wenigen Tagen fand sich ein blutiger und eiweißhaltiger Urin.

Etwa 12 Jahre später stellten sich erhöhter Blutdruck und Knöchelschwellungen ein. Er bekam schwere Kopfschmerzen, Sehstörungen und der Blutdruck stieg rasch weiter an. So wurde er in das Krankenhaus eingeliefert und eine Nierentransplantation in Betracht gezogen.

Bei der Einlieferung war Dr. W. blaß und hatte starke Ödeme. Die chemischen Befunde entsprachen denen eines fortgeschrittenen Nierenschadens.

Am 11. Februar 1953 wurde eine Nierentransplantation ausgeführt, wobei die neue Niere in die rechte Schenkelbeuge verpflanzt wurde, nachdem in zwei vorausgehenden Operationen eine kleine Hauttasche zur adäquaten Aufnahme der Niere gemacht worden war. Diese Niere war einem Patienten unmittelbar nach seinem Tod infolge einer Herzoperation entnommen worden. Die Blutgruppen waren gleich und die Niere wurde in ein dünnes Polyäthylensäckchen eingehüllt. Dies erfolgte in der Hoffnung, zu verhindern, daß Antigene der Niere die Antikörper-produzierenden Zellen des Patienten erreichten. Die gesamte Ischämiezeit [12] betrug 180 min. Der unmittelbare postoperative Verlauf war sehr stürmisch, und der Patient zeigte eine verstärkte abnorme Blutungsneigung. Viele Bluttransfusionen waren erforderlich. Das Transplantat schied keinen Harn aus und die Niere war von starken Blutgerinnseln umgeben. Das Polyäthylensäckchen war zerrissen, und am 19. Tag nach der Transplantation war der Blutharnstoffspiegel über das 10fache seines Normalwertes angestiegen. Die Dinge sahen sehr schlecht aus und der Verlauf schien nicht besser zu sein, als der jedes früheren Patienten.

Dann am 19. Tag änderte sich das Bild. Die Niere begann plötzlich auszuscheiden und produzierte zunehmende Mengen von Urin, ab etwa dem 25. Tag 400 ml täglich. Die Situation verbesserte sich laufend; am 37. Tag schied die Niere 1000 ml klaren Harn aus und danach schwankte die Harnmenge von 1—3 l täglich sechs Monate lang.

Diese bemerkenswerten Ereignisse hatte man nicht erwartet. Der Patient machte jede nur denkbare Panne und Komplikation mit, Infektion, Blutung und totales Nierenversagen. Aber schließlich heilten seine Wunden und die Niere begann sehr gut zu funktionieren. Er konnte das Bett verlassen und spazierengehen; sein Appetit kehrte zurück und er nahm an Gewicht zu; seine Blutharnstoffwerte und ebenso sein Blutbild normalisierten sich. Am 81. Tage nach der Transplantation wurde er nach Hause entlassen — der erste Patient in der Geschichte, der das Krankenhaus verlassen sollte, lebensfähig allein durch die Funktion einer Niere, die einem anderen Menschen entnommen worden war.

Danach besuchte Dr. W. das Krankenhaus jede 2. oder 3. Woche für eine Kontrolluntersuchung, um sicher zu sein, daß alles in Ordnung ging. Sorgfältige Untersuchungen über die Nierenfunktion zeigten, daß die Niere gesund war. Am 103. Tag nach der Transplantation waren

---

12 *Ischämiezeit*, Zeitraum ohne Blutversorgung.

die blutchemischen Werte völlig normal. Die einzige Schwierigkeit
bestand in der fortdauernden Erhöhung des Blutdrucks, weswegen er
eine Reihe blutdrucksenkender Mittel erhielt. Diese Behandlung war
ohne Erfolg. 5 Monate und 25 Tage nach der Transplantation starb
der Patient ganz plötzlich an erneutem Nierenversagen mit sehr hohem
Blutdruck. Obwohl die Harnausscheidung schließlich versagte, war die
Todesursache sowohl Versagen des Herzens wie der Niere. Zu keinem
Zeitpunkt wurde es als möglich betrachtet, seine beiden eigenen kranken
Nieren zu entfernen. Aber dieser schwere Irrtum machte es doppelt
klar, daß eine beidseitige Nephrektomie Teil einer erfolgreichen Nierentransplantation zur zukünftigen Behandlung der chronischen Glomerulonephritis mit ihrem Begleithochdruck werden mußte.

Das Nierentransplantat zeigte nach dem Tod arteriosklerotische
Veränderungen seiner Arterien (Verhärtungen der Arterie auf Grund
einer Ablagerung von Fettsubstanzen in den Gefäßwänden) als Ergebnis des unter sehr hohem Druck durchfließenden Blutes. Es waren wenig
Zeichen von Abstoßung vorhanden; eher erlag der Patient den allgemeinen indirekten Auswirkungen seiner Nierenkrankheit und des hohen
Blutdrucks. Überblickt man den Verlauf dieses Einzelfalles, so waren
günstige Faktoren vorhanden: die gleichen Blutgruppen, die kurze
Ischämiezeit und die Erfahrung des Operateurs Dr. Hume und des
ganzen Ärzteteams in der sorgfältigen Überwachung des Patienten. Die
präzise Erklärung, warum dieser Patient 175 Tage mit guter Nierenfunktion lebte, während keiner der anderen Fälle auch nur annähernd
so gute Resultate zeigte, bleibt ein Rätsel. Das Polyäthylensäckchen
kann in irgendeiner Weise geholfen haben, aber es war zerrissen. Die
meisten Transplantationsforscher dürften wahrscheinlich als Erklärung
anführen, daß es bei Transplantationen gelegentlich Langzeiterfolge
ohne Immunsuppression gibt, sowohl bei Tieren als auch beim Menschen. Manche Geschöpfe sind miteinander stärker verwandt als äußer-
lich erkennbar — ein Fall seltener Gewebeähnlichkeit. In diesem Falle
muß eine enge antigene oder genetische Verwandtschaft zwischen einer
jungen, während einer Herzoperation verstorbenen Frau, und einem
an einem Nierenschaden verstorbenen Arzt-Patient angenommen werden.

Rückblick auf die Schranke

Neun Patienten wurden anfänglich von Dr. Hume in Zusammenarbeit mit Dr. Merrill und Dr. Thorn operiert. Dies war die erste Serie
von Homotransplantationen an unbeeinflußten Patienten unter Verwendung von unbehandelten Nieren. Im Jahre 1953 kehrte Dr. Hume zur

Ableistung seiner zweiten Dienstzeit zur Marine zurück. Im Jahre 1956 erhielt er einen Ruf an das Medical College von Virginia als Professor und Chef der Chirurgischen Abteilung. In Richmond nahm er seine Arbeit über Nierentransplantation energisch und wirkungsvoll sofort wieder auf.

In Boston wurde diese Arbeit von Dr. Joseph E. Murray fortgesetzt. Dr. Murray graduierte am Holy Cross College und an der Harvard Medical School, vollendete im Jahre 1949 seine chirurgische Assistentenzeit am Brigham Hospital. Seine spezielle Ausbildung in plastischer Chirurgie am New Yorker Krankenhaus hatte er im Jahre 1951 beendet. Seit 1951 arbeitete er im Labor besonders daran, die beste Methode für die Nierentransplantation herauszufinden. 1954 war er sicher, daß der beste Weg war, die Niere in das Abdomen zu verpflanzen, und zwar hinter das Peritoneum mit direkter Einleitung des Ureters in die Harnblase; obgleich einige Forscher erwarteten, daß selbst autolog transplantierte Nieren nicht in einer völlig normalen Weise funktionierten. Dr. Murray zeigte schließlich, daß sie es tun.

In Fortsetzung von Dr. Hume führte Dr. Murray zusätzlich 6 gleiche Operationen aus. Auf diese Weise hatten wir 15 Patienten mit Nierentransplantation ohne Unterstützung durch Medikamente oder Röntgenbestrahlung.

Keinem Patienten konnte wirklich langfristige Besserung verschafft werden. Ein Erfolg war nicht zu verzeichnen, auch nicht in dem Falle von Dr. W. Bei einigen war die anfängliche Funktion der Niere aus technischen Gründen sehr schlecht. In keinem Falle war die Niere vor der Transplantation gekühlt worden. In allen Fällen wurde die höchstmögliche Sorgfalt angewandt und ausgezeichnete chemische und mikroskopische Untersuchungen durchgeführt, so daß der Forscher auf diesem Gebiete lernen und auf der Grundlage dieser Erfahrungen aufbauen konnte.

Als sich das ereignisreiche Jahr 1953 und mit ihm diese Serie von Transplantationen dem Ende zuneigte, war eine Reihe wichtiger Erfahrungen gewonnen worden, die schnell mit den viel hoffnungsvolleren Erfahrungen in Einklang gebracht werden mußten, die jetzt aufgezählt werden sollen. Es waren dies Erfahrungen, die nicht nur von den Tierexperimenten von Simonsen und Dempster und dem anfänglichen Programm der Tierexperimente in den Harvard Labors stammten, sondern auch von den ersten Erfahrungen am Menschen. In all diesen Fällen, sowohl an Hunden als auch am Menschen, blieb die Nierentransplantation den Prozessen einer „unbeeinflußten Natur" ausgesetzt. Es wurde nicht künstlich versucht, durch Medikamente oder durch Röntgenbestrahlung die Immunität des Patienten zu verändern.

Es war Transplantation *ohne* Immunsuppression. Die Erfahrungen hieraus können wie folgt aufgezählt werden:

1. Eine menschliche Niere kann in wenigen Tagen den gestörten biochemischen und klinischen Zustand eines infolge chronischen Nierenschadens urämischen Patienten normalisieren.

2. Die Anastomosen der Blutgefäße und des Ureters müssen mit größerer Sorgfalt als beim Tier ausgeführt werden; die Harnleiterableitung durch die Haut war ungenügend und begünstigte die Entwicklung von Infektionen. Von Dr. Murray ist im Experiment gezeigt worden, daß die Verpflanzung der Niere in das Abdomen durch Verbindung mit den Gefäßen des Beckens und des Nähens des Ureters in die Blase viele Vorzüge aufweist.

3. Die nicht unterdrückte Abstoßungsreaktion eines Patienten mit chronischer Urämie verlief langsamer als beim gesunden Hund.

4. Dank der Untersuchungen von Dr. Gustave J. Dammin und seinem Department of Pathology konnte der histologische [13] Ablauf der menschlichen Transplantation zum ersten Mal unter dem Mikroskop erkannt und beschrieben werden. Zwischen Mensch und Tier war vieles gleich. Eine Invasionsarmee von Lymphocyten und Plasmazellen aus dem reticuloendothelialen System schwärmte in die Niere aus und zerstörte den tubulären Teil jedes Nephrons, wobei die Glomeruli freiblieben. Schließlich war die gesamte Niere vernichtet und ihre Funktion aufgehoben.

5. Gelegentlich konnte man bei nichtverwandten Personen eine unerwartete Verträglichkeit feststellen, wie bei Dr. W.

6. Obgleich die biochemischen und klinischen Störungen der Urämie und des chronischen Nierenversagens durch das Transplantat zurückgebildet werden, kann der Blutdruck hoch bleiben; die Entfernung beider erkrankter Nieren erschien notwendig.

So endet die Geschichte der Nierentransplantation ohne Immunsuppression. Kritikern — und es gab zu jener Zeit viele — schien es eine traurige Geschichte mit wenig Hoffnungsschimmer für die Zukunft. Aber für diejenigen, die der Sache näher standen und im Lichte späterer Ereignisse war es eine ungeheuer wichtige Erfahrung. Sie zu gewinnen, war eine entscheidende chirurgische und immunologische Voraussetzung für die gänzlich unerwartete Wendung, die bald folgen sollte.

---

13 *Histologisch,* vom Griechischen „Histos" Gewebe, Tuch, bezieht sich auf das genaue mikroskopische Aussehen von Zellen und Geweben.

Kapitel 5

Die meisten Nieren sind paarig;
die meisten Menschen nicht

Die Episode der eineiigen Zwillinge

"Be not slow to visite the sick." — Book of Ecclesiasticus

Zwillingsbildung, Paarung und Transplantation

Während viele Säugetiere in der glücklichen Lage sind, ihre Nachkommen alle auf einen Schlag zur Welt zu bringen, muß sich das menschliche Geschlecht meistens mit Kindern erhalten, die einzeln geboren werden. Menschliche Mütter haben Zwillinge, aber nur einmal unter 90 Schwangerschaften, was bedeutet, daß jede Mutter nur eine geringe Chance eines solch glücklichen Ereignisses besitzt. Die meisten dieser Zwillinge ähneln sich nicht. Sie sind geschwisterliche Zwillinge. Sie entstanden, weil zwei Eier aus dem mütterlichen Eierstock zur gleichen Zeit in der Gebärmutter ankamen. Dort wurden sie von 2 der vielen abgelagerten Millionen väterlichen Spermien befruchtet. Einer dieser Zwillinge kann rote Haare, der andere braune haben. Der eine kann ein Knabe, der andere ein Mädchen sein. Der eine kann lang, der andere kurz, der eine ein Mathematiker, der andere ein Dichter werden. Solche geschwisterliche Zwillinge werden „dizygot" [1] genannt, weil sie von zwei Eiern stammen. Mit großer Wahrscheinlichkeit sind sie nicht identisch.

Jedes dritte Zwillingspaar entsteht jedoch aus einem besonderen Umstand: der Verdoppelung des Zellgewebes, das aus der väterlichen Befruchtung von nur einem einzelnen Ei der Mutter resultiert. Das kommt lediglich bei jeder 270. Schwangerschaft vor. Man schätzt, daß bei einer Bevölkerung von 200 Millionen Menschen sich zwischen

---

1 *Dizygot*, von zwei Gebärmüttern oder genetischen Anlagen abstammend; im Gegensatz zu monozygot oder identischen Zwillingen, von einem Ei abstammend.

600 000 und 750 000 Paare solcher identischer oder „monozygoter" Zwillinge befinden.

Im Herbst 1954 war das Problem der Organtransplantation an einem toten Punkt angelangt. Die anatomischen und physiologischen Vorgänge der Abstoßung waren klar erkannt, aber es schien keine Hoffnung in Aussicht. Plötzlich ergab sich eine bemerkenswerte Chance, die Chance nämlich, daß ein sterbender Patient zu einem normalen Leben zurückkehrte, dadurch, daß die Transplantation eines cellulären Organs einer anderen lebenden Person ihm wieder gute Gesundheit verschaffte. Dies Ereignis trat infolge Erkrankung eines eineiigen, d. h. identischen Zwillings ein. Die Transplantation war deshalb eher als isologe, denn als homologe zu bezeichnen. Ihr Erfolg war für alle überzeugend und hatte eine sofortige und weitreichende Wirkung auf die gesamte Transplantationsforschung, sowohl in unserem Lande als auch anderswo. Durch dieselbe Erkenntnis waren wir zum ersten Mal mit dem ärztlichen Dilemma konfrontiert — daß man durch den Austausch größerer Mengen gesunden Gewebes zwischen zwei Personen, dem einen durch ein Transplantat Hilfe leistet und den anderen durch die Entnahme einer Niere schädigt.

Die bemerkenswerte Identität eines eineiigen Zwillingspaares war seit langer Zeit Gegenstand von Kunst und Literatur. Identische Zwillinge sind derart ähnlich, daß geringfügige Variationen in der Form der Hände, der Füße oder Ohren und winzige Abnormitäten in der Augenfarbe und der Blutgruppeneigenschaften bei beiden Zwillingen exakt dieselben sind. Das einzelne Ei der Mutter hat eben nur einen Satz von Nucleinsäuren besessen und diesem wurde die völlig gleiche in den Chromosomen des väterlichen Spermiums enthaltende Menge hinzugefügt. Diese genetische Grundsubstanz ist dann genau zwischen den beiden Sprößlingen verteilt worden und nicht nur auf die Zellen eines Einzelnen. Die beiden Kinder ähneln sich deshalb einer dem anderen wie zwei Zellen in einem einzelnen Individuum, und sie ähneln sich untereinander sehr viel mehr als ein Elternteil einem Kinde gleicht.

Schon bei den ersten Überlegungen über jede Art der Gewebeübertragung oder -verpflanzung erwartete man, daß ein solcher Austausch zwischen identischen Zwillingen leichter sei. Diese Idee, daß nämlich die genetische Ähnlichkeit zwischen identischen Zwillingen so groß sei, daß ihre Gewebe frei ausgetauscht werden können, geht der modernen Ära der Transplantationsforschung um Jahrhunderte voraus. Es existieren viele Mitteilungen über Verpflanzungen zwischen identischen Zwillingen in der medizinischen Literatur. Nach Mitteilung, berichtet aus Deutschland im Jahre 1927, wurde Haut zwischen identischen Zwillingen übertragen, um angeborene Mißbildungen der Hand zu korrigieren, welche bei beiden Zwillingen gleich waren. In anderen Fällen und häufiger als bei jeder anderen Anwendung hatte der gesunde Zwilling Haut gespendet um eine Brandwunde des anderen zu decken. In einem Bericht aus einer kleinen Stadt in Colorado (Blandfort und Garcia, 1953) war das Ausmaß dieser Hautverpflanzung sehr groß; tatsächlich so groß, daß der Spender eine Bluttransfusion benötigte!

Dr. J. W. Brown, ein plastischer Chirurg in St. Louis, berichtet über den Fall eines Kindes, das Haut zur Deckung einer Brandwunde benötigte. Er übertrug einige Hauttransplantate der Mutter. Diese wurden zeitgemäß abgestoßen, wie man aus den Untersuchungen von Dr. Holman erwarten durfte. Im selben Bericht (1937) stellt Brown fest, daß er jahrelang nach einem Paar identischer Zwillinge Ausschau hielt, um zu sehen, ob sie eine Hautübertragung tolerierten. Schließlich fand er ein Paar. Beide waren gesund. Sie erlaubten die Ausführung kleiner Hauttransplantationen um zu sehen, ob sie ausreichend einheilen würden. Das wurde getan und die Haut wurde ohne irgendwelche Zeichen der Abstoßung übertragen.

Anders als bei der Haut gibt es nur wenig Gewebe oder Organe, die ein identischer Zwilling seinem kranken Bruder abgeben könnte. Unter diesen ist die Niere das erste, weil sie doppelt vorhanden ist. In Anbetracht der Tatsache, daß eine von 270 Schwangerschaften zur Geburt von identischen Zwillingen führt und daß die große Mehrzahl der Nieren paarige Organe sind, ist es unvermeidlich, daß eines Tages eine Krankheit oder eine Verletzung der Nieren eines identischen Zwillings Anlaß zur Spende einer Niere des gesunden Zwillings zum Zwecke einer Transplantation gibt.

Genau dieser besondere Fall ereignete sich im Herbst 1954 in einer Weise, die besonders bemerkenswert und erfolgreich war.

Der Fall von Herrn R. H.

Dieser erste Patient, Mr. R. H. (PBBH 9G7820), war offensichtlich gesund bis zu seinem 22. Lebensjahr, obgleich er als 5jähriger Scharlach durchmachte. Scharlach ist eine Streptokokkeninfektion, welche zur Zeit infolge der Anwendung von Penicillin selten gesehen wird. In der Jugendzeit des Patienten (etwa 1937) waren Streptokokkeninfektionen noch ein ernstes Problem und häufig von Nierenkrankheiten vom Typ der Glomerulonephritis begleitet. Wahrscheinlich war Scharlach der auslösende Faktor für die chronische Nierenerkrankung von Herrn R. H.

Während seines Militärdienstes bemerkte Herr R. H. hin und wieder Ödeme in seinen Füßen und Beinen. Die Militärärzte, die ihn untersuchten, entdeckten einen erhöhten Blutdruck, was bei seiner Einstellungsuntersuchung noch nicht zu verzeichnen war. Innerhalb weniger Tage stellte sich bei ihm ein abnormer Urinbefund ein und schließlich bekam er eine Erhöhung der Blutharnstoffwerte. Es war offensichtlich, daß er an einer chronischen Nierenerkrankung litt, die sehr schnell ein ernstes Ausmaß annahm.

Während der Jahre 1952 und 1953 wurde der Patient zur weiteren Diagnose und Behandlung mehrmals in die Bostoner Poliklinik überwiesen. Es wurde zunehmend klar, daß seine chronische Nephritis sehr ernst und daß seine Überlebenschancen sehr gering waren. Weder er noch irgend jemand, der unmittelbar mit diesem Fall betraut war, hatte Anlaß zur Kenntnis oder Vermutung, daß dies die gleichen Jahre waren, in denen in Tierexperimenten von Simonsen und Dempster gezeigt wurde, daß transplantierte Nieren mit Blutgefäßanastomosen sehr gut funktionierten und daß es auch diese Jahre waren, in denen Dr. Hume gezeigt hat, daß beim Menschen eine ebensogute kurzanhaltende Funktion erreicht werden kann. Der Schritt zur Verwirklichung zur Nierentransplantation wurde gemacht als die Krankheit von Mr. R. H. weiter fortschritt. Lediglich die immunologische Schranke der homologen Transplantation blieb ein unüberwindbares Hindernis.

Im Herbst 1954 rief Dr. David Miller vom öffentlichen Gesundheitsdienst der USA Dr. John P. Merrill am Brigham Hospital an und äußerte die Vermutung, daß hier eine Gelegenheit für die Transplantation einer Niere von einem Menschen auf den anderen vorliege, weil dieser Patient R. H. einen Zwillingsbruder besaß. Auf Veranlassung von Dr. Miller wurde der Patient am 26. Oktober 1954 zum Peter Bent Brigham Hospital verlegt. Dort war ein in der Behandlung von Patienten mit chronischen Nierenkrankheiten erfahrener Arzt, der die bedeutende Chance erkannte, die sich durch das Vorhandensein eines identischen Zwillings eröffnete, obwohl er selbst niemals Gelegenheit zur wissenschaftlichen Arbeit auf diesem speziellen Feld hatte. Nach der Verlegung wurde der Patient in die Nierenabteilung eingewiesen, wo viele Kranke mit chronischem Nierenversagen täglich behandelt wurden. Sobald notwendig, konnten diese Patienten mit der künstlichen Niere dialysiert werden, und eine solche Dialyse war für Herrn R. H. erforderlich.

Im Rahmen dieser Arbeit unternahm man ausführliche Untersuchungen, um festzustellen, ob es sich bei dem Zwillingsbruder tatsächlich um einen identischen Zwilling handelte. Die Brüder sahen gleich aus, hatten aber nicht genau die gleiche Größe; alle Blutgruppen (die Haupt- und Nebengruppen) waren identisch; der Geburtshelfer berichtete, daß sie zusammen geboren und eine gemeinsame Plazenta (Mutterkuchen) besaßen. So hat auch die Transplantation an den identischen Zwillingen gezeigt, daß die Organtransplantation eine klinisch brauchbare Methode zur Behandlung menschlicher Erkrankungen werden könnte (obwohl durch Methoden, die nur selten praktisch in den gleichen Fällen anzuwenden sind).

Von gleicher Bedeutung war, daß die Zwillingsergebnisse das Problem der Gewebespende ins helle Licht rückten; war es moralisch und ethisch gerechtfertigt eine Person zu verletzen, um einer anderen zu helfen?

Von den Problemen der Organtransplantation (viele werden ausführlich in Kapitel 9 diskutiert) muß an dieser Stelle eines besonders hervorgehoben werden. Es trat auf, als Zwillinge ankamen, die alle Voraussetzungen zur Durchführung einer Transplantation aufwiesen: Der Kranke befand sich im kritischen Zustand, kurz vor dem Tode, der Gesunde in ausgezeichneter Verfassung mit zwei normalen Nieren. Das schwierige Problem bestand darin, daß sie minderjährig und daher nicht entscheidungsberechtigt waren.

Es gibt ein sehr bemerkenswertes Werk über rechtliche vorausschauende und gesetzliche Beschränkungen betreffs der Entfernung der Verwendung, Untersuchung und operativen Beeinträchtigung der Gewebe des menschlichen Körpers. In diesem Gesetzeswerk ist tief die Meinung verankert, daß eine Person unter 21 Jahren ohne schriftliche Erlaubnis der Eltern keine Zustimmung zu einer Operation geben darf [2]. Dementsprechend hat ein Minderjähriger nicht Verfügungsgewalt darüber, daß ein Teil seines Körpers zur Rettung eines anderen Menschen verwendet werden könne. Hier galt es ein gesetzliches Netz zu entwirren, das eine Zeitlang zu einem ebenso großen Hindernis für die Transplantation zu werden schien, wie alles andere auch.

Nach rechtlicher Beratung und mit dem Einverständnis des Spenderzwillings und seiner Eltern wurde eine Untersuchung über die psychologische Bindung zwischen den beiden Zwillingen durchgeführt. Wieviel seelischer Schaden würde dem gesunden Zwilling zugefügt, sollte es unmöglich werden (lediglich aus rechtlichen Gründen) seinem kranken Bruder durch eine Nierenspende zu helfen? Unter diesem Aspekt betrachtet, wurde die Nierenspende eine positive Tat zur Förderung des seelischen Wohlbefindens und der langwährenden Gesund-

---

2 Es war dies das Werk des führenden britischen plastischen Chirurgen, Sir Archibald McIndoe, der während des Krieges im Krankenhaus East Grinstead arbeitete. Zu seinem Gedächtnis wurde ein Transplantationsforschungsfond gegründet, der es ermöglichte, Dr. Simonsen (Kopenhagen) zum Studium der Organtransplantation zu diesem Zentrum zu bringen.

heit für den Spender und ebenso ein Schritt zur Heilung des Empfängers. Diese Vorstellung öffnete die Türen der Rechtskammern und half den Gesetzesknoten zu entwirren.

Als Ergebnis erließ der Oberste Gerichtshof des Staates Massachusetts einen Erlaß, wonach solche Transplantationen dem Buchstaben und dem Geist des Gesetzes entsprächen. Prof. William J. Gurrant vom Gerichtsmedizinischen Institut der Bostoner Universität hat einen Kommentar zu diesem historischen Fall geschrieben:

In den meisten Fällen von Minderjährigen stellt die elterliche Zustimmung natürlich die Kontrolle für eine medizinische Behandlung dar. Jedoch ist in solchen Fällen die Behandlung immer möglicherweise dem Kinde nützlich. Bei der Transplantation einer Niere von einem gesunden Zwilling zur Lebensrettung des anderen besteht ein möglicher Nutzen für den kranken Zwilling, aber wie steht es um den gesunden Spender? Er wird eine seiner gesunden Nieren verlieren. Zu irgendeinem Zeitpunkt in der Zukunft kann ein solcher Verlust hochgradig schädlich sein, sollte seine verbleibende Niere krank werden.
Bei der Verhandlung hörte das Gericht als Zeugen nicht nur die zustimmenden Eltern, sondern auch den Spender, der über die Natur der Operation vollständig unterrichtet war und seine volle Zustimmung gab. Die Anwälte der Parteien waren natürlich völlig im Bilde über den Gegenstand des „Nutzens" für den gesunden Zwilling. Zu diesem Punkte trugen sie den entscheidenden Faktor in diesem Falle bei. Sie verlangten das Gutachten eines Psychiaters, der beide Knaben interviewte. Dieser kam zu der Auffassung, daß, wenn die Operation nicht ausgeführt wird und der kranke Bruder stirbt, es zu einem schweren psychischen Schock des gesunden Zwillings käme.
Der Richter Edward A. Cunningham (Junior), der über den Fall zu entscheiden hatte, trug seine Auffassung am 12. Juni 1957 vor, wonach das Krankenhaus und die Chirurgen die Operation mit Zustimmung der Eltern und beider Zwillinge ausführen dürfe, ohne zivil- oder strafrechtlich für diese Maßnahme belangt zu werden.
Richter Cunningham fand, daß die Operation für das Überleben des kranken Zwillings notwendig sei. Ebenso war er der Meinung, daß der gesunde Zwilling vollauf unterrichtet war und die Natur der Operation und seine möglichen Konsequenzen verstand und ihr zugestimmt hat.

Diese Entscheidung und die Vorstellung, die zu ihrer Begründung führte, entwickelte sich zu einer großen Hilfe für andere Krankenhäuser, die sich mit demselben Problem herumschlugen; gleichlautende Entscheidungen wurden nachfolgend für minderjährige Spender gefällt. Solange das Transplantat eine hohe Wahrscheinlichkeit einer normalen Funktion besaß — wie bei der großen Mehrzahl der Transplantationen unter identischen Zwillingen —, konnte jeder Zweifel über die Empfehlung, eine Niere von einer gesunden Person zu entfernen, um einer anderen zu helfen eine lebensbedrohende Krankheit zu überwinden, beseitigt werden. Die Gerichtsentscheidung löste das rechtliche Problem, aber nicht das ärztliche, das immer für jeden einzelnen Patienten entsprechend seiner Veranlagung gelöst werden muß. Wenn sehr junge identische Zwillinge (Kinder unter 12 Jahren) zur Entscheidung über eine Transplantation vorgestellt wurden, war es für die Ärzte des Krankenhauses notwendig „nein" zu sagen, trotz möglicher, gesetzlicher Zustimmung, hauptsächlich deswegen, weil ein so junges Kind wirklich nicht fassen kann, was die Spende eines Organs bedeutet. Es kann nicht verstehen, daß es sich damit vielleicht für die Zukunft selbst schädigt und kann kaum intelligent genug sein, die nachfolgend psychischen Veränderungen zu ertragen, sollte sich die Entscheidung als falsch erweisen. Weiterhin sind solche Spender zu jung für eine definitive Beurteilung ihrer eigenen Gesundheit. So kam es, daß ältere Kinder (über 12) gesetzlich über ein solches Vorhaben entscheiden dürfen; für kleinere Kinder aber war die Transplantation wegen der Gefährdung des zu jungen und gesunden Spenders nicht zu vertreten, auch wenn durch diese betrübliche Entscheidung ein Leben verlorenging.

Kapitel 6

Der Kampf gegen die Schranke

Ganzkörperbestrahlung als ein Mittel der Immunsuppression

"We have scotch'd the snake, not killed it." —
Macbeth

Die Balance des Überlebens

Am 10. April 1958 wurde ein Patient in das Hospital eingeliefert, der keinerlei Nieren besaß. Es war nicht das erste Mal, daß Dr. Merrill und die Nierenabteilung sich mit diesem besonderen Problem auseinandersetzen mußte. Obgleich selten, wurden doch 1 oder 2 solcher Fälle in den vergangenen 5 Jahren schon beobachtet und den betreffenden Patienten konnte wenig Hoffnung gemacht werden. Diese Patientin jedoch, Frau G. L., kam zu einem ganz besonderen Zeitpunkt. Ihre Befunde und die angewandte Therapie sollten — wie bei Herrn R. H. — eine große Auswirkung auf die Organtransplantation bekommen.

Diesmal standen die Ereignisse des Jahres 1953 im Hintergrund. Aktiv erworbene Toleranz ist von Medawar beschrieben worden; Nierentransplantationen sowohl beim Hund als auch beim Menschen haben gezeigt, daß der chirurgische Eingriff ausgeführt und das Transplantat seine Funktion übernehmen konnte. Ebenso wurden die Fortschritte des Jahres 1954, die darauffolgenden Transplantationen an identischen Zwillingen, verstanden und aufgenommen. Es war klar, daß eine menschliche Niere nach der Übertragung auf einen anderen Menschen über Jahre ein Leben retten und ein gequollener, pastöser, von Kopfschmerzen geplagter Urämiker, ein gesunder Mensch werden konnte. In der Zwischenzeit sind über 4 Jahre lang etwa ein halbes Dutzend weiterer Zwillingstransplantationen ausgeführt worden, darunter an den Kindern, über die das Gericht entschied.

Über die Zwillinge hinaus hat jedoch niemand Erfolg gehabt. Es war eine Zeit der Forschung in vielerlei Richtungen. Darunter waren experimentelle Versuche, die Transplantattoleranz durch vorausgehende Injektionen großer Zellbestandteile oder Zellextrakte zu verlängern. Die Hoffnung war, sie könnten für das Transplantat durch Antikörper-Bindung oder durch irgendeine andere noch unbekannte biologische Reaktion günstigere Voraussetzungen schaffen. Unglücklicherweise bewirkten die meisten dieser Versuche hauptsächlich eine Sensibilisierung, so daß das nachfolgende Transplantat sogar schneller, nämlich als „second set"-Reaktion abgestoßen wurde.

Größte Aufmerksamkeit wurde jedoch zur damaligen Zeit der Ganzkörperbestrahlung gewidmet. Die Behandlung von Frau G. L. bestand in der kurzen und im Prinzip erfolglosen Anwendung der Ganzkörperbestrahlung[1]; eine Periode in der Entwicklung der Organtransplantation, in der die Waagschale des Überlebens sich zu häufig gegen den Patienten neigte.

Die Balance des Überlebens besteht in dem Versuch, daß eine Unterdrückung der Antikörperreaktion gerade so stark sein muß, um das Überleben des Transplantates zu ermöglichen, jedoch den restlichen Organismus nicht so schädigen darf, daß er dem Einfluß eindringender Bakterien unterliegt. Durch Ganzkörperbestrahlung einen solchen Zustand ausgewogener Lebenschancen zu erreichen ist extrem schwer. Wird die Bestrahlung in solcher Dosierung verabreicht, daß alle antikörperproduzierenden Zellen zerstört werden und damit eine transplantierte Niere überleben kann, scheint eine Transplantation erfolgversprechend. Wenn aber die Strahlendosis zur selben Zeit die Antikörperabwehr so stark schädigt, daß der Patient eine schwere Infektion bekommt, dann wird der Patient, auch wenn das Transplantat für einige Tage oder Wochen ungestört bleibt, nach der Bestrahlung einer schweren Infektion erliegen. Die alte Platitüde „Operation erfolgreich, Patient tot" bekam jetzt eine neue Version: „Transplantat funktioniert, aber Patient tot". Trotzdem war es zu Beginn dieser Periode nicht bekannt, daß Ganzkörperbestrahlung als alleinige Maßnahme sich schließlich als unanwendbar erwies, weil die Chance des Überlebens zu unsicher war. Nur selten konnte sie angewandt werden, sowohl im Tierversuch als auch beim Menschen.

Ein Arbeitsgebiet dieser Zeit (und der Versuch, Ganzkörperbestrahlung sicherer zu machen) war der Beginn einer experimentellen Serie,

---

1 *Ganzkörperbestrahlung,* die Bestrahlung des ganzen Körpers und nicht eines nur kleinen Teilgebietes mit Röntgenstrahlen oder einer Kobaltbombe. Die Untersuchungen von Main und Prehn und von Barnes und Loutit waren besonders wichtig für die Aufnahme dieser Untersuchungen.

in welcher der ganze Körper eines Tieres bestrahlt wurde. Danach wurden von zukünftigen Nierenspendern Knochenmarkszellen infundiert. Die Absicht war, die durch die Strahlung zerstörten blutbildenden Organe des Knochenmarks [2] dadurch wiederherzustellen, daß man Zellen benutzt, die später die transplantierte Niere als „selbst" erkennen. Das grundlegende Konzept der Transplantation war: Strahlenbeschuß und dann einen schützenden Teil von Knochenmarkszellen zur Vorbereitung der Hauptsache, dem „Angehen" der Niere.

Dieses Experiment „Bestrahlung—Knochenmark—Niere" gab dem Konzept der Überlebenschancen eine besondere Wendung. In diesem Falle wurde ein Knochenmarkstransplantat unter Bedingungen ausgeführt, nach welchen es im neuen Wirt leben *kann*, wenn die Ganzkörperbestrahlung tatsächlich die ganzen antagonistischen Zellen des reticulo-endothelialen Systems, einschließlich Lymphknoten, Milz und Knochenmark zerstört hat. Zusätzlich *mußte* jetzt das Knochenmarkstransplantat überleben, um nämlich genau dieselben Zellen für das Blut wiederherzustellen und eine Repopulation genau jener antikörperproduzierenden Gewebe zu ermöglichen, die durch die Bestrahlung ausgeschaltet wurden; die Transplantation in erster Linie deshalb zu ermöglichen, weil der Patient gegen Infektionen geschützt wird. Das ist etwa so, als wolle man den Rumpf eines Schiffes entfernen, um Platz für eine große Korkladung zu machen. Der Kork kann jetzt verfrachtet werden, weil das Schiff genügend zerstört war, um für ihn Platz zu schaffen. Jedoch muß der Kork jetzt eingebracht werden und er muß richtig sitzen, damit das Schiff überhaupt schwimmen kann. In diesem gefährlichen Experiment muß das Knochenmark im neuen Wirt überleben, damit er überhaupt den Schaden überstehen kann, der ihm zugefügt wurde, um die Knochenmarkszellen überhaupt lebensfähig zu halten, eine Art Kreislauf von Wechselbeziehungen.

In den Jahren 1957 und 1959 war ein Großteil der wissenschaftlichen Bemühungen in diesem Lande auf die Immunsuppression in Tieren gerichtet, wie sie mit der Ganzkörperbestrahlung erzielt werden kann. Die Laboratorien von Cooperstown (New York, im Mary Imogen Bassett-Krankenhaus) und Richmond (Virginia, im Medical College of Virginia), um nur zwei zu nennen, wandten diese Methoden an. Hohe Dosen von Ganzkörperbestrahlung (oft weit über der tödlichen Menge) wurden mittels Röntgenstrahlen oder einer Kobaltbombe verabreicht. Darauf folgte eine Injektion mit Knochenmark, wie oben erwähnt, dann wurde eine Niere transplantiert, die von dem gleichen

---

2 *Knochenmark,* kann gewonnen und mittels Nadeln in Venen injiziert werden, von wo es die Knochen als Stammplatz aufsucht.

Spender wie das Knochenmark stammte. Unser Labor in Harvard nahm an dieser Richtung als gemeinsames Unternehmen der chirurgischen und der Röntgenabteilung unter Leitung von Dr. J. B. James Dealy nur geringen Anteil. Wir benutzten sowohl Ratten als auch Hunde und untersuchten verschiedene Methoden, durch welche Knochenmarkinfusionen das Angehen von Hauttransplantaten des Knochenmarkspenders ermöglichten.

In all diesen Experimenten von Dr. Richard E. Wilson und Dr. Norman Sadowski wurden Kaninchen stark bestrahlt und dann Knochenmark von 4 oder 5 anderen Tieren verabreicht; schließlich wurden Hauttransplantationen aufgetragen, die von denselben Kaninchen stammten. Man fand, daß die bestrahlten Tiere, Träger eines neuen Knochenmarkes, unter den Hautspendern einige auswählten, die sie akzeptierten. Einige dieser Kaninchen nahmen die Haut von einem der Spender leicht an, von dem das Knochenmark stammte; in einigen Fällen wurde sogar Haut von 2 Spendern toleriert, was darauf hindeutet, daß Knochenmark ebenfalls von zweien angegangen war.

Von Hunderten von Experimenten, die durchgeführt wurden, um Nierentransplantationen möglich zu machen, waren jedoch nur wenige teilweise erfolgreich. Einer der Hunde mit dem Namen „Sam" ertrug in Cooperstown (New York) die ganze Prozedur und behielt eine erfolgreich transplantierte Niere über 49 Tage.

Obgleich trotz dieser enormen experimentellen Anstrengungen die Erfolge gering waren, haben die Fortschritte doch zu einem besseren Verständnis der Immunsuppression geführt und den Weg für die spätere Anwendung von Drogen geebnet. Keines der Bestrahlungsexperimente war jedoch wichtiger, als das an der Patientin G. L.

Der Fall G. L.

Die Patienten, die ins Krankenhaus ohne Nieren eingeliefert werden, erzählen gewöhnlich immer die gleiche Geschichte: Aufgrund eines Unfalls mußte eine Niere infolge zu starker Blutung entfernt werden. 1 oder 2 Tage später entdeckte man, weil keine Harnausscheidung mehr erfolgte, daß der Patient mit nur einer Niere auf die Welt gekommen war. Ein solches Ereignis, die Entnahme einer einzigen Niere, ist in der Geschichte der Chirurgie seit der ersten Nephrektomie (Entfernung der Niere) mehrfach beschrieben worden. Es gibt nur einen Weg, ein solches Ereignis zu vermeiden und das ist, sich durch Röntgenuntersuchung oder anatomische Exploration während der Operation zu vergewissern, daß der Patient noch eine andere normale Niere besitzt, bevor man die verletzte entfernt. Auch dann genügt dies nicht

immer. Wenn z. B. die verletzte Niere ein Geschoß enthält, ist die
Blutung imstande, das Leben des Patienten zu gefährden; auch wenn
die Blutung stoppt, wird die Niere nutzlos sein. Im Falle der Patientin G. L. war die Entfernung der einzigen Niere (einer anomalen
dazu) notwendig, um die lebensgefährliche Blutung zu stillen; ihr
Leiden führte zu der ersten menschlichen Anwendung einer Ganzkörperbestrahlung, zur Immunsuppression bei Nierentransplantation.

Frau G. L. (PBBH 3 M 330) war ein paar Tage vor ihrer Einweisung
in das Brigham Hospital einer Operation unterzogen worden, bei welcher eine abnorm lokalisierte, schwer blutende Niere gefunden wurde.
Nach ihrer Entfernung entdeckte man, daß die Patientin keine weitere
Niere besaß.

Nach der Einweisung konnte mit der künstlichen Niere die sehr
stark erhöhte Blut-Harnstoff-Konzentration auf normale Werte gebracht werden. Die Patientin besserte sich physisch und psychisch zusehends. Obwohl sie sich bei ihrer Einweisung in einem kritischen
Zustand befand, konnte sie nach wenigen Tagen aufstehen, herumgehen
und ein normales Leben innerhalb des Hospitals führen — sofern man
von einem normalen Leben sprechen kann, wenn keine Nieren vorhanden sind. Einige Tage verstrichen für ihre Untersuchung und Behandlung, während gleichzeitig die Pläne für die Lösung ihres Problemes
fortschritten.

Diese Patientin mußte eine Nierentransplantation bekommen. Es
gab keine andere Lösung [3]. Es gab keinen identischen Zwilling, der eine
Niere spenden könnte, noch gab es eine sichere Methode zur Verhinde-
rung einer Abstoßungsreaktion an der transplantierten Niere. Wie
sollte man diesen Patienten behandeln?

Alle stimmten darüber überein, daß obwohl nur kurze Zeit zur
Verfügung stand, alles zur Rettung unternommen werden mußte. Die
Entscheidung war schwierig und erforderte die Cooperation vieler
Chirurgen, Ärzte, Pathologen und Radiologen, einschließlich der Wis-
senschaftler nahegelegener theoretischer Institute und benachbarter
Kliniken; alle waren bereit, wo immer nur möglich, mitzuhelfen.

Als Ergebnis dieser Beratungen und Treffen wurde für Frau G. L.
ein Therapieplan ausgearbeitet, der niemals zuvor an einem Menschen

---

3 Die jetzt häufig angewandte Methode, mit täglicher Dialyse durch eine
künstliche Niere über einige Monate oder ein Jahr ein Leben ohne Nieren
zu ermöglichen, war 1958 noch nicht durchführbar. Zur Zeit kann eine solche
wiederholte Dialyse eine erträgliche und vertretbare Therapie für ein paar
Monate oder ein Jahr sein. Aber auch dann muß der Patient schließlich neues
Nierengewebe erhalten, um von der Last häufiger Dialysen befreit zu werden.

durchgeführt worden war und der in der Folgezeit auch nicht mehr in der gleichen Form befolgt wurde. Sie erhielt von Dr. Joseph Marks eine Ganzkörperbestrahlung mit 600 r [4] mit Hilfe eines 2 Millionen eV-Röntgengerätes in der Röntgenabteilung des New England Diakonissen-Krankenhauses. Zur Verabreichung dieser Ganzkörperbestrahlung mußte Frau G. L. auf eine Tragbahre im Abstand von etwa 6 m unter die Strahlenquelle gelegt werden, so daß ihr ganzer Körper der Strahlung ausgesetzt war. Der Zweck war, wie früher schon beschrieben, diejenigen antikörperproduzierenden Zellen des Reticulo-Endothelialen Systems (Milz, Lymphknoten, Knochenmark), welche die Abstoßung der Niere verursachen könnten, zu unterdrücken; man hoffte gleichzeitig, daß die Röntgendosis gerade recht war, die eigene Antikörperproduktion gegen Bakterien nicht zu sehr zu zerstören. Das Ziel war, die Chance des Überlebens zu ermöglichen. Nach Ausführung der Bestrahlung wurde die Patientin von einer normalen Station in einen Operationssaal gebracht, in welchem sie für etwa einen Monat bleiben mußte. Da wir wußten, daß ihre Infektionsabwehr bis zu einem gefährlichen Grad vermindert war, war es notwendig, sie von jeder Art gefährlicher Bakterien fernzuhalten. Von diesem Standpunkt aus gesehen, war im Krankenhaus der sicherste Platz die vollständig aseptische Umgebung des Operationssaales. Keine Person durfte ihren Raum betreten, ohne vollständig die Kleider zu wechseln und ohne einen sterilen Kittel, sterile Kopfmütze, Gesichtsmaske, Gummihandschuhe zu tragen. Nach unserer Kenntnis war dies der einzige Mensch, der über einen Monat lang in einem Operationssaal zu leben hatte.

Sobald die Bestrahlung ausgeführt war, erhielt die Patientin 36 Billionen Knochenmarkzellen [5] von 11 Spendern.

Es soll noch einmal betont werden, daß diese klinische Prozedur genau dem Vorgehen entsprach, das Dr. Richard E. Wilson bei seinen Kaninchen angewandt hatte. Die Zellen wurden von verschiedenen Spendern in der Hoffnung gegeben, eine „Kreuztoleranz" zu erzielen, so daß eventuell nicht nur die Niere eines der Knochenmarkspender, sondern eventuell auch die einer anderen Quelle toleriert wird.

---

4 *Die Röntgeneinheit (r)* ist ein Maß für die Röntgenstrahlenintensität nach Dr. Röntgen, dem Entdecker der Röntgenstrahlen. Sie ist definiert durch die Anzahl der Ionen in der Luft, die durch die Passage des Röntgenstrahls in einer speziellen Ionisationskammer entstehen.

5 36 Billionen kann geschrieben werden als $3,6 \times 10^{10}$. Solch große Zellzahlen werden gemessen, indem man eine dünne Fraktion der Flüssigkeit sammelt, in einer standardisierten Zählkammer unter das Mikroskop bringt und dann diesen Bruchteil der gesamten Menge auszählt.

Das Knochenmark gewann man durch die Punktion der Hüftkno-
chen verschiedener freiwilliger Spender. Solch eine Knochenmarkspende
beeinträchtigt den Spender in keiner Weise, da er genügend Knochenmark besitzt und dasselbe auch sehr schnell regeneriert. Frau G. L.
hatte eine sehr große und hilfsbereite Familie, und einige der Knochenmarkspender waren ihre Brüder. Wir verfolgten damit zu gleicher Zeit
mehrere Ziele: Ganzkörperbestrahlung wurde als Immunsuppression
gegeben, die enge genetische Verwandtschaft war ein Leitprinzip für
die Knochenmarkspende und das Prinzip der „Korkladung im Schiffs-
boden" wurde angewendet. Mit anderen Worten, die Patientin erhielt
eine solch intensive Ganzkörperbestrahlung, daß das (gespendete)
Knochenmark angehen mußte, um das Überleben der Patientin zu
ermöglichen. Als es soweit war, erschien es nicht ratsam von einem
gesunden Spender eine Niere zu entnehmen. Dazu gab es zu viele
Ungewißheiten und unbekannte Möglichkeiten. Deshalb wurde eine
Niere, die von einem jungen Kind wegen einer Hydrocephalus-Operation entfernt werden mußte, in die rechte Schenkelbeuge der Patientin von Dr. Murray nach der ursprünglichen Methode von Dr. Hume
verpflanzt. Obwohl die Bauchhöhle der bessere Platz für eine transplantierte Niere ist, wurde es für diese Patientin, die eine so schwere
Röntgendosis erhalten hatte, als klüger angesehen, das Transplantat
in die Schenkelbeuge zu verpflanzen, was sehr leicht und einfach auszuführen ist.

Kurz vor der Nierenverpflanzung erhielt die Patientin nochmals
170 Millionen Knochenmarkzellen vom Nierenspender. Auf diese Weise
war die Identität des Spenders für Knochenmark und Nieren erreicht.

Während der folgenden Tage wurden noch viele Knochenmarkzellen von verschiedenen Spendern gegeben. Augenscheinlich war jedoch
keine dieser Knochenmarkspende lebensfähig. Innerhalb weniger Tage
nach der Bestrahlung und der Operation sank die Zahl weißer Blutkörperchen bei der Patientin sehr stark ab. Von noch ominöserer Bedeutung war jedoch, daß die Zahl ihrer roten Blutplättchen [6] ebenfalls
auf sehr niedriges Niveau absank. Bluttransfusionen, auch von frischem
Vollblut, waren nicht in der Lage, die Blutplättchen — Thrombo-
cyten — zu normalisieren.

Diese Art der Behandlung, die hier nach der Bestrahlung gegeben
wurde, ist in verschiedenen Laboratorien nach dem Zweiten Weltkrieg
eingehend untersucht worden, weil es die Methode der Behandlung ist,
die man bei den Überlebenden einer Atomexplosion, wie sie in
Hiroshima oder Nagasaki passierte, anwenden kann. Die Knochen-

---

6 *Blutplättchen*, kleinste Zelleinheiten des Blutes, gebildet im Knochenmark, für die Blutgerinnung wichtig.

marktransplantation dürfte eine wichtige Methode der Behandlung während eines atomaren Krieges sein. Jetzt lag ein Patient vor, der eine tödliche Bestrahlung des ganzen Körpers erhalten hatte. Die Schädigung war schwer, nicht nur für die antikörperproduzierenden Zellen, sondern auch für solche Blutbestandteile, die seine Gerinnung verursachen. Die Möglichkeiten der Blut- und Knochenmarktransplantationen wurden vollständig ausgenutzt.

Abgesehen von diesen Gefahren fing die transplantierte Niere an, sich zu bessern und zeigte alle Zeichen guter Funktion. Sie produzierte normalen Urin in normalen Mengen. 15 Tage nach der Operation schied der Patient täglich 1500 ml Urin durch die transplantierte Niere aus und täglich war der Harn von einer besseren chemischen Zusammensetzung. 1 oder 2 Tage später setzte eine abnormale Blutung ein, und diese war schließlich auch die letzte Ursache ihres Versagens. Bei Frau G. L. war in der sterilen Umgebung des Operationssaales keine Infektion aufgetreten und die Schädigung des antikörperproduzierenden Systems war lediglich am Überleben des Transplantates erkennbar. Sie blieb vor einer ernsten Infektion geschützt, und die Untersuchungen der Kulturen ihrer Bettwäsche und ihrer Haut zeigten, daß sie frei von gefährlichen Bakterien war. Jedoch blieben alle Anstrengungen zur Verbesserung ihrer Blutgerinnungsfähigkeit erfolglos, und am 32. Tag nach der Bestrahlung starb die Patientin schließlich an Komplikationen, die durch die schwere Blutung hervorgerufen waren und erst gegen Ende auch mit Zeichen einer beginnenden Infektion einhergingen.

Das Gleichgewicht zwischen Leben und Tod hatte sich zur falschen Seite geneigt. Die beste zu jener Zeit bekannte Methode der Nierentransplantation wurde bei dieser Patientin angewandt. Die Niere schien zu überleben, aber die Patientin konnte die Auswirkungen der Bestrahlung trotz ihres Mutes während dieser gefährlichen Maßnahme nicht überstehen.

Das entscheidende Ergebnis der Untersuchung dieser Transplantation ergab sich einen Monat nach der mikroskopischen Untersuchung der transplantierten Niere. Diese Untersuchung, ein Teil der von Dr. Dammin ausgeführten Leichen-Öffnung, war der wichtigste Gesichtspunkt bei der Auswertung des Falles von Frau G. L.

Wenn ein so schwer strahlengeschädigter Mensch ebenfalls mikroskopische Zeichen einer Abstoßungsreaktion gezeigt hätte, dann wäre die ganze Angelegenheit der Nierentransplantation und Immunsuppression hoffnungslos erschienen. Ein solches Ergebnis würde beweisen, daß die Chance des Überlebens niemals zu erzielen sei. Frau G. L. war so stark bestrahlt worden, daß wir sie nicht retten konnten. Wenn sie zur *selben Zeit* mit den Zellen ihres Körpers genügend Antikörper für die Abstoßung der Niere produziert hätte, dann dürfte es überhaupt keine denkbare Methode der Antikörperunterdrückung geben, die jemals einen Erfolg für die Transplantation von Organen und Geweben erhoffen ließe.

Deshalb erwartete unser Team mit einer ungewöhnlichen Spannung die Ergebnisse der mikroskopischen und pathologischen Untersuchung der Niere von Dr. Dammin. Zwei während des Lebens ausgeführte Biopsien zeigten keine Zeichen der Abstoßung. Jetzt berichtete er, daß sich auch während der Zeit des Todes keine Abstoßungszeichen einstellten. Obgleich Veränderungen, teilweise infolge der Blutungsneigung, vorhanden waren, blieben die Zeichen der Abstoßung minimal. So war es tatsächlich möglich, bei menschlicher Nierentransplantation die Abstoßung zu verhindern. Jetzt war es nur notwendig, die Immunsuppression feiner, spezifischer und praktischer zu machen.

Weitere Versager und ein unerwarteter Erfolg

In der Zeit zwischen Mai 1958 und April 1960 wurde in unserem Krankenhaus an 6 Patienten durch Röntgenbestrahlung eine Immunsuppression zur Vorbereitung der Nierentransplantation vorgenommen. Dieselbe Methode wurde auch in anderen Zentren angewandt. Verschiedene Behandlungsverfahren wurden angewandt, weil man sich fortlaufend bemühte, genau die richtige Dosierung der Ganzkörperbestrahlung herauszufinden, die schwach genug war, ein Überleben zu ermöglichen, aber auch stark genug, die Abstoßung zu verhindern.

Frau G. L. war eine dieser 6 Patienten. Von den übrigen 5 waren 4 ebenso erfolglos. Schließlich war einer jedoch ein überraschender Erfolg — der den Grundstein für eine Reihe anderer besonders erfolgreicher Fälle werden sollte, bei denen Ganzkörperbestrahlung als alleinige immunsuppressive Maßnahme angewandt wurde. Bei all diesen Patienten bestimmten der Druck einer klinisch hoffnungslosen Situation (wie beim ersten Patienten von Dr. Hufnagel) die Entscheidung, fortzufahren.

Zuerst ein paar Worte über die Mißerfolge. Da war der Fall eines 12 Jahre alten Knaben (N. W. PBBH 3/M 994), der aus Schweden zu unserem Krankenhaus geschickt worden war. Der Junge war mit einer Niere geboren worden, die einen Riß erlitt, als er vom Holzpferd eines Karussells fiel; der Nierenriß führte zu einer lebensbedrohlichen Blutung, die schließlich nur durch Entfernung der Niere beseitigt werden konnte.

Als er nach dem Ozeanflug im Krankenhaus ankam, wurde der Patient mit der künstlichen Niere dialysiert, worauf sich sein Zustand nahezu wieder normalisierte. Daraufhin erhielt er wieder eine Ganz-

körperbestrahlung mit 700 r, und darauf 10,5 Billionen Knochenmarkzellen. Jedoch war in jener Zeit eine bedeutende Änderung im Behand-
lungsschema vorgenommen worden, so daß eine Verbesserung schien:
Alle Knochenmarkzellen stammten von einem Spender; dieser Spender
war die Mutter des Patienten. Jetzt gab es wichtige Befunde, daß enge
genetische Verwandtschaft ein nützlicher Faktor jeder Art von Transplantation sei. Um so viel Knochenmarkzellen von der Mutter zu erhalten war es nicht nur notwendig Knochenmark aus den Hüftkno-
chen, sondern der Mutter auch eine Rippe zu entnehmen. Aus dieser
Rippe konnten sehr viele Knochenmarkzellen herausgesogen und in die
Blutgefäße ihres Sohnes injiziert werden.

Trotz all dieser künstlichen Faktoren, einschließlich der schweren
Bestrahlung und der mütterlichen Spende, war es nach wenigen Tagen
offensichtlich, daß das Knochenmark nicht funktionierte. Das Blutbild
des Knaben fiel gefährlich ab und ein Überleben erschien unwahrschein-
lich. Aus diesem Grunde erschien es nicht gerechtfertigt, eine normale
Niere von einem anderen vollkommen gesunden Menschen, seiner Mutter, zu entnehmen. Das Kind starb 25 Tage später ohne eine Nierentransplantation [7]. Dieses Erlebnis schien erneut die Lehre zu bestätigen,
daß selbst mit sehr gefährlichen Strahlendosen und idealer Knochenmarkspende die Methode kaum, wenn überhaupt, anwendbar sei: da-
zwischen das Leben zu erhalten, war eben doch zu schwer.

Trotz dieser Mißerfolge, der Entmutigung, die Ganzkörperbestrahlung als die einzige Methode der Immunsuppression anzuwenden, gab
es noch einen Augenblick des Triumphes, bevor diese Methode aufgegeben wurde. Ähnlich wie in den Serien von unbeeinflußten Transplantationen, die Dr. Hume und Dr. Murray durchgeführt hatten, trat ein
isolierter Erfolg ein, der einen wichtigen Anstoß für die weitere Forschung gab und aus dem wichtige Lehren gezogen wurden. Der Ablauf
der Ereignisse war so bemerkenswert, daß wir ihn nie wieder erlebt
haben; er ist immer noch nicht vollständig zu klären und ist nur
2- oder 3mal bei anderen Gelegenheiten in anderen Krankenhäusern
wieder beobachtet worden.

Ein Fall von Zwillingsbrüdern

Herr J. R., 23 Jahre (PBBH 3 N 55), kam im Spätherbst 1959 ins
Krankenhaus bzw. 9 Monate nach dem Tode von G. L. J. R. stammte
aus Wisconsin, wo er mehrere Jahre wegen eines chronischen und fort-

---

7 Das Haupttransplantat von der Mutter des Jungen zeigte auf seinem
Arm keine Zeichen der Abstoßung und bestätigte die Überzeugung, daß durch
Bestrahlung eine Immunsuppression erzielt werden kann, wie im Falle von
Frau G. L.

schreitenden Nierenleidens behandelt worden war. Die Nierenkrankheit war in diesem Falle eine sehr schwere Kombination: eine Mischung von chronischer Glomerulonephritis, überlagert von einer bakteriellen Infektion vom Typ der Pyelonephritis.

Wie so viele andere Patienten, die zu jener Zeit in unser Krankenhaus kamen, brachte Herr J. R. seinen Zwillingsbruder mit. Es genügte, einen Blick auf dieses Paar junger Männer zu werfen, um zu wissen, daß sie keine identischen Zwillinge waren. Sie waren unterschiedlich groß, hatten unterschiedliche Haarfarbe und einen unterschiedlichen Körperbau. Auf der Suche nach weiteren Details über ihre Geburt berichtete der Geburtshelfer, daß sie im Abstand von 7 min zur Welt kamen und jeder 6½ Pfund wog. Tatsächlich hatte die Mutter 2 Placenten (Mutterkuchen), eine für jeden Zwilling. Dadurch war es eigentlich sicher, daß sie dizygot oder brüderliche Zwillinge waren. Am 18. Tag nach ihrer Einweisung in die Klinik wurde vom Empfänger auf den Spender Haut transplantiert. Ein Austausch von Haus zu Haus. Wenn ein Hauttransplantat vom Nierenspender auf den vorgesehenen Empfänger (vom gesunden auf den kranken) verpflanzt wird, riskiert man, den kranken Zwilling gegen das Gewebe des Spenders zu sensibilisieren. Trotz dieses Risikos wurde es in diesem Falle gemacht, um den Verwandtschaftsgrad festzustellen. Das Hautstück vom kranken Bruder war 18 Tage lang angegangen, als ein zweites Transplantat ausgeführt wurde. Es bestand eine längere Überlebenszeit als normal, aber schon früher wurde eine Verlängerung bei Hauttransplantationen zwischen dizygoten Zwillingen beobachtet. Der Mangel an Identität zwischen den Zwillingen war deutlich erkennbar, als das zweite Hauttransplantat vom Kranken auf den Gesunden eine beschleunigte Abstoßung zeigte („second set"-Reaktion). Die Blutgruppen dieser beiden jungen Männer waren nicht identisch, wenn auch sehr ähnlich. Die Transplantate auf dem Arm des Kranken zeigten über Monate keine Abstoßung — zweifellos infolge seines reduzierten und urämischen Zustandes.

Aufgrund ihrer engen Verwandtschaft und der Erfolglosigkeit mit der großen Bestrahlung von 600—700 r war in diesem Fall vorgesehen, eine geringe Bestrahlung und kein Knochenmark zu geben. Dr. Dealy führte die schwierige Bestimmung der Röntgendosis aus und schätzte, daß etwa 450 r ausreichen würden, um die Antikörperproduktion zu unterdrücken, jedoch keine schwere Schädigung des Knochenmarkes. Die totale Bestrahlung wurde in 2 Dosen, eine mit 250 und die andere mit 200 r im Abstand von 7 Tagen gegeben.

Nach der zweiten Strahlendosis wurde dem gesunden Zwilling eine Niere für die Transplantation entnommen. Beide Nieren waren normal, und er hatte keinerlei Krankheitssymptome. Diese Niere wurde dann mittels Anastomosen an die großen Beckengefäße in die Leibeshöhle verpflanzt, so wie es auch bei den identischen Zwillingen gemacht worden war. Es bestand kein Zweifel, daß diese Maßnahmen mit einem Gefühl des Vertrauens und der Sicherheit auf Erfolg ausgeführt wurden, nicht nur wegen der früher gewonnenen Erfahrungen, sondern auch wegen der engen genetischen Verwandtschaft beider Brüder. Zu dieser Zeit und während der ersten Zeit der Bestrahlungen ging es weder dem Patient noch der Niere schlecht. Obgleich eine starke Reaktion auf die Ganzkörperbestrahlung eintrat, wie man am Abfallen der weißen Blutkörperchen erkennen konnte, bildete sich beim Patienten weder eine bedrohliche Strahlenkrankheit noch eine Blutung oder Infektion aus. Die transplantierte Niere funktionierte ebenfalls gut, bald befand sich der Patient auf dem Wege der Besserung. Eine anständige Überlebenschance ist erreicht worden mit einer *niedrigeren* Bestrahlungsdosis bei *enger genetischer* Verwandtschaft.

Die Niere produzierte gleich vom Beginn an eine sehr große Harnmenge. Tatsächlich wurden am ersten Tag 32 l ausgeschieden. Solch ein enormes Harnvolumen kann einen Patienten gefährlich entwässern, wenn die Flüssigkeitsmenge nicht durch schnelle intravenöse Infusionen von Kochsalzlösung ersetzt wird. Man könnte denken, daß es für eine Niere eine ausgezeichnete Sache sei, gleich literweise Harn zu produzieren. Unglücklicherweise ist das nicht so. Eine normale Niere ist imstande die vielen Liter von Flüssigkeit, die durch die Glomeruli jeden Tag gefiltert werden, mittels aktiver Tubuluszellen zurückzuresorbieren. Lediglich ein kleiner Teil (1—2%) des gesamten Tagesfiltrates wird tatsächlich als Harn ausgeschieden. Wenn die Nieren 32 l ausscheiden, so bedeutet das, daß die Tubuli geschädigt sind und nicht mehr ausreichend ihre Flüssigkeitsrückresorption ausführen können.

In den nächsten Tagen erholten sich die Tubuluszellen der Niere wieder und bekamen die filtrierte Flüssigkeit wieder in den Griff. Die Salzkonzentration im Urin stieg an und das Volumen nahm ab. Die Besserung schritt bis zum 7. postoperativen Tage fort, als ein hohes septisches Fieber einsetzte und der Patient plötzlich und kritisch infolge einer fortschreitenden Infektion seiner noch verbliebenen eigenen Nieren erkrankte. Die Situation war schwierig, weil der Patient immer noch im höchsten Grade durch die Röntgenbestrahlung geschädigt war; keinesfalls konnte er einer solchen Infektion lange widerstehen: zur gleichen Zeit war lediglich eine Woche seit der Nierentransplantation vorübergegangen, und er konnte nicht als ein Mann angesehen werden, den man einem operativen Risiko unterziehen konnte. Der Ausdruck

„operatives Risiko" muß immer in dem Sinne abgeschwächt werden,
daß man auch das Risiko berücksichtigt, wenn keine Operation vorgenommen wird, was sich in diesem Falle verbot. Dr. Harrison entnahm
deshalb in einer schwierigen mitternächtlichen Notfalloperation diesem kritisch kranken Mann beide schwer infizierten Nieren. Diese
Operation wurde 19 Tage nach der Ganzkörperbestrahlung und 11 Tage
nach der Transplantation ausgeführt. Es war sicher eine der kritisch-
sten Operationen in der ganzen Geschichte der Nierentransplantation.

Chirurgen haben schon oft bemerkt, daß dann, wenn bei einer
schwierigen oder gefährlichen Operation an einem schwer kranken
Patienten genau das gemacht wird, was er physiologischerweise benötigt, eine bemerkenswerte Übereinstimmung von postoperativer Erholung und Schwinden der Krankheit eintritt. Dasselbe geschah hier.
Der Patient erholte sich sehr schnell. Bald fühlte er sich wieder wohl
und hatte normale Temperatur.

6 Monate nach der Nierenoperation wurde erneut Haut vom Empfänger übertragen und vom Spender innerhalb einer Woche abgestoßen.
Gleichfalls im 7. Monat verwarf der Empfänger schließlich das Hauttransplantat des Spenders. 9 Monate nach der Operation zeigte eine
Testbiopsie [8] der transplantierten Niere Zeichen zunehmender chronischer Abstoßungsprozesse. Der Patient erhielt deshalb Cortison in der
Absicht, diese Abstoßungsreaktion der Niere zu unterdrücken und
bekam außerdem wöchentlich Ganzkörperbestrahlung in kleinen Dosen
über 4 weitere Wochen. Die behandelte Abstoßung ging zurück — das
erste Mal beim Menschen. Sein weiterer Verlauf zeigte seit dieser Zeit
eine andauernde ausgezeichnete Harnausscheidung bei bester körperlicher Gesundheit — die erste erfolgreiche Nierentransplantation zwischen anderen Menschen als identischen Zwillingen.

Trotz dieses Erfolges hat die genaue Deutung der Ereignisse, welche
diese Transplantation erfolgreich werden ließ, eine Reihe von Wider-
sprüchen offengelassen. Die Dosis der Ganzkörperbestrahlung war
nicht stark genug, um eine langanhaltende Unterdrückung der Zell-
aktivität im Knochenmark und in den Lymphknoten zu bewirken. Es
ist überraschend, daß eine solch schwache Dosis die notwendige Immunsuppression bewirkt haben soll. Knochenmarkinfusionen erschienen
nicht notwendig und wurden nicht gegeben. Aufgrund anderer Ergebnisse am Menschen und unserer Kenntnisse von Tierexperimenten
konnte man nicht erwarten, daß eine solch geringe Strahlendosis allein
imstande wäre ein längeres Überleben der Niere zu garantieren. Tatsächlich waren bei den Tierversuchen von Dr. Hume in Richmond und

---

8 *Biopsie*, bedeutet die mikroskopische Untersuchung lebenden Gewebes.

Dr. Ferrebee sowie Dr. Thomas in Cooperstown vergleichbare Röntgenstrahlen, die im Gegensatz zu hier zu einer hohen Mortalität bei Hunden führten, in der größten Zahl der Versuche nicht mit einer Verlängerung der Nierentransplantate verbunden. Deshalb muß man nach einer anderen möglichen Erklärung für das Überleben der Transplantate zwischen nicht identischen Zwillingen suchen.

Eine Erklärung könnte in der Ansicht liegen, daß es nach allen Transplantationserfahrungen immer wieder vereinzelt Launen der Natur gibt, in welchen verlängerte Überlebenszeit erstaunlicherweise eintritt. Vielleicht war dies ein seltener Erfolg — wie der Hauptgewinn im Lotto.

Eine etwas mehr ansprechende Erklärung könnte sein, daß die Zwillinge im Mutterleib eine gemeinsame Blutversorgung hatten, wie die Kalbszwillinge von Dr. Owen und Frau McK. (s. S. 27). Dieser Erklärung widerspricht jedoch stark, daß die beiden Zwillinge ihre gegenseitigen Hauttransplantate nicht tolerierten. Tatsächlich hat der Nierenspender zweimal die Haut des Empfängers abgestoßen.

All diese Faktoren und ebenso die geringen Dosen von 400 r lassen vermuten, daß der Erfolg im Falle des Herrn J. R. ganz einfach ein Beispiel dafür ist, daß das Überleben durch eine schwache Immunsuppression (durch niedere Dosen von Ganzkörperbestrahlung ohne Knochenmarksverpflanzung) erreicht worden ist; ein Erfolg, der zu einem großen Teil auf zwei Menschen beruht, die eine enge genetische Verwandtschaft haben — brüderliche, dizygote Zwillinge.

Die französischen Erfahrungen

Untersuchungen über Transplantationen in England, Schottland, Dänemark und Australien wurden bereits angeführt, im besonderen aber die Arbeit des französischen Chirurgen Dr. Alexis Carrel. Die Bemühungen anderer französischer Wissenschaftler und Chirurgen sind immer sehr intensiv auf das Studium der Transplantation gerichtet gewesen, teilweise auch auf die Anwendung der Bestrahlung zur Immunsuppression. Es ist deshalb ein günstiger Zeitpunkt, über die französischen Ergebnisse wenigstens kurz zu berichten. Um 1950 haben französische Forscher von gerade geköpften Verbrechern Nieren entnommen und Patienten mit chronischer Urämie übertragen. Diese französische Tat war ein Gegenstück zu den Untersuchungen von Dr. Hume an „nicht beeinflußten Empfängern". Prof. Jean Hamburger vom Hospital Necker in Paris hat sich mit diesen Gegenstand befaßt und kannte die Arbeiten von Dr. Merrill, Dr. Murray und Dr. Harrison aus Boston recht gut. Darüber hinaus ist der Kontakt zwischen diesen beiden Gruppen durch gegenseitige Besuche verstärkt worden.

1959 wurde Dr. Hamburger ein Patient vorgestellt, der sehr an Herrn J. R. erinnerte. Dieser Patient litt unter chronischer Glomerulonephritis und hatte einen nicht identischen, brüderlichen Zwilling. Dr. Hamburger behandelte diesen Mann in genau derselben Weise, die im Falle von Herrn J. R. verfolgt wurde. Die Bestrahlung wurde von Dr. Maurice Tubiana im Gustave Roussy-Institut mittels einer Kobalt-Bombe im ganzen mit 450 r verabreicht. Daraufhin wurde das Nierentransplantat vom gesunden auf den kranken Bruder überpflanzt. Nach der Operation ging es dem Patienten eine Zeit lang gut. Dann entwickelte sich bei ihm eine typische immunologische Abstoßungskrise. Er wurde kranker, bekam Fieber, das Harnvolumen nahm ab und der Spiegel von Stoffwechselprodukten im Blut stieg an. Mittels weiterer Bestrahlung wurde die Abstoßungskrise schnell überwunden. Dieses Erlebnis war das erste erfolgreiche Wagnis der Homotransplantation in Europa und kennzeichnet den Beginn der auswärtigen Transplantationsbemühungen.

Nachfolgend der Tat von Dr. Hamburger und seiner Gruppe führte Dr. Küss, gleichfalls in Paris, eine Transplantation von einer Schwester auf einen Bruder mit ebenfalls bemerkenswertem Erfolg aus. Der Patient war 41 Jahre alt. Er bekam Ganzkörperbestrahlung, soviel wie Herr J. R. im Brigham Hospital zwei Jahre zuvor und wie Dr. Hamburgers vorausgegangener Patient. Die Transplantation wurde am 17. Januar 1960 ausgeführt, und dem Patienten geht es nach wie vor gut.

Diese beiden Ärzte, Hamburger und Küss, führten in den nächsten Jahren die meisten Transplantationen in Paris aus. Dr. Hamburger hat über 25 Homotransplantationen berichtet, wobei er weitgehend die Ganzkörperbestrahlung als Immunsuppression anwandte. Drogen, wie im nächsten Kapitel beschrieben, wurden bei einigen angewandt. Bei dieser Patientengruppe hat sich Hamburger stärker auf die genetische Verwandtschaft verlassen als die Forscher am Brigham-Krankenhaus oder die Gruppen in Edinburgh und London. Tatsächlich war der Nierenspender in 12 Fällen die Mutter und Geschwister waren Spender in 9. Von 25 Patienten mit Nierentransplantaten sind 7 immer noch am Leben, 2 starben nach 22 Monaten und 2 lebten 2 Jahre lang (einer, der Bruderzwilling, 4 Jahre lang).

Dr. Küss hat in derselben Zeit einen Bericht über 10 Fälle gegeben, bei denen er Ganzkörperbestrahlung in jedem Falle als Immunsuppression anwandte. Von diesen zeigten nur 3 eine verlängerte Überlebenszeit, einer lebte 18 Monate. Diese Ergebnisse, die vielen Ver-

sager mit Ganzkörperbestrahlung, die Schwierigkeiten nach dem
Hammerschlag der zerstörenden Röntgenbestrahlung, die Chance des
Überlebens zu garantieren, machten es den Verantwortlichen klar, daß
eine bessere Methode als die alleinige Ganzkörperbestrahlung gefunden werden mußte, um die immunologische Barriere zu durchbrechen
und die Gewebetransplantation ohne Abstoßung zu ermöglichen.

Kapitel 7

Die Bresche in der Mauer

Immunsuppression mit Drogen

> "...Every excess causes a defect; every defect an excess...Every faculty which is a receiver of pleasure has an equal penalty put on its abuse... With every influx of light comes new danger... There is a crack in everything God has made. It would seem there is always this vindictive circumstance stealing in at us unawares...This backstroke, this kick of a gun, certifying that the law is fatal; that in nature nothing can be given, all things are sold." — Emerson, Essay on Compensation

Der Zellkern, die Nucleinsäuren und die Suche nach wirksameren Werkzeugen

„In der Natur wird nichts verschenkt, man muß für alles zahlen." Der Preis der Immunsuppression ist eine Schädigung des normalen Eiweißaufbaus und der Antikörperproduktion. Die Entwicklung der Homotransplantation mit Hilfe der Immununterdrückung kam um das Ende eines Jahrzehnts, in welchem die Chemie der Nucleinsäuren ein Mittelpunkt und die wichtigste Entwicklung der Biologie wurde.

Gelegentliche verstreute Transplantationserfolge nach Röntgenbestrahlung des ganzen Körpers und die seltenen Erfolge im Tierversuch wiesen darauf hin, daß man vielleicht etwas erreichen könnte, indem man die Abwehrreaktion gegen das Homotransplantat unterdrückt. Dies war die wesentliche Lehre, die man aus den Fällen Frau G. L. und Herrn J. R. zog. Aber die Methode, die angewandt wurde, war noch nicht die beste. Es müßte doch einen besseren Weg geben, um die Produktion der Antikörper zu unterdrücken. Die Eiweiße, aus denen die Antikörper bestehen, werden in den Zellen, als neue Proteine, durch die Einwirkung der Nucleinsäuren hergestellt.

Die Nucleinsäuren, im Kern einer jeden Zelle vorhanden, sind Substanzen mit einem hohen Molekulargewicht, lange dünne Ketten, die sich aus vielen Einheiten aufbauen, die wie Perlen an einer Halskette aneinandergereiht sind. Diese Untereinheiten der Nucleinsäuren werden Nucleotide genannt. Jedes Nucleotid besteht wiederum aus drei Bestandteilen: einem Zucker mit 5 Kohlenstoffatomen, einer basischen Substanz — entweder Purin oder Pyrimidin — und einem Phosphorsäurerest. Diese drei Einheiten formen zusammen die Nucleotide. Sind diese Nucleotide aneinandergekettet, so entsteht eine Nucleinsäure. Wenn der betreffende Zucker eine Ribose ist, dann wird die Nucleinsäure „Ribonucleinsäure" oder RNA genannt. Diese wird im Zellkörper gewöhnlich außerhalb des Kerns gefunden. Ist der Zucker eine Desoxyribose (die sich nur wenig von der Ribose unterscheidet), dann nennt man die Nucleinsäure „Desoxyribonucleinsäure" oder DNA. Die DNA wird zum größten Teil im Zellkern gefunden. Vor vielen Jahren wurde schon gezeigt, daß bei jeder Zellteilung sich die Menge der DNA *genau* verdoppelt. Dies weist darauf hin, daß dieses lange schlanke Molekül auf irgendeine Art und Weise eine Botschaft von der Zelle zu ihren Tochterzellen überträgt. Im letzten Jahrzehnt konnten die Einzelheiten dieser Botschaft aufgedeckt werden.

Es wurde gezeigt, daß die DNA von höchster Bedeutung sowohl für die Vererbung, als auch für die Eiweißsynthese ist. Die exakte Anordnung der einzelnen Nucleotideinheiten scheint eine „Chiffre" darzustellen, die die Art des Proteins festlegt, das in der Zelle hergestellt wird; eine Kette mit einer bestimmten Folge von Nucleotiden wird in eine bestimmte Folge von Aminosäuren [1] übersetzt. Die Übersetzung findet mit Hilfe einer RNA statt, die die Botschaft aus dem Kernzentrum in die Zellfabrik außerhalb des Kerns trägt und aus diesem Grund „messenger-RNA", d. h. Boten-RNA, genannt wird.

Sowohl RNA und DNA waren den Biochemikern schon viele Jahre bekannt. Das DNA-Molekül bildet eine doppelsträngige Helix-Spirale, wie zuerst von Dr. Francis Crick und Dr. James Watson mit Hilfe von Röntgenkristallographie festgestellt wurde. Während der Zellteilung entwinden sich diese beiden Ketten, und jede fängt dann an, eine entsprechende doppelsträngige Tochterkette herzustellen, so daß die Gesamtmenge der DNA verdoppelt wird. Gleichzeitig wird aber auch die genaue chemische Struktur dupliziert. Die Tochterzellen können dann die gleichen Eiweißstoffe wie die ursprüngliche Zelle herstellen. Der Leser wird sich erinnern, daß ein wichtiger Teil der Burnetschen Theorie der Clonusauswahl in der Immunität war, daß gewisse Kolonien oder Cloni von Antikörper-formenden Zellen die Eigenschaft haben, spezifische Antikörpereiweiße herzustellen, und zwar gegen bestimmte spezifische körperfremde Eiweiße. Jede Zelle

---

1 *Aminosäuren*, Stickstoff-Kohlenstoff-Verbindungen von niederem Molekulargewicht, welche zu Tausenden verbunden ein Eiweißmolekül bilden.

läßt, wenn sie sich teilt, zwei Zellen entstehen, die die gleiche DNA/RNA-„Chiffre" tragen, die dann das gleiche Antikörpereiweiß ergeben. Aus diesem Grunde nannte Burnet die immunologische Reaktion einen genetischen Vorgang.

Man könnte nun erwarten, daß jeder Vorgang, der die DNA oder RNA-Sequenz, die zur Synthese von Eiweiß führt, entweder vergiftet oder stört, eine tiefe Auswirkung für die Fähigkeit des Körpers haben müßte, eine verpflanzte Niere abzustoßen. Die Röntgenbestrahlung war ein brutaler, nicht differenzierter Schlag, der die Nucleinsäuren im ganzen Körper beschädigte, und zwar nur, um eine einzige Wirkung zu erreichen, nämlich die Antikörperproduktion herabzusetzen.

Die Röntgenbestrahlung wird auch in der Krebsbehandlung angewendet, und zwar aus dem gleichen Grund; die Zellen werden so beschädigt, daß sie ihre eigenen Eiweiße, und dadurch ihre eigene Art nicht reproduzieren können. Man sollte daher erwarten, daß Heilmittel, die in der Behandlung von Krebs Erfolg bringen, auch die Produktion von Antikörpern stören würden.

Ein Jahr nach der erfolglosen Verpflanzung einer Niere bei Frau G. L., ihr ganzer Körper war bestrahlt worden, wurde zum ersten Mal ein kurzer Bericht veröffentlicht, der für das ganze Transplantationsproblem neue Wege eröffnen sollte.

Schwartz und Dameshek zeigen einen neuen Weg

Die britische Zeitschrift „Nature" ist ähnlich der Zeitschrift „Science", die in den Vereinigten Staaten veröffentlicht wird. Beide veröffentlichen kurze Briefe an den Herausgeber und auch kurze Berichte. Wenn ein Wissenschaftler etwas Interessantes oder Wichtiges findet, kann er es in diesen Zeitschriften innerhalb einiger Wochen oder Monate veröffentlichen und vermeidet so die Verzögerung einer Nachricht, die für andere von Interesse wäre. Am 13. Juni 1949 erschien in „Nature" ein Bericht über ein Experiment, das Dr. Robert Schwartz und Dr. William Dameshek aus den Blutforschungslaboratorien des New England Center Hospital, Tufts University Medical School in Boston ausgeführt hatten. Dr. Schwartz und Dr. Dameshek hatten sich zur Aufgabe gemacht, die Antikörperbildung zu hemmen, und zwar durch chemische Substanzen. Dies wurde „chemisch induzierte Immuntoleranz" genannt oder chemische Immunsuppression.

Die Beschreibung ihrer Arbeit war so kurz und doch so klar, daß wir am besten die Autoren direkt zitieren sollten: Sie beziehen sich auf ein Grundwissen in bezug auf Transplantation, im besonderen auf die Arbeit von Billingham, Brent und Medawar über die aktiv erworbene immunologische Toleranz, und bemerken dazu:

„Der Ausdruck aktiv erworbene Toleranz, der zuerst von Billingham, Brent und Medawar verwendet wurde, wird als ein ‚induziertes,
spezifisches, zentrales Versagen des immunologischen Geschehens' betrachtet, herbeigeführt dadurch, daß Tiere einem Antigenstimulus ausgesetzt werden, bevor die Fähigkeit einer immunologischen Antwort
entwickelt ist. Eine Toleranz dieser Art gegenüber Homotransplantaten, ebenso wie gegenüber einfachen Antigenen, wurden an Versuchstieren schon von vielen Wissenschaftlern herbeigeführt. All diese Versuche wurden an Neugeborenen oder noch nicht erwachsenen Tieren
durchgeführt. Der Mechanismus dieses Phänomens ist unklar; aber die
Ergebnisse der vorliegenden Experimente zeigen, daß der fötale Zustand
für so eine Induktion nicht notwendig ist."

Die Wissenschaftler setzten dann die Beschreibung ihres einfachen
Experimentes fort, das sie mit Neuseeland weißen Kaninchen aus-
führten. Das Antigen, in diesem Fall menschliches Serumalbumin [2],
wurde den Tieren injiziert. Sie konnten das Schicksal des Eiweißes
verfolgen, da sie es mit radioaktivem Jod markiert hatten. Die normalen Tiere schieden das fremde Eiweiß schnell aus ihrem Serum aus,
wie sich durch eine deutliche Herabsetzung der Radioaktivität zeigte.
Einer Gruppe Kaninchen wurde dann täglich eine Chemikalie, genannt
6-Mercaptopurin, durch Injektion verabreicht. Diese Substanz war
früher zur Krebsbehandlung verwendet worden. Während vieler Wochen
danach war die Reaktion der Tiere nicht wie sonst. Sie schieden das
Antigen nicht mehr, wie erwartet, aus. Diese Blockierung der normalen Immunität währte lange Zeit. Mit nachfolgenden Injektionen
des gleichen Antigens war nicht nur keine „Sekundärreaktion" zu sehen,
sondern was noch wichtiger war, es gab nicht einmal eine normale
„Primärimmunreaktion".

Nachdem sie die Reaktion der Antikörperproduktion beschrieben
hatten, bemerkten die Autoren:

„Es ist offensichtlich, daß diese Reaktion durch einen Antimetaboliten [3] gehemmt werden kann . . ."

An den behandelten Tieren wurde offenbar sichtlich, daß eine schwere
Störung des Informationsspeichers stattgefunden hatte, obwohl im
allgemeinen die Antikörperproduktion nicht blockiert war.

Dieser „Informations-Speicher" ist der Syntheseapparat für Protein
in der Zelle, das Resultat der DNA-RNA-Chiffre, die es der Tochter-

---

2 *Albumin*, das „weiße Eiweiß", ein wichtiges Protein des menschlichen
Blutserums, von dem früher angenommen wurde, daß es dem Weißen im Ei
entspräche.

3 *Antimetabolite*, Drogen, die in den normalen Stoffwechsel durch Beein-
flussung einer normalen metabolischen Reaktion eingreifen; 6-Mercaptopurin
ist ein Antimetabolit.

zelle ermöglicht, die gleiche Art von Eiweiß wie in der Elternzelle vor der Teilung herzustellen; die „sensitiven Cloni" (um den Ausdruck Burnets zu verwenden) müssen daher die Information speichern, die notwendig ist, um einen spezifischen Eiweißantikörper herzustellen.

Was immer auch die Erklärung sein mag, übrig bleibt die wichtige Tatsache, daß eine chemische Substanz die Immunreaktion blockiert hat. Abschließend bemerken die Verfasser dazu: „Diese Experimente zeigen jedenfalls, daß der Ausdruck ‚erworbene immunologische Toleranz‘, der früher nur für die Reaktion junger Tiere verwendet worden war, erweitert werden muß, um auch die chemisch induzierte Toleranz zu erfassen."

Die Autoren hätten noch hinzufügen können: „...im erwachsenen Organismus", denn sie hatten gezeigt, daß auch in erwachsenen Kaninchen ein toleranter Zustand herbeigeführt werden kann, und zwar gegenüber dem für sie extrem fremden Antigen, dem menschlichen Serumalbumin. Darin lag die Bedeutung dieser Experimente für das Transplantationsproblem. Transplantationspatienten sind Erwachsene; selbst als Kinder werden sie vom immunologischen Standpunkt aus als erwachsen betrachtet. Es liegen schon viele Jahre zwischen der Operation und jenen Zustand, innerhalb der Gebärmutter oder während der ersten Lebenstage, wenn Toleranz leicht erzeugt werden kann, wie Billingham gezeigt hatte. Wenn eine Chemikalie, wie 6-Mercaptopurin, ein erwachsenes Tier gegenüber dem fremden Eiweiß tolerant machen könnte, dann wäre es tatsächlich für die Transplantationschirurgie brauchbar.

So bedeutend auch diese Entdeckung war, so ging sie — wie so viele andere Erkenntnisse in der Wissenschaft — auf vorhergehende Arbeit dieser und anderer Forscher zurück, die schon viele Jahre zurücklag.

Eine der frühesten Bemühungen, den immunologischen Vorgang mit Chemikalien zu beeinflussen, war 1916 die von Dr. Ludwig Hektoen aus Chicago, der die Wirkung einfacher chemischer Substanzen, wie Benzol oder Toluol, auf die Erzeugung von Antikörpern untersucht hatte. Auch Hektoen war einer jener, die kurz nach dem Ersten Weltkrieg die Auswirkungen von Senfgas und ähnlicher Substanzen, genannt „Stickstoff-Lost", auf das Zellsystem untersucht hatten. Er zeigte, daß Senfgas die Bildung von Antikörpern gegen gewisse Arten von roten Blutzellen, die Kaninchen injiziert worden waren, verzögerte.

Auch Dr. Roger Baker und seine Mitarbeiter (auch aus Chicago) konnten 1952 über einige Experimente mit Stickstoff-Lost berichten, der das Überleben von Nierentransplantaten gefördert hatte. Mit dieser Auffassung waren sie anderen fast um ein Jahrzehnt voraus. Aber ihre Resultate waren nicht sehr ermutigend; das experimentelle Modell, das sie verwendeten, erlaubte es nicht, die Wirkungen genau auszuwerten.

Ein anderer Forscher, der auf diesem Gebiet arbeitete, war Dr. Delta Uphoff vom National Institute of Health. Sie führte ein Experiment aus, das in einem gewissen Sinn ein direkter Vorläufer der Arbeit von Schwartz und Dameshek war.

Sie verwendete ein anderes Krebsmittel, genannt Amethopterin. Sie gab es Mäusen, denen nach Röntgenbestrahlung Knochenmark in die Blutbahn gespritzt worden war. Sie zeigte, daß diese Droge die „Transplantat gegen Wirt"-Reaktion verhinderte, die sonst diese Tiere bald krank gemacht hatte.

Ihre erste Veröffentlichung darüber (1958) erschien in der gleichen Zeitschrift, in der Schwartz und Dameshek ihren kurzen Vorbericht über die Kaninchenexperimente veröffentlicht hatten.

Ein Jahr nach ihrem Vorbericht in „Nature" berichteten Schwartz und Dameshek über einen weiteren Fortschritt: Sie wandten diesmal 6-Mercaptopurin an und nicht mehr wie früher ein injiziertes, künstliches Antigen, das menschliche Serumalbumin. Wieder führten sie ihre Versuche an Kaninchen aus. 6-Mercaptopurin wurde verabreicht und die Haut von anderen Kaninchen wurde auf die Versuchstiere überpflanzt. Sie zeigten, daß diese Droge die Überlebenszeit des Transplantats verdreifachte.

All dies zusammen bewies zum ersten Mal eindeutig, daß chemische Stoffe eine Veränderung im immunologischen Vorgehen in Richtung einer Toleranz herbeiführen konnten, indem die eiweißproduzierenden DNA-RNA-Sequenzen innerhalb der Zelle gestört werden. Bald wurde dieses Resultat von den Verpflanzungswissenschaftlern zur Kenntnis genommen, die nur darauf gewartet hatten, mit dem Problem der Immunsuppression auf dem Gebiete der Organverpflanzung weiterzukommen. Innerhalb eines Jahres nach der Veröffentlichung der Arbeit von Schwartz und Dameshek wurden Patienten mit verpflanzten Nieren mit solchen Drogen behandelt. Bevor wir aber diese Geschichte erzählen, sollten wir innehalten und uns fragen, wie und warum diese Substanzen die Übertragung von Informationen und dadurch die Eiweißsynthese innerhalb der Zelle störten.

Sand im Getriebe

Die 4 Drogen, die in der Verpflanzungschirurgie meistens zur Immununterdrückung verwendet werden, sind 6-Mercaptopurin (und das ihm nahe verwandte Azathioprine), Azaserin, Actinomycin und Cortisonabkömmlinge. Auch andere Drogen werden in einem gewissen

Ausmaße verwendet; bessere werden noch entdeckt werden; und auch andere chemische Methoden werden sicherlich erfolgreich sein. Aber jede dieser 4 Substanzen ist ein Beispiel für eine bestimmte Art von Wirkung auf die Immununterdrückung. Voneinander sind sie sehr verschieden, aber sie alle führen zu dem gleichen Endresultat.

6-Mercaptopurin (und Azathioprin). Wie man schon aus seinem Namen schließen kann, ist 6-Mercaptopurin tatsächlich ein Purin und daher ähnlich den basischen Bestandteilen, die man in den Nucleotiden, also in der DNA und RNA findet. Wenn 6-Mercaptopurin mit einer anderen chemischen Verbindung gekoppelt wird, mit einem Imidazol, so wird eine Substanz gebildet, die dem 6-Mercaptopurin nahe verwandt, aber weniger toxisch und daher brauchbarer für die Transplantationschirurgie ist. Es ist Azathioprin, auch Imuran genannt, das heute in der Transplantationsforschung und -praxis in der ganzen Welt die meist verwendete Droge ist.

Die Beweise für die genaue Wirkungsweise des 6-Mercaptopurin und Azathioprin sind widersprüchlich. Beide enthalten ein normales Purin, an das ein Schwefelatom gebunden ist. Wird dieses in die DNA eingebaut, so werden die elektrischen, chemischen und strukturellen Eigenschaften des Moleküls leicht verändert. Dies stört die normale Eiweißsynthese. Wirkt es auf diese Art, dann ist 6-Mercaptopurin eine „Schwindel"-Substanz, die sich in eine Kette einschwindelt, in die sie nicht gehört. Dies ist ein bekanntes Prinzip, das oft bei Heilmitteln angewendet wird. Es gibt viele, oft gebrauchte Medikamente, die auf diese Art wirken: Sie sind einer natürlich vorkommenden chemischen Verbindung oder einem Hormon sehr ähnlich und blockieren dadurch deren Wirkung.

Man könnte eine Analogie zu den Patronen im Magazin eines Maschinengewehrs aufstellen. Das Magazin füttert das Maschinengewehr mit vielen Patronen, die alle gleich sind. Wären in dem Magazin Patronen, die doppelt so groß sind, so würden sie nicht in den Mechanismus des Gewehres passen. Sie würden die Mechanik nicht ruinieren, denn das Gewehr könnte sie gar nicht aufnehmen oder gar verschießen. Es gäbe einfach eine Ladehemmung. Wenn man jedoch in das Magazin eine Patrone ladet, die genauso wie die anderen ist, nur vielleicht mit einer ein bißchen größeren Kugel, so würde sie in den Lauf rutschen und könnte verschossen werden. Da jedoch die Kugel zu groß ist, würde sie den Lauf blockieren und das Gewehr gänzlich unbrauchbar machen.

Einige dieser Substanzen, wie z. B. das 6-Mercaptopurin oder das Azathioprin, sind unter dem Sammelnamen „Antimetaboliten" bekannt, denn sie scheinen die Eigenschaft zu haben, in das Stoffwechselgeschehen aufgenommen werden zu können. Sie sind den normalen Purinen ähnlich und sie werden in das DNA-Molekül bis zu 1% der Gesamtmenge eingebaut. Dies scheint den DNA-RNA-Ablauf gerade genug zu stören, um die Synthese der Antikörperproteine zu verhindern. In wesentlich größeren Dosen stören sie die Zellverdoppelung in einem solchen Ausmaß, daß sie das Wachstum einer Krebsgeschwulst sehr vergrößern.

Azaserin. Forschung dieser Art, nämlich die Wirkungsweise solcher Drogen festzustellen, ist für die zweite Gruppe, gekennzeichnet durch Azaserin, weit fortgeschritten. Dr. John Buchanan aus der Abteilung für Chemie am Massachusetts Institute of Technology konnte die Wirkungsweise dieser Substanz in Einzelheiten aufzeigen. Viele der Experimente, über die wir in diesem Buch berichtet haben, waren biologischer Art, z. B. die Transplantation von einem Tier auf ein anderes, die Transplantation in ein Embryo, und die Verpflanzung von Nieren. Hier ist ein Beispiel für ein rein chemisches Experiment: Es klärte die genaue chemische Wirkungsweise auf, wie sie zum Erfolg der Transplantation wesentlich beitrug.

Zu diesem Zweck synthetisierte Dr. Buchanan zuerst ein Azaserin, das ein radioaktives Kohlenatom enthielt. Dann isolierte er eines der Enzyme[4], das an der Synthese der Nucleotide teilnahm, und zwar jenes, das Stickstoff von Glutamin[5], einer Stickstoffverbindung, in die Nucleotidsynthese einschleuste. Um eine andere Analogie anzuwenden, so können wir dieses Enzym mit einem Arbeiter vergleichen, der an einem Fließband steht, das Stickstoffatom vom Glutamin, das hinter ihm liegt, nimmt, und es in ein Nucleotid hineinlegt, das an ihm vorüberläuft.

Dr. Buchanan zeigte, daß sich Azaserin mit diesem Enzym verbindet, mit dem es eine äußerst feste Bindung eingeht. Die einzelnen Teile der Verbindung konnten durch chemische Verdauung voneinander getrennt werden, so daß er die genaue chemische Struktur jedes dieser einzelnen kleineren Teile studieren konnte. Durch dieses komplizierte und sehr sorgsame Vorgehen zeigten Dr. Buchanan und seine Mitarbeiter, daß sich Azaserin an eine Schwefelwasserstoffgruppe[6] im Enzym bindet, und, nachdem dies geschehen war, auch fest gebunden bleibt. Die Droge wirkt, indem sie über das Enzym den ganzen Mechanismus schädigt, so als ob der Finger des Arbeiters am Fließband im Band hängenbliebe und so in die Maschine käme; er wäre dann für immer nutzlos.

---

4 *Enzym,* ein Protein, das die Reaktion zwischen zwei anderen chemischen Stoffen ermöglicht oder beschleunigt.

5 *Glutamin,* eine Stickstoffverbindung.

6 *Sulfhydryl,* eine Schwefelwasserstoffgruppe des Moleküls.

Actinomycin. Dr. Edward Reich und seine Kollegen am Rockefeller Institute untersuchten die Wirkungsweise des Actinomycin. Diese Substanz gehört einer gänzlich anderen Gruppe von Stoffen an. Die Nachsilbe „mycin" bedeutet, daß dieses Medikament aus einer Hefe oder einem Pilz gewonnen wird. Es ist mit den bekannten Antibiotica verwandt, die in ihrem Namen die gleiche Wurzel enthalten, so wie Streptomycin, Erythromycin oder Chloromycetin. Sie alle sind äußerst giftig und werden in so geringen Dosen verwendet, daß sie mehr die Bakterien als den Patienten schädigen. Einige von ihnen, für die Actinomycin ein Beispiel ist, schädigen auch Krebszellen und werden zur Behandlung des Krebses verwendet.

Es war seit 1962 bekannt [7], daß Actinomycin jene Reaktion verhindert, durch die das DNA-Molekül ein entsprechendes RNA-Molekül bildet, das die Botschaft der Eiweiß-Chiffre vom Zellkern zum Zellkörper trägt. Reich und seine Mitarbeiter zeigten durch äußerst scharfsinnige Methoden, daß sich das Actinomycin-Molekül an einer Stelle des DNA-Moleküls bindet und verhindert, daß die entsprechende RNA passend zusammengesetzt werden kann. Reich zeigte genau, wo dieser „Ziegel", oder falsche Baustein, in die komplizierte Helixstruktur der DNA hineinpaßt; er entdeckte durch äußerst genaue chemische und physikalische Untersuchungen den genauen Platz der Verbindung. Der exakte Winkel der Verbindung, in dem die verschiedenen Atome an das Kohlenstoffskelet gebunden sind, geben dem Chemiker Aufschluß, wo und wie das DNA-Molekül und Actinomycin zusammenpassen. So wirkt Actinomycin in einer viel früheren Stufe der Antikörpersynthese als Azaserin und 6-Mercaptopurin, die beide an kleineren molekularen Einheiten wirken.

Daß Actinomycin in kleinen Dosen die Herstellung von Transplantationsantikörpern stört, ohne einen immunologischen Krüppel hervorzubringen (d. h. einen Patienten, der für jede Art Infektion anfällig wäre), zeigt, wie exponiert die Herstellung von Transplantationsantikörperproteinen in der Zelle ist. Wie bereits im Fall der Frau G. L. erwähnt, ist es ein glückliches Zusammentreffen von Umständen, daß man einerseits die Antikörperbildung durch Immunsuppression blockieren kann und andererseits durch genaue Dosierung, was bei Röntgenstrahlen schwierig ist, eine hochspezifische Blockierung erreicht, die das Transplantat einwachsen läßt, ohne dem Patienten zu sehr zu schaden. Durch den Gebrauch von Drogen wird das „Gleichgewicht des Überlebens" bemerkenswert oft erreicht.

---

7 Goldberg und Rabinowitz, 1962.

Cortison. Von den 4 erwähnten Substanzen ist Cortison ein wirkungsvolles Hormon der Nebennieren, das den meisten Leuten bekannt ist. Die reine Substanz E, auch Cortison oder Cortisol genannt (die 3 Ausdrücke bedeuten das gleiche), wurde zum ersten Mal in Nebennierenausscheidungen von Dr. Edward C. Kendall aus der Mayo-Klinik und von Dr. D. Reichstein aus Basel 1936 gleichzeitig entdeckt. Heute kann man die reine chemische Substanz synthetisieren. Sie wird in der Medizin häufig verwendet.

Um 1950 konnte gezeigt werden, daß die Hormone dieser Gruppe eine ganze Anzahl immunologischer Reaktionen blockieren oder unterbrechen. Ein Patient, der an Heuschnupfen, Nesselausschlag, Asthma oder anderen allergischen Krankheiten leidet, erholt sich auf dramatische Weise, wenn man ihm Cortison gibt. Offensichtlich blockiert diese Droge die Reaktion zwischen einem Antigen und dem entsprechenden Antikörper, der für die Symptome des Patienten verantwortlich ist. Es verhindert auch den Durchgang von Zellen durch die Wände der Blutgefäße. Cortison kann in der Transplantationsproblematik als die Substanz bezeichnet werden, die die eigentliche Reaktion des Antikörpers mit dem Antigen verhindert. Die genaue Wirkungsweise, wie sie Dr. Buchanan und Dr. Reich für Azaserin und Actinomycin aufklärten, ist unbekannt.

Verabreicht man große Mengen von Cortison, so wird die Gesamtzahl der Zellen in den Geweben, die Antikörper herstellen, stark vermindert; die Zahl der weißen Blutkörperchen wird herabgesetzt, und die Lymphknoten werden kleiner. Cortison hat viele andere Wirkungen, die während der Behandlung an Transplantationspatienten beobachtet werden können. Eine ergibt sich aus dem vorher Gesagten: Die Patienten werden gegenüber Infektionen empfindlicher. Dazu kommt noch die besondere Wirkung, daß Cortison das Gesicht dicker und runder erscheinen läßt, mit einer dünnen Haut, mit rötlicher Hautfarbe und einem runden „Mondgesicht". Ähnliches findet man bei Kranken, bei denen im Körper zuviel Cortison produziert wird. Dieses Krankheitsbild wurde zuerst von Dr. Harvey Cushing beschrieben und heißt daher Cushing-Krankheit. Aus diesem Grund wird das etwas seltsame Wort „cushingoid" verwendet, um das Aussehen der Patienten zu beschreiben, die große Mengen von Cortison einnehmen. Der Anblick stört den Patienten und entsetzt seine Freunde.

Von Hunden und Menschen; Neuigkeiten reisen schnell

Wenige Monate, nachdem Schwartz und Dameshek ihre Ergebnisse publizierten, wurden neue Forschungsprojekte in Angriff genommen, um diese Drogen bei Nierenverpflanzungen auszuprobieren. Zum ersten

Mal wurde dies von Dr. Roy Y. Calne getan, einem jungen Chirurgen, der an der Buckston Browne Research Farm des Royal College of Surgeons in England arbeitete und von Dr. Charles Zukoski, der bei Dr. Hume in Richmond (Virginia) war. Der direkte Einsatz und die Promptheit, mit der Dr. Calne diesem Problem zu Leibe rückte, werden aus seinen eigenen Worten ersichtlich:

> Veranlaßt durch den Bericht von Schwartz und Dameshek, daß 6-Mercaptopurin Kaninchen gegenüber menschlichem Serumalbumin als Antigen tolerant machen kann, verwendete ich diese Substanz in einem Versuch, die Abstoßung von verpflanzten Nieren in Hunden zu unterdrücken.

Calnes anfängliches Experiment bestand darin, die Niere eines Spenderhundes einem anderen Hund in das Becken einzupflanzen. Die Nierengefäße wurden an die Blutgefäße in der Leiste des Empfängers angeschlossen. Diese Tiere erhielten dann 6-Mercaptopurin. Obwohl sie nicht länger als 2 Wochen überlebten, zeigten die Nieren keine Anzeichen von Abstoßung.

Dr. Calne erkannte die Bedeutung dieser Resultate und begann nur wenige Wochen später eine zweite Reihe von Experimenten. Dieses Mal entfernte er die Nieren auf beiden Seiten, so daß das Überleben des Versuchstieres vom Überleben der Nieren abhängig war. Calne änderte auch die Dosierung der Droge und erreichte so zwei Langzeitüberleber, einen von 21 Tagen und den anderen von 47 Tagen. Dieser Hund, der 47 Tage nur mit der verpflanzten Niere unter dem Einfluß von 6-Mercaptopurin lebte, war in seiner Art einzig. Es hatte niemals zuvor ein Tier gegeben, das mit einer nur sehr geringen Menge einer chemischen Substanz und einer transplantierten Niere so lange lebte. Calne veröffentlichte im Februar 1960 seinen Bericht in Lancet. Er endet ihn mit folgenden Worten:

> Meine Beobachtungen mit 6-Mercaptopurin weisen darauf hin, daß diese Droge die Abstoßung einer verpflanzten Niere im Hund modifizieren kann. Diese Methode könnte einer totalen Körperbestrahlung insofern überlegen sein, als sie weniger risikoreich ist und möglicherweise immunologisch weniger verkrüppelnd. Doch scheint sie die Möglichkeit einer Infektion zu vergrößern und kann auch eine Gallenstauung in der Leber herbeiführen ...
> Der Gebrauch dieser Droge könnte es ermöglichen, Nieren auch beim Menschen zu verpflanzen, besonders bei chronisch urämischen Patienten, bei denen die Abstoßungsreaktion bereits verringert ist.

Als Dr. Calne diese Experimente durchführte und seine kurze Beschreibung gab, plante er bereits ein Jahr in Amerika zu verbringen. Er kam am 1. Juli 1960 an die Harvard Medical Laboratories mit einem Harkness-Stipendium des Commonwealth Fund. Dr. Calnes Ankunft dort unterstrich das Zusammenfallen dreier wichtiger Faktoren, eine Art Zusammentreffen von Umständen, die oft wichtige Fortschritte in der wissenschaftlichen Forschung bedeuten. Der erste Faktor war die

zunehmende Überzeugung, daß chemische Immunsuppression der Totalbestrahlung bei weitem vorzuziehen wäre. Der zweite Faktor war,
daß in unseren Laboratorien Dr. Murray die beiderseitige Nephrektomie
am Hund und das Einpflanzen der Spenderniere an ihrem ursprünglichen Ort als Routinemodell bereits eingeführt hatte (ein Forschungs-
projekt, das von Mitteln und vielen Tierversuchen abhängig war). Der
dritte Faktor war, daß eine geeignete Substanz mit einer bekannten
chemischen Struktur seitens der pharmazeutischen Industrie jederzeit
zur Verfügung stand, welche an einer weiteren Zusammenarbeit äußerst
interessiert war, und zwar die Laboratorien von Burroughs Wellcome
and Company.

Dieses Zusammentreffen der drei Ärzte — Dr. Murray, Dr. Calne
und Dr. Hitchings von den Wellcome Laboratorien — sollte während
der nächsten 2 Jahre die erstaunlichsten Fortschritte, die es je auf
diesem Gebiete gab, bringen. Der erste Mensch, dem eine Niere von
einem nichtverwandten Spender eingepflanzt und der erfolgreich mit
der chemischen Immunsuppression behandelt werden sollte, wurde
26 Monate nach Dr. Calnes Veröffentlichung im Lancet operiert. Diese
Fortschritte hätten nicht erzielt werden können ohne intensive Forschung an Hunden, die die Möglichkeit der Anwendung von Drogen bei
der Nierentransplantation klären sollte.

Hunde in Massachusetts und „New Hampshire"

Wie schon früher erwähnt, hatte Dr. Joseph E. Murray ein Stan-
dardtiermodell erfolgreich festgelegt. Es sollte die Grundlage für den
Fortschritt auf dem Gebiete der Nierentransplantation und später der
Transplantation anderer Organe, sowohl in unseren als auch anderen
Laboratorien werden.

Dieses Modell war der Hund, dem beide Nieren entfernt worden
waren und der eine andere Hundeniere erhalten hatte. Es wurde
zuerst von Ullmann geplant, von Carrel angewendet, und dann von
Simonsen und Dempster als moderne Laboratoriumsmethode vervoll-
ständigt. Ein solcher Hund erfordert sorgfältige Vorbereitung, postoperative Behandlung und fachkundige Pflege und Aufsicht. Es wäre leichter, derartige Forschung an Ratten, Mäusen, Hamstern oder Kaninchen
zu betreiben, bei denen Experimente zu Tausenden durchgeführt werden
können und nicht nur in Gruppen von 10 oder vielleicht 100 Tieren.
Aber da die Blutgefäße solcher Labortiere klein sind, ist bei ihnen die
Nierenverpflanzung mit großen technischen Schwierigkeiten verbunden.
Daher ist der Hund das geeignetere Tier. Die Möglichkeit, Hunde zu
erwerben, zu beobachten und an ihnen zu operieren, war ein wichtiger
Faktor in der Transplantationschirurgie.

Während Dr. Murray und Dr. Calne ihre Arbeit mit verschiedenen Substanzen begannen, begannen die Forscher in den Burroughs Wellcome-Forschungslaboratorien in Tuckahoe (New York), unter Leitung von Dr. George Hitchings neue Verbindungen zu synthetisieren, die das 6-Mercaptopurin verbessern sollten. Während weniger Monate entwickelte sein Laboratorium das Azathioprin. Man fand, daß es weniger toxisch war als das 6-Mercaptopurin und man konnte es als Pille verabreichen, und nicht nur als Injektion.

Zum ersten Male, nach 10 Jahren harter Arbeit, wurde es nun in immer zunehmenderem Ausmaß üblich, Tiere im Labor zu sehen, die normal 1, 2, 6 oder 8 Monate nach der Nierenverpflanzung lebten, ohne eigene Nieren, und die verpflanzte Niere normal funktionierte. Dieses ideale Resultat konnte nicht jedesmal erreicht werden. Die Verlustraten und die Sterblichkeit durch Infektionen der Lungen, wie sie bei Hunden so gefährlich sind, waren noch immer hoch. Aber die steigende Erfolgsrate war immer wieder neuer Anstoß für weitere Arbeit. Hunde lebten nun viele Monate, sogar Jahre mit dieser Droge. Es erhob sich natürlich die Frage, ob man diese Therapie unterbrechen könnte. Es war auch selbstverständlich, daß man zu fragen begann, ob diese Tiere nicht eine ungewöhnliche Toleranz gegenüber dem fremden Gewebe erworben hätten, oder ob die verpflanzte Niere selbst eine Art passende Umwandlung mitgemacht hätte. Die Geschichte eines Hundes erläutert viele dieser Probleme.

Jeder der Laborhunde hat einen Namen, damit er leichter kenntlich ist. Der Hund mit dem Namen „New Hampshire" war ein besonderer Erfolg. Seine Fallgeschichte ist ein wichtiges Beispiel, obwohl der Patient nur ein Vierbeiner war.

„New Hampshire" war ein 15 kg schwerer männlicher Bastard-Hund, gelb-weiß gescheckt und freundlich. Er wurde von Dr. Guy Alexandre aus Louvain (Belgien) unter Nembutal-Narkose operiert. Dr. Alexandre arbeitete damals in unserem Laboratorium mit Dr. Murray zusammen. Die Operation fand am 17. Januar 1962 statt. Eine beidseitige Nephrektomie wurde durchgeführt, und die Niere eines anderen Hundes wurde an die Blutgefäße im Becken angeschlossen. Das Tier wurde mit Azathioprin behandelt. Von Anfang an ging es ihm ausgesprochen gut.

60 Tage nach der Transplantation wurde ein kleines Stück Haut vom Spendertier genommen und auf „New Hampshire" verpflanzt. Zur Überraschung aller — die Niere funktionierte außerordentlich befriedigend zu dieser Zeit — entschied sich „New Hampshire" dafür, die verpflanzte Haut abzustoßen. Gleichzeitig mit dieser Hautabstoßung zeigte „New Hampshire" einen Anstieg des Blutharnstoffs, was eigent-

lich bedeutete, daß die Niere eine Abstoßungskrise mitmachte, während das Tier damit beschäftigt war, Antikörper gegen die Haut herzustellen. Wir könnten es auch so sagen, die Anwesenheit von Hautantigenen des gleichen Spenders rief im Empfänger eine Neigung hervor, auch die Niere abzustoßen. „New Hampshire" wurde nun zusätzlich mit kleinen Mengen von Actinomycin behandelt.

Am 180. Tag wurde der Versuch wiederholt. Wieder wurde Haut vom Nierenspender verpflanzt, und wieder wurde sie von „New Hampshire" abgestoßen, trotz der Tatsache, daß die Niere vom gleichen Spender noch immer gut funktionierte. Dieses Mal gab es jedoch keine Anzeichen für eine Abstoßungskrise in der verpflanzten Niere selbst.

Am 280. Tag wurde das Experiment nochmals wiederholt, und wieder wurde die Haut abgestoßen. Aber auch dieses Mal, so wie beim zweiten Mal, konnten keine Anzeichen einer Abstoßung in der Niere beobachtet werden. Hier war eine tatsächlich bemerkenswerte Situation eingetreten. Die „*erwachsen* erworbene Toleranz" war so sehr spezifisch, daß sie nur die Niere betraf [8].

Dann, am 300. Tag, überlegte sich das Forscherteam, ob es möglich wäre, „New Hampshire" kein Azathioprin mehr zu geben. Bis zu diesem Zeitpunkt hatte noch kein Tier eine verpflanzte Niere nach Absetzen der Droge behalten. Es gab nur eine Ausnahme, über die Dr. James Pierce und seine Gruppe an der Universität von Minnesota berichtet hatten. Da aber bei diesem Hund zur Zeit der Verpflanzung keine Nephrektomie ausgeführt worden war, konnte man dieses Experiment nicht als vollständig vergleichbar betrachten.

Bei „New Hampshire" wurde jetzt innerhalb 100 Tagen, vom 320.—420. Tag nach der Verpflanzung, die Dosis langsam verringert. Schließlich — fast 14 Monate nach der Verpflanzung —, wurde die Droge gänzlich abgesetzt.

„New Hampshire" stieß die Niere nicht ab. Er läuft noch immer im Labor herum und fühlt sich ausgezeichnet. Alle Forscher auf diesem Gebiet kennen ihn gut, oft wurde er fotografiert und erschien im Fernsehen. Zwei Jahre nach der Transplantation lebt er noch immer. Die Droge hatte er seit 1 Jahr nicht mehr erhalten. Es geht „New Hampshire" gut und er berechtigt zu der Hoffnung, daß es möglich sein wird, wenn unsere Erfahrung im klinischen Gebrauch der Immunsuppression wächst, die Droge ebenso wie beim Hund, auch beim Patienten abzusetzen, nachdem das Transplantat längere Zeit erfolgreich beibehalten wurde.

---

8 Später wurdre gezeigt, daß im gleichen Tier auch die zweite Niere des ursprünglichen Spenders abgestoßen wurde.

Verschiedene andere Laboratorien waren gleichzeitig auf diesem Gebiete tätig, sie folgten der Arbeit Calnes, stützten sich alle auf die Arbeiten von Schwartz und Dameshek. Dr. Charles Zukoski, der mit Dr. Hume in Richmond arbeitete, zeigte, daß die durchschnittliche Überlebenszeit von transplantierten Nieren in Hunden mit 6-Mercaptopurin 23,7 Tage war, im Gegensatz zu den Kontrollierten, die nur 7,5 Tage überlebten. Seine Resultate bestätigten die Erfahrung Calnes.

Aus Minnesota berichtete Dr. James Pierce, daß von 51 Hunden 15 länger als 15 Tage lebten, wenn sie mit 6-Mercaptopurin behandelt wurden. Eines dieser Tiere war das früher erwähnte, das lange überlebte, nachdem die Droge abgesetzt worden war.

Seit jener Zeit (Zukoski und Pierce veröffentlichten ihre Resultate 1961 und 1962) verwendeten viele andere Laboratorien diese oder ähnliche Drogen, um das Überleben verpflanzter Organe im Tier zu verlängern. Milz, Herz, Lunge, Leber, Haut und andere Drüsen und Organe wurden in vielen Zentren erforscht. Die Droge hatte bewiesen, daß sie beim Hund von Nutzen war. Der Zeitpunkt war gekommen, sie auch vorsichtig am kranken Menschen zu erproben.

Kapitel 8

Vom Labor zum Krankenhaus

Auf der Suche nach einem neuen Weg

> "To be really useful, an astronaut must be a trail
> blazer, doing something which, under proper con-
> ditions and with the right equipment, others can
> also accomplish. He is not an adventurer—how-
> ever high and exciting the venture he undertakes—
> but one who seeks to establish a new routine." —
> Editorial, New York, Herald Tribune, July 22, 1961

Ein Krankenbesuch

So wurde um die Mitte 1961 offensichtlich, daß das Gleichgewicht
des Überlebens leichter mit chemischen Substanzen erzielt wird als mit
dem schwerfälligen und ungezielten Schlag einer Totalbestrahlung. Der
Übergang von der Körperganzbestrahlung zur Immunsuppression mit
Drogen war in nur wenigen Monaten erreicht. Die Patienten, die
für eine Transplantation in Frage kamen, waren jene, deren Über-
lebensaussichten zu jener Zeit nur einige Wochen betrugen; die meisten
von ihnen litten unter einem chronischen Nierenversagen infolge einer
Glomerulonephritis oder Pyelonephritis [1]. Damals erhielten Patienten,
die bereits vorher bestrahlt worden waren, chemische Immunsuppressiva.
Eine solche Behandlung wurde in einigen der französischen Fälle verfolgt, bei denen Drogen einige Wochen oder Monate nach der anfänglichen Bestrahlung angewendet wurden. Sofort erkannte man, daß
diese Drogen einen großen Fortschritt darstellten, obwohl in den
früheren Fällen kein aufsehenerregender Erfolg erreicht worden war.

---

1 Der erste Patient, der 6-Mercaptopurin zum Zwecke der Immunsuppression nach Nierentransplantation erhalten sollte, war Herr L. S. (PBBH
4 P 503), behandelt im April 1960; der erste Patient, der mit Azathioprin als
Immunsuppressivum bei Nierentransplantation behandelt wurde, war Herr
D. T. (PBBH 0-15-05) im März 1961.

Im Gegensatz zur Bestrahlung, die entweder auf einmal oder in mehreren Teildosierungen durchgeführt wurde, konnten die Immunsuppressiva täglich in kleinen Dosierungen verabreicht werden. Waren die Verteidigungsmittel des Körpers zu sehr herabgesetzt (wie an der Zahl der weißen Blutkörperchen oder Blutplättchen erkannt werden konnte), so wurde die Menge der Droge verringert oder während einiger Tage gänzlich abgesetzt. Der Arzt konnte tatsächlich sowohl den Zustand der Niere wie auch die Abwehr des Körpers gegen diese gleichzeitig verfolgen. Dies war eine schonende Behandlung im Gegensatz zu der Totalbestrahlung, nach der keine weitere Verbesserung erwartet werden konnte, bis sich der allgemeine Strahlenschaden nach einigen Wochen behoben hatte.

Während der nächsten 3 Jahre (nach dem ersten Patienten im Frühjahr 1960) wurden 13 weitere Nieren im Brigham-Krankenhaus verpflanzt, bei denen chemische Substanzen als Immunsuppressiva verwendet wurden. Dann wurden in diesem Krankenhaus im Frühjahr 1963 und später in einigen anderen der Vereinigten Staaten und im Ausland (insbesondere in Richmond, Denver, Paris, London und Edinburgh), die Erfahrungen mit Nierenverpflanzungen schnell ausgeweitet. Die Auswertung der Erfahrungen konnte jetzt in einem viel größeren, klinischen Maßstab beginnen.

In allen diesen Krankenhäusern versuchten die Ärzte eine neue Routine aufzustellen, die sicher, praktisch und wirksam sein sollte. Sie gingen von der Annahme aus, daß es möglich sein müßte, ein langes Überleben des Patienten zu erreichen und ihn bei guter allgemeiner Gesundheit zu erhalten, selbst wenn seine eigenen, kranken Nieren entfernt worden waren, eine andere Niere eingepflanzt und Immunsuppression mit Hilfe von Medikamenten erzielt worden war. Diese Ansicht war durch die Tierexperimente im Laboratorium gerechtfertigt. Sie fand ihre erste Verwirklichung (was vielen anderen Forschern neuen Antrieb gab) im Falle des Herrn M. D. Er wurde am 5. April 1962 operiert und gab zum ersten Mal der wachsenden Überzeugung berechtigte Hoffnung, daß chemische Immunsuppression Homotransplantation möglich machen würde.

Der Fall des Herrn M. D.

Herr M. D. (PBBH 1-19-87) war am 21. Januar 1962, zur Zeit seiner Aufnahme im Krankenhaus, 24 Jahre alt. Wie schon andere Patienten vor ihm wurde er an die Kidney Study Unit überwiesen, denn er litt an einer chronischen Glomerulonephritis. In den 12 Jahren seit Einführung der künstlichen Niere, hatte sich vieles verändert.

Abgesehen von der Dialyse mit der künstlichen Niere war es auch möglich, die Oberfläche des Bauchfells zu waschen und Abfallprodukte auf diese Weise zu entfernen. Dies wurde „Peritoneal-Dialyse" genannt. Hier wirkt das Bauchfell (das Peritoneum), eine dünne Membran, die die Eingeweide überdeckt, als Dialyse-Membran. Dieser Vorgang war leichter durchzuführen und weniger kostspielig als die künstliche Niere, denn der Patient mußte nicht im Krankenhaus bleiben. Obwohl die benötigte Vorrichtung sehr einfach ist, drohte stets Infektion. Auch waren neue Verfahren entwickelt worden, die es ermöglichten, täglich kurze und einfache Dialysen an der künstlichen Niere durchzuführen. Dies erlaubte den Patienten, herumzugehen; sie fühlten sich gut und konnten meistens zu Hause sein. Diese Methode wurde besonders durch Major Paul Teschan von der Surgical Unit der Armee in San Antonio (Texas) und Dr. Belding Scribner an der Universität Washington in Seattle vervollkommnet. Sie machte es möglich, die Patienten mit einer verminderten Nierenfunktion oder auch ohne Nieren am Leben zu erhalten, aber auch ihr Allgemeinzustand konnte so, viel länger als früher, aufrecht gehalten werden. In manchen Fällen war es ratsam, zuerst die kranken Nieren zu entfernen und so den Blutdruck zu senken und das kranke Gewebe zu entfernen. Dadurch wurde der Patient über längere Zeiträume vor der Verpflanzung relativ gesund erhalten.

Als Herr M. D. erstmals ins Krankenhaus kam, wurde er zuerst mit Peritoneal-Dialyse behandelt, um seine chemischen Blutwerte zu normalisieren und um seinen Allgemeinzustand zu verbessern. Deswegen und wegen anderer therapeutischer Notwendigkeiten mußte der Patient während des ersten Monats 6mal ins Krankenhaus zurückkommen. In seine Bauchwunde wurde ein kleiner plastischer Knopf eingesetzt, der zum Anschluß für den kleinen Schlauch der Peritoneal-Dialyse dient, ohne dem Patienten selbst Schmerz oder Unannehmlichkeiten zu verursachen. Die Peritoneal-Dialyse war jedoch immer weniger imstande, die Abfallprodukte aus der Bauchhöhle auszuwaschen. So wurde dieser Patient zum Anwärter für eine Nierenverpflanzung. Er hatte keine Zwillingsgeschwister, und Familienmitglieder waren nicht als Spender greifbar. Das Warten auf einen Spender fing an.

Am 5. April 1962 trat nun einer jener Zufälle ein, die zu erkennen, so wichtig für jede Art von klinischem Fortschritt sind. Es war der Fall eines 30jährigen Mannes, der sich einer Herzoperation unterziehen mußte. Sein Herz wurde geöffnet und operiert, während er in Hypothermie war; das heißt, sein ganzer Körper war unterkühlt. Sein Herz war durch die Krankheit sehr geschädigt worden. Durch die Unterkühlung konnte das Risiko der Operation verringert werden. Nach der Operation gelang es nicht, das Herz wieder normal zum

Schlagen zu bringen. Der Patient starb auf dem Operationstisch, nachdem alle Bemühungen vergeblich waren. Als er starb, war sein Körper gut unterkühlt, das heißt unter der normalen Körpertemperatur, und seine Nieren funktionierten einwandfrei. Durch die Hypothermie waren beide Nieren bereits unterkühlt, als ihre Blutversorgung durch den Tod des Patienten unterbrochen wurde. So waren sie gut geschützt und konserviert, trotz der unvermeidlichen Ischämieperiode nach dem Herzstillstand.

Schon seit einer Woche hatten Dr. Murray, Dr. Couch und Dr. Wilson abwechselnd im Krankenhaus geschlafen für den Fall des plötzlichen Todes eines Schwerverletzten. Dieser Patient käme dann als Nierenspender für Herrn M. D. in Frage. Es gab drei „falsche Alarme", bevor sich diese bemerkenswerte ideale Gelegenheit darbot.

Es nahm nur wenige Minuten in Anspruch, bis alle notwendigen Schritte mit der hilfsbereiten und verständnisvollen Familie erledigt waren. 40 min nach dem Tode wurde eine Niere entfernt und dann weiter bis auf —4° C unterkühlt. Wieder wurde die Transplantation von Dr. Murray ausgeführt. Sofort fing die Niere an zu funktionieren.

Die ganze Zeitspanne, die vom Tod des Spenders bis zum Herstellen des neuen Kreislaufes in der verpflanzten Niere verstrich, war nur 2 Stunden. Bei normaler Temperatur würde so ein Zeitraum die Niere schädigen. Aber unter diesen Umständen, da des Spenders Organe bereits zur Zeit des Todes unterkühlt waren, waren 2 Std nicht zu lange. Damals hatte man die Umstände als eindeutig günstig für Herrn M. D. erkannt.

Der Patient erhielt sofort Azathioprin, mit dem dann auch die Behandlung dauernd fortgesetzt wurde.

Einige Tage nach der Operation hörte die Harnausscheidung auf, obwohl die Niere dies anfänglich, schon während der Operation, getan hatte. Dann, am 11. Tag nach der Operation, begann wieder Harn in genügender Menge ausgeschieden zu werden, am 18. Tag sogar 6 l an einem Tag. Während der nächsten 3 Wochen war der Fortschritt befriedigend.

Am 39. Tag zeigte sich in der neuen Niere eine immunologische Abstoßungskrise, die mit hohem Fieber und schlechtem Allgemeinbefinden einherging. Der Patient erhielt nun zusätzlich zum Azathioprin auch Actinomycin. Als diese Krise abgewendet worden war, erwies es sich als notwendig, die beiden eigenen Nieren des Patienten zu entfernen, um seinen angestiegenen Blutdruck wieder zu normalisieren. Am 50. und dann am 62. Tag nach der Operation wurden bei jeder Operation eine der degenerierten Nieren des Patienten von Dr. Harrison entfernt.

4 Monate nach der Verpflanzung gab es wieder eine Abstoßungskrise. Die beiden Substanzen schienen die Nieren nicht befriedigend
erhalten zu können. Man war daher gezwungen, auch Cortison einzu-
setzen. Dann bekam der Patient eine Lungenentzündung, eine er-
schreckende Komplikation bei jedem, der mit immunsuppressiven Medikamenten behandelt wird. Trotzdem bestand die Hoffnung, dieser
Infektion Herr werden zu können. Bei vielen Hunderten von Hunden,
die unter den gewöhnlichen Zwinger-Infektionen, Staupe und Lungenentzündung litten, war oft Heilung trotz der immunsuppressiven Drogen eingetreten.

Und so geschah es auch im Falle des Herrn M. D. Die Lungenentzündung ging unter der Behandlung mit Antibiotica vorbei, und
schließlich wurde der Patient aus dem Krankenhaus entlassen. Er
kehrte zu seiner Arbeit zurück; er fühlte sich wohl, und sein Blutdruck
war normal, obwohl der Harnstoffspiegel in seinem Blut noch leicht
erhöht blieb. Man konnte nicht sagen, daß er seine normale Nierenfunktion vollständig wiedergewonnen hatte. Trotzdem war ihm, der früher
unter einer chronischen Nierenerkrankung gelitten hatte, ein normales
Leben zurückgegeben worden.

Ebenso wie in den Fällen der Herren R. H. und J. R. (die beiden
anderen „Ersten") war der Fall des Herrn M. D. von besonderer Bedeutung; es war die erste erfolgreiche Nierenverpflanzung bei einem
Menschen unter chemischer Immunsuppression und mit der Niere eines
nicht verwandten Spenders.

Dann machte Herr M. D. eine so schwere Krise durch, daß alles in
Frage gestellt war. 18 Monate nach seiner Nierenverpflanzung bekam
er eine akute Blinddarmentzündung. Der Blinddarm lag in nächster
Nähe der verpflanzten Niere. Er war stark infiziert und schon teilweise
perforiert. Er wurde entfernt[2]. Der Krankheitsverlauf war während
einiger Tage kritisch, aber dann konnte der Patient wieder nach Hause
entlassen werden. Er nahm weiter die Medikamente zu sich und fühlte
sich wohl wie eh und je.

Doch dabei blieb es nicht. Diese Niere, die erste mit einer Lang-
zeitfunktion unter chemischer Immunsuppression, wies eine fort-
dauernde Verschlechterung ihrer Funktion auf. Obwohl Herr M. D.
zu Hause war und arbeitete, war sein Zustand nicht ganz befriedigend.
Deswegen wurde am 22. Januar 1964, 21 Monate nach seiner ersten
Operation, eine zweite Niere verpflanzt. Dieses Mal wurde die Niere
(so wie viele andere) durch Dr. Donald Matson einem Kind entnom-

---

2 Unter dem Mikroskop zeigte der Blinddarm eine Verminderung seiner
normalen Lymphgewebsreaktion bei Entzündung, als Zeichen des lokalen
Effektes einer Immunsuppression.

men, das wegen eines Hydrocephalus operiert worden war. Diese Niere wurde in die andere Seite des Beckens eingesetzt.

Als Ende 1962 der Fall des Herrn M. D. weit bekannt wurde, begann man eine immer mehr wachsende Zahl von Patienten in verschiedenen anderen Zentren zu operieren. Ende 1963 war es möglich, die Ergebnisse der verschiedenen auf diesem Gebiet arbeitenden Gruppen zusammenzufassen als Beispiel für den Fortschritt in den ersten Jahren der Nierentransplantation.

Von den 13 Patienten, die in unserem Krankenhaus im Zeitraum von April 1960 bis April 1963 operiert wurden, erhielten 10 die Nieren von frisch Verstorbenen, oder von jungen Patienten, an denen eine Hydrocephalus-Operation vorgenommen werden mußte. Nur 3 dieser Patienten bekamen die Nieren von lebenden Spendern, und diesen drei schien es am besten zu gehen. Von 16 zusätzlichen Fällen, die seit Mitte 1963 operiert wurden, waren 13 erfolgreich und überlebten lange.

In einer späteren Reihe von Operationen, ausgeführt von Dr. William A. Waddell und Dr. Thomas Starzl in Denver (Colorado), zeigten 29 von 46 Patienten, das heißt etwas mehr als die Hälfte, befriedigende Nierenfunktion während eines Mindestzeitraums von 3 Monaten. Ärzte in Richmond (Virginia, unter Dr. David Hume) und in Boston im Massachusett General Hospital (unter Dr. Paul Russell) konnten wesentlich verbesserte Resultate im Vergleich mit den vorhergehenden Jahren aufweisen. Einer der ersten Forscher auf diesem Gebiet war Dr. Willard Goodwin, der mit einem Team an der Universität von Kalifornien in Los Angeles arbeitete. Er berichtete über 13 Nierenverpflanzungen seit 1956. Es ist interessant, daß einer der lange Überlebenden in Goodwins Reihe eine Niere von einem anderen Patienten erhalten hatte, bei dem sie wegen eines Krebsgeschwürs am Harnleiter entfernt werden mußte. Es war dies ein ähnlicher Fall wie der des Patienten Dr. Scolas im Springfield Hospital im Jahre 1951.

Dr. Willem Kolff, der als erster die künstliche Niere entwickelt hatte, leitete eine Gruppe, die Nierenverpflanzungen an der Cleveland Clinic Foundation in Cleveland (Ohio) ausführte. Er berichtete über 9 Nierenverpflanzungen bis September 1963, von denen 6 eine lange Überlebenszeit hatten.

In England setzte Dr. Calne seine Arbeit am Westminster Hospital fort. Er verwendete nur Kadaver-Nieren. Von 8 Patienten, die er operierte, überlebten 2, aber nur einer hatte eine befriedigende Nierenfunktion.

Professor Woodruff und seine Gruppe in Edinburgh berichteten über 11 Patienten, die sie operiert hatten. Von diesen waren 5 in gutem

Zustand. 2 von ihnen waren jedoch eineiige Zwillinge; die Nieren der übrigen kamen von verwandten Spendern.

Unter den Fällen von Professor Woodruff waren 2, die schnell in einen schlechten Zustand verfielen und 15 Monate nach der Operation starben. Diese späten Schwierigkeiten zeigen eindeutig, warum jeder Optimismus auf diesem Arbeitsgebiet mit Vorsicht gepaart sein muß.

Dr. Shackman am Hammersmith Hospital in London berichtete über 12 Operationen an 11 Patienten; 1 Patient mußte sich 2mal einer Transplantation unterziehen. In seiner Gruppe war ein sehr lange überlebender Patient, ein Mann an die 20 Jahre alt, der 2¹/₂ Jahre nach der Nierenverpflanzung, die Niere hatte er von seinem jüngeren Bruder erhalten, noch am Leben war. In seinem Fall wurde auch Röntgenbestrahlung, und zwar 100 r verwendet. Dieser Patient, der Anfang des Jahres 1960 operiert wurde, stellte das erste lange Überleben der Gruppe dar, in der die Niere nicht von einem Zwillingsbruder stammte. Die Gruppe im Hammersmith Hospital verwendete damals noch Ganzkörperbestrahlung, in der Art wie Herr J. R. behandelt wurde und nach den Erfahrungen, die man in Paris gemacht hatte.

Wenn wir auf diese Entwicklungszeit der Immunsuppression zurückschauen, so wird offensichtlich, daß die chemische Immunsuppression das praktischste und sicherste Mittel war, die Annahme des Transplantats zu erreichen. Jedes Jahr verbesserten sich die Resultate. Die chemischen Mitteln sind milder als die Ganzkörperbestrahlung, aber sie sind noch immer giftig und weit davon entfernt, vollendet zu sein. Neue und bessere Drogen werden entwickelt werden; und der Gebrauch verschiedener Drogen zur gleichen Zeit ist noch immer sowohl vom theoretischen wie auch vom praktischen Standpunkt gerechtfertigt.

Diese Drogen sind giftig

Diese Kapitel haben schon des öfteren von erfolgreichen Erfahrungen erzählt. Bei 3 Gelegenheiten wurden wertvolle Erfahrungen an sehr kranken Menschen gewonnen. Erfahrungen, die für das Studium der Gewebsverpflanzung von besonderer Bedeutung waren, denn sie zeigten zum ersten Mal eine tatsächliche Erfolgsmöglichkeit: Erstens mit eineiigen Zwillingen, zweitens mit Röntgenbestrahlung und drittens (im Falle von Herrn M. D.) mit chemischen Substanzen

Und doch gab es auch viele negative Erfahrungen. Aber trotz Versagens wurde bei jeder Gelegenheit versucht, aus ihnen so viel als möglich zu lernen. Dies erfordert eine umfassende Krankenhausorganisation und ein sorgsames Studium jedes einzelnen Falles. Jeder Chirurg, der die Grundlagen der Gefäßchirurgie beherrscht, kann eine Nierentransplantation vornehmen; aber nur ein gut eingespieltes medizinischchirurgisches Team kann ebenso wie aus dem Erfolg auch aus dem Versagen einen Fortschritt erzielen. In dem Ausmaß, in dem man Erfahrung im Gebrauch von immunsuppressiven Substanzen erworben hatte, wurde der Erfolg häufiger; die „Erfolgsquote" stieg. In verschiedenen neueren Serien von Nierenverpflanzungen, die seit Januar 1963 in diesem Lande unter chemischer Immunsuppression ausgeführt wurden, konnte eine überwiegende Mehrzahl der Patienten ein erfolgreiches Resultat erwarten. Aber die Mißerfolge zeigen, daß Optimismus noch nicht gerechtfertigt ist und daß die gegenwärtigen Medikamente verbessert und bessere chemische Substanzen noch gefunden werden müssen.

Wie bereits im einzelnen beschrieben, wirken immunsuppressive Substanzen auf die Zelle, indem sie den zentralen Mechanismus der Eiweißsynthese stören. Es ist offensichtlich, daß diese Substanzen giftig sind; ihre eigentliche Wirkung ist, wie man sagen kann, das Resultat ihrer Giftigkeit. Sie werden in extrem niederen Dosen verwendet, um die Nebenwirkungen herabzusetzen; obwohl sie leichter anzuwenden sind als Bestrahlung, ist das Gleichgewicht des Überlebens noch immer sehr heikel. Kleine Zwischenfälle können das Gleichgewicht stören und in die falsche Richtung verschieben. Wir wissen noch nicht genug, um jede einzelne Wirkung dieser Substanzen zu verstehen.

Diese Einschränkung wird am besten durch den Fall des Herrn G. B. (PBBH 294443) anschaulich gemacht. Dieser Patient, 40 Jahre alt als er im Krankenhaus aufgenommen wurde, war mit einer Cystenniere geboren worden. Diese Krankheit, die schon bei Geburt manifest ist und daher „kongenital" genannt wird, läßt während der ganzen Kindheit normale Nierenfunktionen zu. Wenn der Patient aber heranwächst, dann hören die Nieren auf, richtig zu arbeiten, und ein kritisches Nierenversagen entwickelt sich.

Der Patient wurde im Krankenhaus aufgenommen und zeigte bei der Untersuchung zwei überaus große, vielcystische Nieren, die schlecht funktionierten und große Massen bildeten. Er kam mit einem ganz bemerkenswerten Arrangement für Spender an. Seine eigene Familie war als Spender ungeeignet. So gab er in seiner Heimatstadt eine Anzeige auf, daß er einen Nierenspender suche. Viele meldeten sich und zeigten so den weitverbreiteten anonymen Wunsch, anderen zu helfen. Eine Identifizierung mit dem Leiden des Nächsten brachte fremde Menschen dazu, freiwillig ihre Organe mit dem anderen teilen zu wollen. Von den vielen, die geantwortet hatten, schien eine junge Frau am ehesten geeignet, nachdem der Blutgruppentest und andere spezielle Untersuchungen ausgeführt worden waren.

Am 18. Februar 1963 wurde die Nierenverpflanzung durchgeführt. Der anfängliche Fortschritt des Patienten war auffallend gut. Die Nierenfunktion war hervorragend. Der Allgemeinzustand des Patienten besserte sich zusehends. Er fühlte sich wohl, und dieser Fall schien während des ersten Monats eine der erfolgreichsten Nierenverpflanzungen zu sein, die je ausgeführt worden waren. Aber dann begann eine Reihe von Ereignissen, die den Patienten im Laufe von 2 Monaten seiner Gesundheit beraubten, ihn erst ernsthaft und dann kritisch krank machten und schließlich zu seinem Tod führten.

Es begann mit einem allgemeinen Verfall, der mit Gelbsucht verbunden war (und so auf Leberschaden hinwies), mit Gewichts- und Appetitverlust. Seine Wundheilung war gestört, und er war unfähig, Infektionen abzuwehren. All dies, trotz einer normalen Serum-Eiweiß-Konzentration und einer normalen Blutzusammensetzung.

Nach seinem Tode gab die Familie die Erlaubnis, eine Autopsie durchzuführen. Es zeigte sich, daß er eine schwere infektiöse Lungenentzündung hatte, die neuen Ursprungs war. Man fand keine Zeichen einer Leberentzündung, keine chronische Infektion und keine Zeichen für eine Abstoßung der Niere. Es schien, daß dieser Patient an einer chronischen toxischen Reaktion gegen die Substanzen gestorben war, die zur Immunsuppression verwendet worden waren. Indem sie die normale Eiweißsynthese störten, unterdrückten diese Substanzen nicht nur die Synthese von Antikörpern, sondern auch von Enzymen. Enzyme sind für den normalen Ablauf aller Zellfunktionen wesentlich. Wenn zu viele gestört werden, kann die normale Körperfunktion nicht erhalten werden. Da die Anzahl von Funktionen, die wir während der Behandlung eines Patienten messen können, begrenzt ist, können wir nicht wissen, welche Funktion durch einen Enzymverlust kritisch gestört war. Durch Drogen, ebenso wie durch Bestrahlung, kann das Gleichgewicht des Überlebens gestört werden.

Wäre es möglich, die Antikörpersynthese auf andere Weise zu hemmen, dann könnten diese Medikamente in viel kleineren Mengen angewendet werden und so für den Patienten sicherer sein. Viele Patienten, die durch die Wirkung der immunsuppressiven Drogen bedroht sind, wie zum Beispiel durch Anfälligkeit gegen Infektionen, könnten dann schonender behandelt werden; die „neue Routine" würde dann weniger Zufällen ausgesetzt sein.

Thymus, Milz, örtliche Bestrahlung und Lymph-Drainage unterstützen Medikamente

Selbst ohne so tragischem Ausgang wie bei Herrn G. B. war es schon bald bei Gebrauch von immunsuppressiven Medikamenten offensichtlich, daß viele Methoden in logischer Weise kombiniert werden könnten, um die Produktion von Antikörpern gegen das Transplantat zu hemmen. Wenn der alte Hausarzt ein Rezept für etwas von dieser und etwas von jener Medizin ausschrieb, um Heilung durch eine allumfassende Mischung herbeizuführen, wurde er oft beschuldigt, ein „Schrotgewehr"-Rezept geschrieben zu haben. Dem wissenschaftlichen Puritaner würde der Gebrauch von verschiedenen immunsuppressiven Medikamenten, zur gleichen Zeit verabreicht, wie ein altmodisches „Schrotgewehr"-Rezept erscheinen — die Verabreichung von verschiedenen Medikamenten in der wilden Hoffnung, daß eines vielleicht Erfolg haben würde.

Tatsächlich sind an der Synthese der Antikörpereiweiße so viele enzymatische Schritte beteiligt, daß es verlockend erscheint, gleichzeitig gegen mehrere Enzyme vorzugehen — gegen ein jedes mit einer geringen Menge einer für sie giftigen Substanz. Auf diese Weise könnte man hoffen, die ganze Sequenz zu stören, ohne zu irgendeinem Zeitpunkt anderen Systemen zu sehr zu schaden.

Es gibt viele verschiedene Schritte in der Eiweißsynthese. Jeder ist von Enzymen geleitet und in sich verletzbar. In der Immunsuppression ist eine Schrotgewehr-Behandlung manchmal erfolgreich und erfüllt ihren Zweck. Es sollte möglich sein, andere Maßnahmen der Immunsuppression mit den einzelnen Drogen zu kombinieren. Verschiedene wurden bereits versucht. 4 von ihnen sind von besonderem Interesse.

Die eine Möglichkeit ist das Entfernen des Thymus. Im Erwachsenen ist der Thymus eine kleine, weiche, gelbliche Drüse im oberen Teil des Brustkorbs. Im Kind ist er groß, grau und zellreich. Im älteren Menschen ist er nicht mehr aktiv und erscheint bei der Operation als fettige Substanz. Während vieler Jahre war die Funktion des Thymus gänzlich unbekannt und war, so wie die Milz (und heute noch die Zirbeldrüse), ein geheimnisvolles Organ. Dann wurde eine Funktion des Thymus entdeckt, die für die Homotransplantation von größtem Interesse und möglicherweise von Wichtigkeit ist. Ein großer Teil dieses Wissens entstammt der Arbeit von Dr. J. F. A. P. Miller aus London und Dr. R. A. Good und seiner Mitarbeiter an der Universität von Minnesota.

Dr. Good und Dr. Richard Varco waren viele Jahre an einer ungewöhnlichen Krankheit, Agammaglobulinämie genannt, interessiert. Wir erinnern uns, daß die Globuline große Eiweißmoleküle sind, die im Blut zirkulieren; sie scheinen zahlreiche Antikörpereiweiße zu enthalten. Kindern, die mit dieser Krankheit geboren werden, fehlt die Fähigkeit, solche Eiweißstoffe aufzubauen. So zeigen sie weder Antikörperreaktionen noch haben sie eine Verteidigung gegen Infektionskrankheiten. Ständig ist ihr Leben bedroht; ständig sind sie in Gefahr ernsthafter Infektionen. Good und seine Mitarbeiter zeigten zum ersten Mal bei diesen Patienten das Fehlen einer Antikörperreaktion gegen Testantigene; in ihrem Blut konnten keine Plasmazellen gefunden werden.

Dann wandten sie ihre Aufmerksamkeit der Transplantation zu und führten ein kritisches Experiment aus. Sie zeigten, daß an Patienten mit Agammaglobulinämie Hauthomotransplantate ausgeführt werden konnten, ohne daß es zu einer Abstoßung kam. In ihrem Bericht, der 1957 veröffentlicht wurde, teilten sie mit, daß eines diese Hautverpflanzungen 14 Monate und ein anderer 23 Monate zufriedenstellend überlebt hätte. Dies war von Wichtigkeit, weil es wieder bestätigte, daß Transplantationsantikörper von dem gleichen System, das heißt Lymphknoten, Lymphzellen und Plasmazellen, im Körper hergestellt werden, das auch andere Arten von Immunität erzeugt; gleichzeitig war es die Grundlage für andere wichtige Beobachtungen der Minnesota-Gruppe in bezug auf die Rolle des Thymus.

Im Jahre 1961 berichtete diese Gruppe über eine Reihe von Experimenten, die im vorhergehenden Jahr ausgeführt worden waren und die die bemerkenswerte Rolle des Thymus bei der Entwicklung von Immunität zeigten. Sie zeigten zuerst, daß das Entfernen des Thymus im erwachsenen Tier keinerlei Wirkung auf die Immunität hatte. Dann wiederholten sie die Versuche mit frisch geschlüpften Küken, bei denen sie die Bursa Fabricius entfernten, eine kleine Ausbuchtung im Darm der Hühner, die die gleiche Aufgabe wie der Thymus bei den Säugetieren hat. Nachdem die Bursa Fabricius entfernt worden war, entwickelten diese Küken keine normale Immunität. Dr. Olga Archer und Dr. James Pierce (Minnesota) entfernten dann die Thymusdrüsen von Kaninchen, die 5—7 Tage alt waren. Einige Monate später konnten diese Kaninchen, als sie ein neues Antigen erhielten, keine Antikörper bilden. Hier war ein weiterer Schritt zum Verständnis der Immunreaktion, ein Hinweis darauf, daß der Thymus um die Zeit der Geburt ein Art von „Meisterdrüse" im immunologischen Geschehen sein könnte.

Innerhalb kurzer Zeit wurden diese Resultate in vielen anderen Laboratorien bestätigt. Während der letzten zwanzig Jahre gab es in der ganzen wissenschaftlichen Literatur nur einige wenige Berichte über den Thymus; nun stand der Thymus im Mittelpunkt der Forschung, nachdem man erkannte, daß er eine Funktion besitzt. Wenn der Thymus zu einem frühen Zeitpunkt entfernt wird, entwickeln sich weder die Zellen des Reticulo-Endothelial-Systems noch Antikörper; diese Tiere nehmen dann ein Homotransplantat viel eher an als normale Tiere.

Leider (für die Entwicklung der Transplantationschirurgie) nehmen diese Tiere das Transplantat nur dann an, wenn der Thymus gleich nach der Geburt entfernt wurde. Bereits wenige Wochen später hat er seine „Meisterdrüsen"-Funktion verloren. Wird der Thymus erst dann entfernt, so sehen wir eine viel geringere Wirkung auf die Annahmebereitschaft für das Transplantat. Es scheint daher, daß der Thymus bei Neugeborenen entfernt werden muß, um das Transplantat zu beeinflussen. In einem gewissen Sinne ist dies analog dem Erscheinen einer erworbenen immunologischen Toleranz, wie sie von Billingham gezeigt wurde, die auch nur um die Zeit der Geburt zutrifft.

Der zweite Schritt auf unserer Liste (der die Medikamente unterstützen würde, eine Immunsuppression herbeizuführen) ist das Entfernen der Milz. Die Milz ist ein weiches rotes Organ auf der linken Seite unterhalb der Rippen. Es ist ein höchstaktiver Ort der Antikörperproduktion und voller Zellen, die dem Reticulo-Endothelial-System angehören. Wenn die Milz Antikörper herstellt, vergrößert sie sich. Schon sehr früh wurden in der Transplantationsforschung Versuche unternommen, dem Patienten durch Entfernung der Milz zu helfen. Diese Operation ist unter dem Namen „Splenektomie" bekannt. Sie schien nicht von großer Bedeutung zu sein.

Trotzdem eroberte sich die Splenektomie einen bedeutenderen Platz in der Transplantationschirurgie als das Entfernen des Thymus, denn sie hat außer der Antikörperproduktion noch eine andere Funktion. Es ist die Eigenschaft, als Filter zu wirken, das heißt, sie kann Zellen aus dem Blut entfernen. Wenn mit einem Medikament wie Azathioprin eine Immunsuppression erreicht wurde, wird auch, wie bereits erwähnt, die zellbildende Tätigkeit des Knochenmarks und der Lymphknoten unterdrückt. Unter solchen Umständen könnte selbst eine normale Milzfunktion einen bedrohenden und zerstörenden Faktor darstellen. Das Ziel der Immunsuppression ist es, die Produktion von Antikörpern zu unterdrücken, ohne ein gefährliches Absinken der Zahl der weißen Blutkörperchen. Splenektomie (oder möglicherweise Bestrahlung der Milz) hilft mit, die Zahl der weißen Blutkörperchen und -plättchen während der chemischen Immunsuppression normal zu halten.

Die dritte Hilfsmaßnahme ist die lokale Bestrahlung des verpflanzten Organs selbst. Die antikörperbildenden Zellen, die die verpflanzte Niere infiltrieren, sind äußerst empfindlich auf Röntgenbestrahlung. Sie tragen die Antikörper und bringen sie zur Niere. Die Röntgenbestrahlung des verpflanzten Organs während einer Abstoßungskrise zerstört die Zellen im endgültigen Akt, zu dem Zeitpunkt, wenn sie die Niere infiltrieren und die Abstoßung verursachen. Wie

bereits hingewiesen, hat die Cortison-Behandlung eine ähnliche Wirkung, die aber auf einem anderen Mechanismus beruht. Beide, Röntgenstrahlen und Cortison, werden in der Behandlung der immunologischen Abstoßungskrise verwendet, wenn das verpflanzte Organ selbst
gefährdet ist. Sie können den Patienten nicht durch Immunsuppression
für die Transplantation vorbereiten.

Eine 4. Möglichkeit, die Immunsuppression zu unterstützen — sicherlich gibt es noch andere —, wird in den Arbeiten von Dr. James
Gowans (Oxford) gefunden. Er zeigte, daß man Lymphocyten aus
dem Körper herausnehmen kann. Diese Zellen, in Billionen, sind wie
gesunde Krieger, die einen Angriff auf das transplantierte Gewebe
ausführen. So war es möglich, Lymphocyten durch eine „Lymph-Fistel"
abzuleiten, indem man eine dünne Kunststoffröhre in den Ductus
thoracicus einführte. Dadurch kann man eine Vielzahl der natürlichen
Feinde des Transplantats entfernen, ohne die proteinaufbauenden
Sequenzen und die Antikörperproduktion der verbleibenden Zellen zu
zerstören.

Durch diese Hilfsmaßnahmen und durch die Entwicklung neuerer
und besserer Medikamente verspricht die Immunsuppression sicherer
und wirksamer zu werden. Aber für die Transplantation braucht man
noch immer einen Spender, und keine Art von Droge kann dieses Problem lösen.

Kapitel 9

Spender: Die Zeit und der Tod

Gibt es Leben nach dem Tode?

"What is a pomp, rule, reign, but earth and dust?
And live how we can, yet die we must." — King
Henry VI, Part III

Gesundes Gewebe

Wenn Emerson der Meinung war: „In der Natur wird nichts geschenkt, für alles muß gezahlt werden", hätte er ebensogut das schwierigste Problem der Transplantationschirurgie vor Augen haben können: das Finden lebenden Gewebes von gesunden Menschen. Es ist schwer genug, so ein Gewebe nach dem Tod zu finden, und selbst dann muß noch ein Preis gezahlt werden. Aber in beiden Fällen erfordert die Verpflanzung von Organen von Mensch zu Mensch als unumgängliche Vorbedingung die Versorgung mit gesundem Gewebe von einem anderen Menschen.

Niemand soll, und sei es in der besten Absicht, in unserem Untertitel, der das Leben nach dem Tode betrifft, ein metaphysisches oder gar theologisches Problem sehen. Der Biologe hat schon gewußt, daß „Ich bin, daher habe ich eine Seele", umgeschrieben werden sollte in „Ich habe eine Seele, die für eine gegebene Zeit in einem Körper lebt".

Jedes Menschen Körper ist eine komplizierte Maschine, in der der menschliche Geist und seine Seele leben. Wenn ein Mensch stirbt, dann kommt sein Geist zur Ruhe, und seine Seele entflieht in andere Regionen; sein Körper wird entweder eingeäschert oder begraben. Seine vielen Bestandteile werden dann freigesetzt, um wieder in den lebenden Kreislauf der Natur einzutreten. Unbeachtet dessen, was mit seiner Seele geschieht, kann eines jeden Menschen Körper eine gewisse Unsterblichkeit in der Rezirkulation und Wiederbenützung von Kohlenstoff, Mineralien und Wasser in Anspruch nehmen.

Wenn sofort nach dem Tod ein Teil dieses Körpers in eine andere Person verpflanzt wird, so findet der Wiedereintritt in den Ablauf der

Natur früher statt als es sonst geschehen wäre. Darin liegt auch der ethische und moralische Unterschied: Der verstorbene Mensch oder seine Familie müssen eine Verpflanzung durch eine positive Entscheidung möglich machen.

Bevor wir den Tod selbst analysieren, der es wenigstens eine Zeitlang noch erlaubt, daß gewisse Gewebe lebend bleiben, muß man die Situation des Spenders in bezug auf die Terminologie untersuchen.

Bei einer Autotransplantation ist der Patient sein eigener Spender. Das andere Extrem ist das Heterotransplantat, wenn ein Lebewesen einer Art als Spender für ein Lebewesen einer anderen Art fungiert.

Zwischen diesen beiden Extremen befinden sich die Spender, mit denen wir uns hauptsächlich befassen. Wenn der Spender ein eineiiger Zwilling ist (Isotransplantat), so gibt es fast keine genetischen Unterschiede. Das einzige Problem ist dann nur, wie weit der lebende Spender gesund ist. Bei der Homotransplantation, d. h. zwischen Lebewesen gleicher Art, die nicht eineiige Zwillinge sind, wächst die Bedeutung der Spenderauswahl und wird zum Hauptproblem. Oft werden lebende Spender genommen, dann sind Spender aus der ganzen Familie die geeignetsten. Diese kann man dann wieder nach ihrem Verwandtschaftsgrad zum Patienten unterteilen. Am nächsten stehen ihm zweieiige Zwillinge, dann kommt die Verpflanzung zwischen Eltern und Kindern. Und zu guter Letzt kommen Blutsverwandte außerhalb der nächsten Familie in Frage, bei denen der genetische Unterschied schon größer ist. Schließlich müssen wir uns mit der Transplantation zwischen lebenden Spendern und nicht verwandten Patienten beschäftigen; Spender, die gesunde, nicht verwandte Freiwillige sind [1].

Wenn eine Niere von einem Spender entfernt werden soll, so muß die Gesundheit des Spenders und der gegenüberliegenden Niere durch entsprechende Untersuchungen zweifelsfrei festgestellt werden. Selbst wenn der Spender ein eineiiger Zwilling ist und es daher keine genetischen Probleme gibt, so müssen die gleichen Untersuchungen durchgeführt werden.

Jedenfalls ist selbst unter idealen Umständen das Entfernen der Niere einer gesunden Person nicht nur eine direkte Gefahr, sie kann in der Zukunft noch größer werden. Wenn ein kleines Stückchen Haut oder eine Nebenschilddrüse oder Teile eines Eierstocks gespendet

---

1 Unter der Gruppe der nichtverwandten, lebenden Spender sind solche unbeabsichtigte Spender, denen ein Organ aus anderen Behandlungsgründen entfernt werden mußte, bezeichnet als „Operationsspender". Dazu gehören solche, denen eine Niere zur Behandlung eines Hydrocephalus, einer Nebenschilddrüse als Teil einer Tumoroperation, oder ein Eierstock aus anderen Gründen etc. entfernt wurde.

werden, so ist die Gefahr für den Gesundheitszustand des Spenders minimal. Nichts kann diese Gefahren vollständig ausschließen; beim Entfernen einer Niere sind sie sehr gegenwärtig. Sollte der Spender später verletzt werden, einen Unfall erleiden oder eine Infektion mitmachen, die die verbleibende Niere angreift, so würde dies zu ernsthaften Gefahren führen, wie es bereits in den Fällen der Frau G. L. und des Herrn N. W. berichtet wurde, deren verbleibende Niere verletzt wurde. Nur eine längere Zeitspanne wird zeigen, wie oft diese Gefahr tatsächlich eintritt. Es ist und war schon immer Pflicht und Routine, dies jedem Spender mitzuteilen, der eine Niere gab; sie alle haben sich dieser Gefahr gerne unterzogen; und bisher kam es zu keinen weiteren Komplikationen. Doch dies kann noch geschehen.

Abgesehen von diesem Problem, d. h. der Gesundheit des Spenders, wird die Spenderauswahl nach dem Grade ihrer genetischen Ähnlichkeit aufgebaut.

Eine größtmögliche Ähnlichkeit der Blutgruppen ist wesentlich; Transplantate sollten nicht zwischen Menschen, deren Blut unverträglich ist, ausgeführt werden, denn dies würde jede Bluttransfusion zu einer Gefahr machen.

Wenn die Blutgruppen verträglich sind, so ist ein verwandter Spender vorzuziehen. Was kann man nun tun, um genetische Verwandtschaft und die besten Aussichten für eine Transplantation sicherzustellen, wenn es an einem Verwandten fehlt, der die gleiche Blutgruppe hat? In den letzten Jahren wurden spezielle Untersuchungsmethoden entwickelt, um diese „Gewebegruppen" festzustellen. Solche Untersuchungen hätten Dr. Holman und Dr. Williamson zutiefst erfreut, denn beide sahen die Notwendigkeit dieser Art von Gruppierung voraus. Die Untersuchungen bestehen aus Kreuzreaktionen zwischen Lymphocyten und spezifischen Seren, um den Patienten, der ja der Empfänger ist, mit den möglichen Spendern zu vergleichen. Aus diesen wird dann der geeignetste ausgesucht.

Trotz aller Vorsichtsmaßnahmen, Tests und Auswahlvorgänge kommt man immer wieder zu der harten Tatsache zurück, daß Gewebe von gesunden lebenden Spendern selten ist. Die Niere ist ein paariges Organ, daher kann man sie spenden. Man kann Haut spenden, um eine Brandwunde zu decken. Die Milz, die Nebennieren, die Nebenschilddrüsen, ein Eierstock oder ein Hoden, ein kleines Blutgefäß oder ein Nerv und Teile der Eingeweide vervollständigen diese Liste.

Sobald wir aber anderes Gewebe brauchen, und uns dabei die große Zahl der Innenorgane vor Augen halten, wie z. B. die unpaarigen Organe Leber oder Herz, oder jene, die man dem Lebenden nicht entnehmen kann, wie die Lungen, dann müssen wir Zuflucht zu dem Körper frisch Verstorbener als Spender für das Homotransplantat nehmen.

Was ist der Tod? Wann tritt er ein?

Der „wundervoll erschaffene" menschliche Organismus ist gesetzlich und gesellschaftlich tot, wenn das Hirn seine Tätigkeit eingestellt hat, wenn seine Zersetzung wegen des mangelnden Blutzuflusses und der Sauerstoffversorgung nicht rückgängig gemacht werden kann, und wenn das Herz aufgehört hat zu schlagen.

Von allen Geweben des Körpers ist das Hirn gegenüber Mangel an Sauerstoff und Zucker am empfindlichsten, die beide durch das frische Blut von Herz und Lungen herangebracht werden. Wenn die Blutzufuhr und die Sauerstoffversorgung länger als 8—10 min unterbrochen ist, dann hören die Hirnfunktionen unwiderruflich auf, die Reflexe werden nicht mehr gefunden, die Pupillen sind stark erweitert, und das Elektrencephalogramm [2] zeigt keinerlei Aktivität. Dann ist der Patient tatsächlich tot. Aber der behandelnde Arzt erklärt ihn nicht für tot, wenn nicht auch das Herz zu schlagen aufgehört hat, etwas, was Minuten, Stunden oder selbst Tage später erst eintreten kann.

Das Stillstehen des Herzens für ein paar Augenblicke bedeutet nicht Tod, noch muß es den Tod unwiderruflich herbeiführen. Ein kurzes Aussetzen des Herzschlags, genannt Herzstillstand, kann durch Überdosierung einer Droge oder durch Anaesthesie eintreten, durch einen elektrischen Schock oder durch einen Blitzschlag. Man kann das Herz wieder zum Schlagen bringen, wenn man es mechanisch oder elektrisch anreizt. Der Kreislauf kann einige Minuten lang aufrecht erhalten bleiben, wenn man den Brustkorb zusammendrückt und ihn sich wieder ausdehnen läßt.

In jenen Fällen von Herzstillstand, in denen der Patient wiederbelebt wird, wurde die Blutzufuhr zum Hirn wiederhergestellt, bevor ein unwiderruflicher Schaden eingetreten war. Aus diesem Grund ist Geschwindigkeit und Effektivität in der Wiederherstellung der Herztätigkeit unerläßlich. Wenn dieser Herzstillstand jedoch bei normaler Körpertemperatur länger als 8—10 min anhält, dann ist, wie bereits erwähnt, der Patient tot, denn das Hirn ist tot.

In der Literatur wird der Mensch Jahrhunderte lang als tot betrachtet, wenn er zu atmen aufhörte. Der Grund dafür lag darin, daß man die Atembewegungen schon aus der Ferne leicht sehen konnte. Tatsäch-

---

2 *Elektrencephalogramm,* eine Aufzeichnung der elektrischen Aktivität des lebenden Gehirns.

lich verursacht Nichtatmen einen Sauerstoffmangel und damit den Tod
des Gehirns. Aber das einfache Aufhören des Atems ist von allen lebenswichtigen Funktionen am wenigsten die Ursache des Todes und kann
am leichtesten wiederhergestellt werden. Künstliche Atmung war die
erste Art der Wiederbelebung, die oft angewendet wurde. Heute können schwerkranke Patienten, denen es Mühe macht, ein- und auszu-
atmen, Stunden und Tage durch ein Beatmungsgerät am Leben erhalten
bleiben, das die Atmung ohne Anstrengung seitens des Patienten künstlich aufrecht erhält.

Von den dreien, Herz, Lungen und Hirn, wird das Hirn am ehesten durch einen Ausfall der Blutversorgung betroffen. Nach längerer
Unterbrechung des Kreislaufs ist die Hirnfunktion dauernd geschädigt.
Das Herz ist weniger empfindlich und kann wieder zum Schlagen gebracht werden; die normale Lungenfunktion ist am leichtesten wiederhergestellt.

Bei den meisten Menschen fallen am Ende ihres Lebens Herzstillstand, Stillstand der Atmung und Aussetzen der Hirnfunktionen in
einen Zeitraum von wenigen Minuten, und niemand weiß, was von
den dreien zuerst eintrat, es sei denn, man hätte den Menschen unter
sorgfältigste Beobachtung gestellt und besondere elektronische Apparate
verwendet.

Diese Aufzählung, die für viele bedrückend sein mag, muß von
jedem klar verstanden werden, der eine Transplantation von einem
verstorbenen Spender ins Auge faßt. Es handelt sich hier nicht nur um
eine biologische Theorie oder gar eine religiöse Überlegung: in der
Transplantationschirurgie ist es ein dringliches und praktisches Problem. Wenn das Hirn seine Funktion viele Minuten lang eingestellt hat,
die Pupillen stark erweitert sind und gegenüber Licht keine Reflexe
zeigen, wenn das Herz zu schlagen aufgehört hat, was man am Elektrokardiogramm erkennen kann, und wenn die Atmung stillsteht oder nur
von einer Maschine aufrecht erhalten werden kann, dann ist der Tod
eingetreten. Zu diesem Zeitpunkt aber enthält der Körper noch un-
zählige lebende und atmende Zellen, die zu Geweben und Organen
angeordnet sind, und die das Leben anderer retten können.

Das Überleben des Gewebes nach dem Tod; die Zeit-Temperatur-Kurve

Ein Gewebe wird als lebend definiert, wenn es wieder Sauerstoff
zum Verbrennen von Zucker verbraucht (um seine normalen Funktionen auf eine normale Weise auszuführen), wenn man es wieder in
eine normale Umgebung mit normaler Blutversorgung bringt. In einem

frisch verstorbenen Körper sind die Zellen und Gewebe, die noch leben, solche, die gegenüber einem Blut- und Sauerstoffmangel viel widerstandsfähiger als Herz oder Hirn sind. Die Lebensfähigkeit dieser Gewebe hängt von dem Zeitraum ab, in dem sie ohne Blutversorgung waren. Außerdem sind sie auch von der Temperatur während dieser Zeit abhängig.

Der Vergleich zweier Gewebe illustriert dies. Betrachten wir zuerst die Haut an der äußeren Oberfläche des Körpers, die stets kühler als das Innere ist. Nach dem Tod kühlt die Haut schnell ab. Noch viele Stunden später kann man sie verpflanzen, und sie wird weiterleben und wachsen. Ihr Zelleben ist nicht geschädigt.

Im Gegensatz dazu steht die Leber, ein großes, im Inneren gelegenes Organ. Sie ist der Brennofen des Körpers, weil ein Großteil des oxydativen Energietransfers innerhalb ihrer aktiven Zellen stattfindet. Selbst nach dem Tod des Patienten setzt die Leber noch eine Zeitlang ihre Stoffwechseltätigkeit fort und verbrennt Zucker ohne Sauerstoff. Diese Aktivität („Anaerobe Glykolyse") schädigt das Gewebe, denn sie produziert viel Säure und hält die Leber länger warm. Aber dadurch stirbt dann das Lebergewebe schneller ab, denn die Abkühlung geht nur langsam vor sich. Zur gleichen Zeit fehlt ihr die Blutversorgung und weiteres Brennmaterial. Der Körper als ganzes ist ein hervorragender Isolator. Jede Leberzelle ist so warm, daß sie unbedingt Sauerstoff, Blut und Zucker braucht, aber diese werden nicht weiter zugeliefert. Diese akute Aushungerung führt jetzt zum Zelltod der Leberzelle. Länger andauernde Wärme ohne Blutzufuhr ist für alle Körperzellen tödlich.

Läßt man den Körper nach dem Tod einige Stunden bei Zimmertemperatur liegen und entfernt dann die Leber, so findet man, daß diese ohne jedes Leben ist. Man kann das Ausmaß des Todes messen, wenn man eine dünne Scheibe dieses Gewebes nimmt und in einen Nährboden legt, der mit Zucker und Sauerstoff angereichert ist. Wurde nun die Glucose mit radioaktivem Kohlenstoff markiert, so kann man das Ausmaß bestimmen, in dem die Leber noch Zucker aufbraucht und ihn in Kohlendioxyd umwandelt. Eine Leber, die einem seit längerem toten Körper, der in Zimmertemperatur lag, entnommen wird, entwickelt kein radioaktives Kohlendioxyd mehr.

Wenn man dagegen die Leber sofort nach dem Tod entfernt, sie in eine kalte Salzlösung legt und mit dieser perfundiert, so daß sie schnell bis 10° C abkühlt, wird man finden, daß die Leber noch vollständig am Leben ist und ihre Tätigkeit über einige Stunden aufrecht hält. So eine Leber kann in ein anderes Tier verpflanzt werden und zeigt eine hervorragende Funktion. Dasselbe trifft auf Nieren, Milz, Lungen und viele andere bereits erforschte Gewebe zu. Zeit und Temperatur sind eindeutig die beiden kritischen Faktoren für die Konservierung von Geweben zur Transplantation.

Der kritische Zeitraum ist der zwischen dem Kreislaufstillstand und der Wiedereinpflanzung im Empfänger.

Die kritische Temperatur ist die des Gewebes während der Zeit der Blutleere. Die Biochemiker wissen schon viele Jahre, daß Zellen und Enzymsysteme lebend aufbewahrt werden können, wenn man sie kalt aufbewahrt. Die Auskühlung, auch Hypothermie, wurde von den Biologen zum Studium des Winterschlafs verwendet. Die Chirurgen verwenden sie bei Operationen, in denen die Blutzufuhr zum Hirn während kurzer Zeit unterbrochen werden muß.

Die kritische Temperatur für die meisten Gewebe scheint um 25° C zu liegen. Unterhalb dieser Temperatur können viele Gewebe ohne Blutzufuhr am Leben erhalten bleiben. Wird die Temperatur noch niedriger gehalten, und zwar um 15° C oder noch niedriger bis zum Gefrierpunkt, so kann man die Konservierung verstärken, aber dann werden verschiedene Schäden am Gewebe zum Problem, besonders wenn das Gewebe gefroren wird und die Zellen anschwellen und zerbrechen.

Wie steht es nun um die Gewebskonservierung über einen Zeitraum von einigen Stunden bis auf einen Zeitraum von Tagen, Wochen oder Monaten? Wie steht es um den Traum von Gewebebänken, die gefüllte Fächer voll eingefrorener Organe aufbewahren? Eine derartig lange Gewebskonservierung liegt noch in der Zukunft und hängt vom Gebrauch besonderer Lösungen ab, die die Kristallisation des Wassers in den Zellen verhindern. Sie hängt aber auch vom Gebrauch besonderer Maschinen ab, mit denen sich Druck und Temperatur variieren lassen. Die meisten Verpflanzungschirurgen wären mit dem bescheideneren Ziel zufrieden, Gewebe lebend und aktiv während weniger Stunden zu bewahren.

Dieses ideale Ziel kann erreicht werden, wenn die Entfernung des Organs vom verstorbenen Körper mit größter Eile durchgeführt wird. Dies erfordert aber wieder das Einverständnis seitens der Familie des Toten.

Die Postmortum-Untersuchung und das Spenden von Gewebe

Der Fortschritt der medizinischen Wissenschaft von heute schuldet in der westlichen Zivilisation viel der weitausgebreiteten und aufgeklärten wissenschaftlichen Tradition, den menschlichen Körper nach seinem Tod einer sorgfältigen Untersuchung zu unterwerfen. Diese

Postmortum-Untersuchung, auch Autopsie genannt, gab uns die Kenntnisse der Pathologie (die wissenschaftliche Beschreibung der Krankheit) während der letzten hundert Jahre. Eine Autopsie wird nicht nur durchgeführt, um die Neugier der Verwandten des Patienten zu befriedigen, die gerne wissen wollen, warum der Patient starb, d. h. was für eine Krankheit er hatte, oder was bei seiner Behandlung schiefgegangen war. Außerdem wird sie ausgeführt, um die Neugier der Wissenschaftler und der Ärzte zu befriedigen, die den Patienten behandelten und die durch den unaufhaltsamen Verlauf der Krankheit vor ein Rätsel gestellt sind. Wichtiger noch als jeder dieser naheliegenden Gründe ist die Aufgabe der Postmortum-Untersuchung, die Zellengewebe und Organe für eine wissenschaftliche Untersuchung freizulegen und damit die Schäden der Krankheit aufzudecken. So entwickelte sich in der Medizin die Grammatik und die Orthographie der klinischen Chirurgie und Medizin.

In den Vereinigten Staaten besteht allgemein die gesetzliche Auflage, daß der Körper eines Verstorbenen nicht ohne Erlaubnis der nächsten Verwandten untersucht werden darf, es sei denn, daß die Möglichkeit von Mord, Selbstmord, Nachlässigkeit, Ansteckung oder Unfall gegeben ist. In den meisten Staaten kann diese Erlaubnis vor dem Tod weder angesucht noch gegeben werden. Selbst vom Patienten kann sie vor seinem Tod nicht unwiderruflich gegeben werden, da nach dem Tode die Erlaubnis durch die nächsten Verwandten erforderlich ist. All dies ist ein Schutz, den das Gesetz auferlegt hat, um den Körper eines Verstorbenen vor ungerechtfertigter Verletzung zu schützen, oder auch um ihn für eine gesetzliche gerichtsmedizinische Untersuchung aufzubewahren, sofern Unfall oder Mord mitspielen.

In den meisten Fällen ist die Erlaubnis für eine Autopsie keine dringliche Angelegenheit. Innerhalb weniger Stunden nach dem Tod hat der nächste Verwandte gewöhnlich eine Unterredung mit dem behandelnden Arzt. Im allgemeinen wird die Erlaubnis ohne Schwierigkeiten gegeben und dann die Untersuchung ausgeführt. Die Häufigkeit, mit der so ein Schritt unternommen wird, ist ein Maßstab für die Güte eines Krankenhauses und für das Vertrauen zwischen Arzt und Patient; es ist ein Maßstab für die Atmosphäre einer Zivilisation.

Man muß nicht weit reisen, um Länder zu finden, die eine weniger humanistische Überlieferung haben, die entweder gegensätzliche religiöse Vorurteile oder aber ein weit verbreitetes Unwissen haben, so daß eine Autopsie nur in weniger als 10% derjenigen Patienten ausgeführt wird, die in den „besten" regierungsunterstützten Krankenhäusern sterben. Wie kann ein Arzt so eines Krankenhauses je hoffen, mit seinen eigenen humanistischen Zielen Fortschritt zu machen?

Man kann von solchen Ärzten nicht erwarten, daß sie eine so komplizierte Angelegenheit wie die offene Herzchirurgie, oder die modernen Behandlungsmethoden von Gehirntumoren oder Kranzgefäßverschlüssen meistern, wenn ihnen nicht das Vorrecht eingeräumt wird, die Ursachen erwiesenen Mißlingens zu entdecken oder den Schlüssel für zukünftigen Erfolg zu finden. Die Völker des westlichen Europa, Nordamerika und anderer Länder, die der europäischen Kultur nahestehen, erreichten ihre aufgeklärte Einstellung zur medizinischen Wissenschaft nur durch die Anstrengung vieler Ärzte, durch allgemeine Erziehung, durch das Beiseiteräumen von Vorurteilen und Bigotterie, durch die Uneigennützigkeit vieler Familien und durch eine vernünftige Gesetzgebung.

Durch die Möglichkeit von Gewebetransplantationen erhält diese Lage eine neue Dimension. Die Erlaubnis, eine Autopsie durchzuführen und Organe für Verpflanzungen zu entnehmen, muß bald nach Eintritt des Todes angesucht werden. Minuten zählen; und dem Gesetze entsprechend, ist eine vorher gegebene Erlaubnis des Patienten für seine nächsten Angehörigen nicht bindend.

Wenn die Spende einer Lunge, der Leber, des Herzens, eines Auges oder einer Niere eines frisch Verstorbenen erforderlich wird, so beginnt die Zeit-Temperatur-Kurve unausweichlich von dem Moment an in Kraft zu treten, zu dem der Kreislauf aufgehört hat. Jede Minute die verloren wird, wenn man um Erlaubnis von jedem verantvortlichen Verwandten ansucht, ebenso wie das zwecklose Telefonieren über das ganze Land, bedeutet viele Millionen toter Zellen. Hier ist ein Gebiet, auf dem wir vom Gesetzgeber und den Rechtsanwälten Hilfe brauchen, um die vorher gegebene Erlaubnis des Patienten für seine Familie und seine allernächsten Verwandten auch nach dem Tod verbindlich zu machen.

Nicht jeder tote menschliche Körper ist eine brauchbare Quelle für Gewebe, denn Krebs, Syphilis, Tuberkulose, Infektionen und traumatischer Schock (Arterienverkalkung nicht zu erwähnen) schädigen gerade jene Gewebe, die sonst gespendet werden könnten. Wir haben ausgerechnet, daß weniger als 10% der Patienten in einem Krankenhaus unter Bedingungen sterben, unter denen ihre inneren Organe für andere Menschen brauchbar wären.

Trotz dieser in der Natur der Sache liegenden Komplikationen ist es ein hervorragendes Zeichen der Aufklärung unserer Generation, daß sie eine solche Erlaubnis willig gibt; rückblickend ist es eine Bereitschaft, anderen zu helfen, die in Not sind.

In Kapitel 8 wurde die Geschichte des Herrn M. D. erzählt, des ersten Patienten, dessen verpflanzte Niere ein langzeitiges Überleben mit immunsuppressiver Behandlung aufwies. Die Niere kam in diesem Falle vom Körper eines jungen Mannes, der während einer Herzoperation starb. Ein Jahr später erhielt Dr. Murray einen Brief von der Frau eines zur gleichen Zeit im Krankenhaus verstorbenen Patienten, die, obwohl sie von einer beabsichtigten Autopsie wußte, nicht erfuhr, ob tatsächlich für einen anderen Menschen Gewebe verwendet worden war. Dr. Murray antwortete ihr, daß es sich tatsächlich um eine Niere ihres Gatten handelte. In ihrer Antwort beschreibt sie ihre Befriedigung, zu erfahren, daß tatsächlich so großzügig einem anderen geholfen wurde, und das trotz ihrer unvermeidlichen eigenen Tragödie.

... und das Tier

Der Gedanke, Organe von einer Art Lebewesen auf ein anderes zu übertragen, hatte die Vorstellung von Künstlern und Mythologen schon seit der Zeit der Schimäre beschäftigt. Auch Dr. Ullmann, der in Wien im Jahre 1902 arbeitete, verpflanzte die Niere eines Hundes in den Hals einer Ziege!

In den 60 Jahren, die seit damals verstrichen sind, wurde wiederholt gezeigt, daß Heterotransplantate schneller und mit einem größeren Schaden am Gewebe abgestoßen werden als Homotransplantate. Es gab außerdem schon einige Jahre Beweise dafür, daß die Antikörper gegen Heterotransplantate vorwiegend im Blute, in den Globulinen zirkulieren, während die Antikörper gegen Homotransplantate zum größten Teil in den Lymphocyten und in anderen Zellen des Reticulo-Endothelial-Systems gefunden werden, wie es bereits in früheren Kapiteln erwähnt wurde. Man nahm daher an, daß Heterotransplantate äußerst schwierig sein würden und daß man sie erst dann versuchen sollte, wenn das Problem des Homotransplantats gelöst sein würde. Außerdem gibt es von Tieren nicht viele Gewebe, die für eine Verpflanzung in den Menschen sprechen. Die Leber der meisten Tiere ist für den Menschen zu klein. Ebenso das Herz. Haut hat zu viele Haare! Möglicherweise könnte die Niere eine befriedigende Funktion ausüben.

Außerdem wurden die Heterotransplantate der letzten 60 Jahre zwischen Tieren ausgeführt, die nicht weitläufig verwandt waren, wie z.B. vom Huhn zur Ziege, oder von der Ratte zum Kaninchen. Heterotransplantate zwischen nahe verwandten Arten, wie z.B. vom Kaninchen zum Hasen, oder vom Hund zum Kojoten, oder vom Huhn zum Truthahn, wurden viel weniger erforscht. Diese „nahe verwandten Heterotransplantate" könnten in einer gewissen Weise eine andere Art von Problem darstellen. Ein Beispiel dafür wären Transplantate

innerhalb der Primaten, wie z. B. vom afrikanischen Affen auf süd-
amerikanische Affen, oder von Affen auf Paviane, oder von Schimpansen auf Menschen.

Mit diesen Überlegungen im Hintergrund, hat die wissenschaftliche
Welt mit großem Interesse einen Bericht aus New Orleans im März 1964
begrüßt, wonach Dr. Reemtsma und seine Kollegen unter der Leitung
von Dr. Oscar Creech an der Tulane-medizinischen Fakultät in New
Orleans Nieren von einem Schimpansen in einen Menschen verpflanzt
hatten. Dies war eine Operation, die, unabhängig vom Ergebnis, einen
wichtigen Einfluß auf dieses sich rasch entwickelnde Gebiet haben sollte.

Der Patient hatte unter einem chronischen Nierenversagen gelitten.
Es handelte sich um einen 43jährigen Mann, der seit seinem 37. Lebensjahr an hohem Blutdruck litt. Er war mit verschiedenen Unter-
brechungen im Veterans Administration Hospital in New Orleans
während der vorangehenden 4 Jahre behandelt worden. Eine sorgsame Untersuchung hatte gezeigt, daß er, wie viele andere Anwärter
auf eine Nierenverpflanzung, an einer chronischen Glomerulonephritis
litt. Die üblichen medizinischen Mittel und Einschränkung von Salz in
der Ernährung besserten vorübergehend seinen Zustand. Im Juni 1963
wurde er wieder im Krankenhaus aufgenommen, da seine Urämie in
einem gefährlichen Maß angestiegen war und sein Herzversagen immer
deutlicher wurde und schwierig zu behandeln war.

Der Patient wurde mit wiederholter peritonealer Dialyse behandelt,
so wie es auch im Falle von Herrn M. D. geschehen war, ohne daß
dies eine Lösung für sein Grundproblem dargestellt hätte. Es war dem
Patienten unmöglich, jegliche Art von nützlichem Leben zu führen. Als
man einen Spender suchte, stellte sich heraus, daß es kein nahes Fami-
lienmitglied gab. Nachdem Wochen und Wochen des Wartens verstrichen, stand noch immer kein geeigneter Leichnam zur Verfügung.
Daher wurde am 4. November 1963 eine Nierenverpflanzung ausgeführt, bei der die beiden Nieren eines erwachsenen 41 kg schweren
männlichen Schimpansen verwendet wurden. Die beiden Nieren wurden
zusammen verpflanzt, so wie es Dr. Carrel schon mit Katzennieren
getan hatte. Die Harnleiter wurden in die Blase eingenäht.

Der Patient bekam eine immunsuppressive Behandlung, die aus
Azathioprin, Actinomycin und Cortison bestand. Diese Behandlung
wurde schon Tage vor der Operation eingeleitet und nach der Operation fortgesetzt.

Am 4. Tag schien der Patient eine immunologische Abstoßungskrise
mitzumachen, obwohl die Urinproduktion anfänglich gut gewesen
war. Seine Temperatur stieg dauernd an, und die Harnausscheidung
nahm ab. Steigende Dosen der immunsuppressiven Medikamente wur-

den verabreicht und die verpflanzten Nieren wurden örtlich durch Bestrahlung behandelt. Dies führte eine Verbesserung der Funktion herbei, so daß die verwendeten Medikamente wieder reduziert werden konnten. In der 2. Woche zeigte der Patient milde Symptome einer Überdosierung der immunsuppressiven Drogen, die darauf eine Zeitlang abgesetzt wurden. Während der 4. Woche schien er wieder die Nieren abzustoßen. Wieder fing man mit den Medikamenten an, und zwar in höheren Dosen, und gab erhöhte örtliche Bestrahlung.

Bei diesem Patienten wurden seine eigenen Nieren nicht entfernt; aber sie waren so klein und so krank, daß nur wenig Zweifel bestehen konnte, daß die Nieren des Schimpansen die volle Funktion ausübten. Außerdem konnte mit radioaktiven Isotopen und Geigerzählern gezeigt werden, daß diese Schimpansennieren tatsächlich gut funktionierten und eine genügend gute Blutversorgung hatten.

Sorgsame immunologische Untersuchung des Patienten bewies, daß er auffallend viel Antikörper gegen das Schimpansengewebe entwickelte. Aber diese Antikörper erreichten offensichtlich keine genügende Konzentration, um die Nieren abzustoßen; dies wenigstens war die Deutung, die die Autoren z. Z. ihrer Veröffentlichung gaben. Sie erwähnten auch, daß sie schon vorher eine Heterotransplantation dieser Art versucht hätten, aber daß der Mißerfolg sich schon einige wenige Tage später eingestellt hätte.

Dann starb der Patient 8 Wochen nach der Transplantation. Er hatte hohes Fieber und alle Zeichen einer eindeutigen immunologischen Krise.

Trotz des endgültigen Mißlingens hat dies die Ansichten über die Heterotransplantation grundlegend geändert. Vor dieser Operation, die mit allen biologischen und chemischen Vorsichtsmaßnahmen von Dr. Reemtsma und seinen Kollegen vorgenommen worden war, hatte die Großzahl der Forscher auf diesem Gebiet vorausgesagt, daß Schimpansennieren niemals funktionieren und sofort und endgültig abgestoßen würden. Es hatte sich hier erwiesen, daß die chemische immunsuppressive Behandlung nicht nur eine Methode zur Unterdrückung der Antikörper gegen Homotransplantate, sondern auch der Antikörper gegen Heterotransplantate war. Eine anscheinend unsinnige und visionäre Operation, der von allen Fachleuten auf diesem Gebiet jede Erfolgsmöglichkeit abgesprochen war, hatte ein neues Feld eröffnet, die Erforschung der Möglichkeiten, auf diesem Wege gesundes Gewebe für die Verpflanzung zu erhalten.

Man kann nur hoffen, daß ausreichende experimentelle Forschungen auf dem Gebiete der Heterotransplantation zwischen Primaten — ohne Einschluß des Menschen — vorgenommen werden, bevor man fortfährt, Primaten-Organe auf den Menschen zu verpflanzen.

Kapitel 10

Die trübe Kristall-Kugel

Austauschgewebe ... aber welche?

> "In 1933, four years before his death, Rutherford said, firmly and explicitly, that he didn't believe the energy of the nucleus would ever be released — and nine years later in Chicago, the first pile began to run. That was the only major bloomer in scientific judgment that Rutherford ever made. It is interesting that it should be at the point where pure science turned applied." — C. P. Snow — The Two Cultures and the Scientific Revolution. The Rede Lecture, 1959, Cambridge

Sind alle Gewebe gleich?

Zweimal in den letzten 15 Jahren wurden von Fachleuten auf dem biologischen Gebiete überraschend falsche Voraussagen gemacht. Früh in den 50er Jahren wurde eine zufriedenstellende Herz-Lungen-Maschine als Unmöglichkeit betrachtet; Homotransplantation von Geweben im Menschen wurde als ein visionärer Traum angesehen. In dieser kurzen Zeitspanne wurde gezeigt, daß beides möglich war.

„Große Errungenschaften sind selten das Werk ausübender Fachleute. Es war nicht der vollendete Marinearchitekt des Dampfbootes, der einen Weg fand, den Ozean in 6 Std an Stelle von 6 Tagen zu überqueren. Es war nicht der Spezialist in der Behandlung der Zuckerkrankheit, der Insulin von der Bauchspeicheldrüse isolierte. Es war nicht der Chirurg, der im Laboratorium Nieren verpflanzte, der entdeckte, daß 6-mercaptopurin die Antikörpersynthese hemmte. Signifikante Fortschritte, sowohl in der Wissenschaft wie auch in der Technologie, werden oft von Leuten aus anderen Fächern verwirklicht, die sich auf etwas stürzen, dem sich der Fachmann oft nur mit größten Zweifeln nähert. Wenn sich dann „die Grundlagenwissenschaft in angewandte Wissenschaft" verwandelt, dann fallen die Grenzen zwischen den scharf umrissenen Fächern, die die Ausgangsbasis für signifikante

Fortschritte in der Grundlagenforschung waren. Dann suchen Ingenieure, Idealisten und Aktivisten (viele von ihnen sind überhaupt keine Wissenschaftler) Wege und Möglichkeiten der Anwendung. Sie scheinen alle jene Regeln zu brechen, die in der früheren und so schwierigen Zeit der Grundlagenforschung für den Erfolg wesentlich waren. Versuche der erstaunlichsten und unerwartetsten Anwendungen bringen Erfolg, besonders in hartnäckigen Händen."

Die Meinung Snows wurde hier angeführt, da dieser Autor entschieden pessimistisch ist in bezug auf die eventuelle Verpflanzung gewisser Gewebe, besonders des Herzens und des Hirns; doch muß so ein Pessimismus gemäßigt werden durch die Erkenntnis, daß wissenschaftliche Voraussagen nicht unfehlbar sind, besonders nicht die negativen.

In einem großen Teil der Transplantationsforschung herrscht die stillschweigende Annahme, daß, „wenn die Transplantationsbarriere niedergebrochen ist, alle Gewebe transplantiert werden können". Diese Annahme vernachlässigt viele anatomische, chirurgische und biologische Eigenschaften verschiedener Gewebe, weist aber auf die zentrale Frage hin, ob tatsächlich alle Gewebe antigenetisch gleich geschaffen sind. Verwirft der Körper eine verpflanzte Haut mit der gleichen Energie, mit der er eine verpflanzte Niere oder Leber abstößt? Rufen alle Gewebe im gleichen Maß eine antagonistische Antikörperreaktion hervor?

Es scheint, daß die Gewebe, die man bisher untersucht hat, in 3 Gruppen fallen. Erstens gibt es ein oder zwei privilegierte Gewebe, die nur geringe Antikörperreaktion hervorzurufen scheinen, wenigstens in Versuchstieren. Eines davon ist der Eierstock. Dieses Gewebe, das sowohl für die Produktion von Oestrogenen als auch der Ova, oder Eier, notwendig ist, überlebt wenigstens in einem gewissen Ausmaß in einer gänzlich ungeschützten Umgebung bei einigen Tieren [1]. Andere endokrine Drüsen (z. B. die Nebenschilddrüse) könnten eine ähnlich bevorzugte Stellung einnehmen.

Eine zweite große Gruppe von Geweben (einschließlich Nieren, Leber, Lungen, Nebennieren, Schilddrüse) befindet sich in einer mittleren Stufe der Antigenizität. Sie können innerhalb der Art verpflanzt werden, aber nur mit Hilfe von Immunsuppression.

---

1 Es ist bereits in Kapitel 1 erwähnt worden, daß bestimmte Bindegewebstransplantate, wie Arterien und Knochen nicht, wie gewöhnlich angenommen, zellgleiche Gewebe sind, weil sie in gleicher Weise reagieren, wenn das Gewebe tot ist. Die Hornhaut ist ebenso eine Ausnahme, da sie größtenteils aus intercellulärem Gewebe besteht und die wenigen Zellen, die überleben, an einer bevorzugten Stelle, der Vorderkammer des Auges, liegen. Hier können die die Abstoßung bewirkenden Zellen des Blutes nicht hinkommen. Außerdem scheinen die Corneazellen Sauerstoff direkt aus der Luft von der Vorderseite des Auges nehmen zu können, eine sehr bemerkenswerte Fähigkeit, über die anderes Gewebe nicht verfügt.

Und schließlich ist noch die Haut da. Dieses Gewebe scheint antigener als die meisten anderen Gewebe zu sein, eine Erkenntnis, die ihr Gegenstück in der Tatsache haben könnte, daß gewisse Arten von Sensitivitäts- oder Immunitätstests (z. B. der Tuberkulintest und Tests, die ausgeführt werden, um Heuschnupfen und allergisches Asthma zu untersuchen) am deutlichsten ausfallen, wenn sie intradermal (d. h. in der Haut selbst) ausgeführt werden.

Die Tatsache der verschiedenen Antigenizität und des antigenetischen Unterschiedes zwischen einer Anzahl verschiedener Gewebe wurde durch die Arbeit von Dr. Paul Russell und Dr. R. F. Gittes im Jahre 1959 klar aufgezeigt. Sie transplantierten das Gewebe der Nebenschilddrüse in Ratten und fanden, daß auch bei genetisch verschiedenen Stämmen die Nebenschilddrüsen oft überlebten und unbegrenzt ihre Funktion ausübten, selbst ohne irgendeinen Schutz vor Abstoßung (Abb. 5). Wenn einer solchen Ratte, die eine verpflanzte Nebenschilddrüse hatte und der es relativ gut ging, die Haut vom gleichen Spender verpflanzt wurde, entwickelte sie eine Krankheit, und die Haut wurde

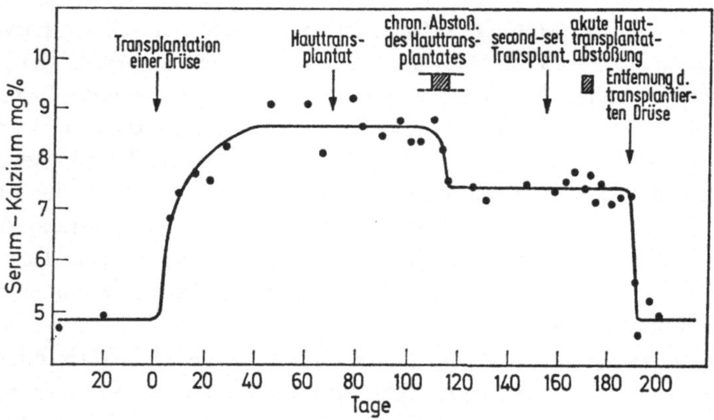

Abb. 5. Antigen-Differenzen. Untersuchungen von Russell und Gittes (1959). Ein weiteres Beispiel über die Verwendung von chemischen Untersuchungsmethoden zur Kontrolle der Überlebensfähigkeit eines Transplantates (siehe ebenso Abb. 7). Das Nebenschilddrüsen-Transplantat in einer Ratte, deren Nebenschilddrüsen entfernt wurden, normalisierte die Calciumkonzentration („graft one gland"). Nachdem später eine Hautverpflanzung vom selben Spenderstamm ausgeführt wurde, fiel der Calciumspiegel nur leicht ab, obwohl eine Abstoßung stattfand. Daß das Nebenschilddrüsen-Transplantat immer noch funktionierte, wird durch den plötzlichen Abfall des Calciumspiegels nach seiner Entnahme gezeigt. Das Diagramm demonstriert die unterschiedliche Antigen-Zusammensetzung von Haut und Nebenschilddrüse; während das eine abgestoßen wird, bleibt das andere erhalten

126

abgestoßen. Am wichtigsten war jedoch die Beobachtung, daß z. Z. der Abstoßung der Haut gewöhnlich auch eine Nebenschilddrüse abgestoßen wurde. Dies wurde dahin gedeutet, daß die Haut irgendwelche Antigene besitzt, die eine viel stärkere Reaktion hervorrufen als die Nebenschilddrüse. Wenn diese Reaktion erst einmal einsetzte, wandte sie sich gegen jedes fremde Gewebe einschließlich der vorher angenommenen Nebenschilddrüse.

Diese Experimente wurden durch eine Arbeit von Dr. James Pierce in Minnesota an Hunden mit verpflanzten Nieren bestätigt und in einer Arbeit an einem ähnlichen Modell von Dr. Joseph Murray in unserem Laboratorium. Beide zeigten, daß ein Tier, das eine Niere und zur selben Zeit Haut erhalten hatte, die vom gleichen Spender verpflanzt wurde, abstieß (wie z. B. schon berichtet in der Geschichte von „New Hampshire" auf Seite 95). Außerdem haben solche Hunde (ebenso wie die Ratten Dr. Russells) z. Z. der Hautabstoßung auch Zeichen einer Abstoßung der Niere gezeigt; man kann die Niere nur dadurch erhalten, daß man die Menge der immunsuppressiven Medikamente erhöht.

Im Gegensatz dazu stehen jene Gewebe, die selbst gegen ihren neuen Wirt aktiv werden, eine Reaktion, die „graft versus host reaction", d. h. Transplantat gegen Wirt-Reaktion, genannt wird. Dabei handelt es sich um Transplantate solcher Zellen, die selbst Antikörper herstellen und dem Reticulo-Endothelial-System angehören, wie z. B. Lymphknoten, Milz und Knochenmark. Das häufigste Beispiel ist das Knochenmark, wie es bereits in Kapitel 6 berichtet wurde. Eine erfolgreiche Verpflanzung des Knochenmarks führt oft zu einer Transplantat gegen Wirt-Reaktion, die in Tieren einen Verfallsprozeß hervorrufen, der einhergeht mit einem Gewichtsverlust und mit einem Struppigwerden des Fells, was auch „runt disease" genannt wird. Wir erinnern uns, daß Dr. Uphoff (Seite 89), die Amethopterin verwendete, eine der ersten Beobachtungen über chemische Immunsuppression machte, als sie diese „runt disease" bei Mäusen bekämpfte.

So scheint es, daß nicht alle Gewebe gleich sind. Eine Immunsuppression, die für ein Gewebe ausreicht, kann für ein anderes ungenügend sein. Und mit manchem Gewebe müssen immunsuppressive Drogen nicht allein dazu verwendet werden, das Transplantat zu schützen, sondern auch den Empfänger. Jedes Gewebe muß für sich allein betrachtet werden, und es stellt seine eigenen Probleme.

Dieses Kapitel wird sich mit einer Reihe solcher Gewebe beschäftigen. Es ist ein kurzes Kapitel, das nicht vorgeben will, vollständig zu sein. Mit jedem Gewebe werden wir ein oder zwei der Krankheiten beschreiben, die für eine Transplantation eines solchen Gewebes am notwendigsten erscheint; ebenso werden wir das Problem des Spenders besprechen; die chirurgischen oder operativen Überlegungen — und schließlich die biologischen und biochemischen Auswertungen der Funktionen des Transplantats.

Herz

Behandlung durch Transplantation ist notwendig bei der rapid fortschreitenden, fokalen Erkrankung der Coronar-Arterien, die beim Menschen zwischen dem 40. und 50. Lebensjahr vorkommt. Diese Krankheit erscheint öfters, trotzdem in anderen Teilen des Körpers keine Anzeichen einer Gefäßerkrankung vorliegen. Zusätzlich gibt es verschiedene Arten angeborener Abnormalitäten und Erkrankungen der Herzklappen, die man selbst mit der heutigen Technik nicht beherrschen kann (siehe hierzu Anhang).

Herzspender stellen ein besonderes Problem dar. Obwohl ein unwiderruflicher Schaden des Herzens durch Sauerstoffmangel langsamer eintritt als im Hirn, kann man einen Patienten nicht wirklich „tot" nennen, bis das Herz nicht aufgehört hat zu schlagen, wie wir es bereits früher erwähnt haben. Wenn man so ein Herz wieder zum Schlagen, d. h. zum Blutpumpen bringen kann, so könnte man fragen, warum man das nicht schon früher, und zwar beim ursprünglichen Besitzer getan hat. Die Antwort wird immer die sein, daß das Hirn bereits unwiderruflich geschädigt war. Es ist offensichtlich, daß hier ein ernstes Problem besteht, das man nur durch scharfe Definition von Auffassung und Methode lösen kann.

Die chirurgische Technik wurde in verschiedenen Laboratorien ausgearbeitet (z. B. Shumway). Sie beinhaltet Anastomosen der großen Gefäße und liegt innerhalb des Bereichs der Möglichkeit. Ein Herz, das von einem Hund zu einem anderen verpflanzt wurde, kann man wieder für längere Zeit zum Schlagen bringen.

Die Auswertung der Funktion stellt keine Schwierigkeit dar und beruht auf dem Elektrokardiogramm und auf Untersuchungen des Kreislaufs. Abschließend kann man sagen, daß die Verpflanzung des Herzens eines der chirurgischen Gebiete ist, das in vielen Zentren heute erforscht wird. (Wie weit man inzwischen mit der menschlichen Herzverpflanzung gekommen ist, wird im Anhang beschrieben.)

Hirn

Behandlung durch Homotransplantation wird besonders in jenen Fällen bösartiger Hirntumoren erforderlich sein, die in der Kindheit auftauchen. Degenerative Gefäßerkrankung des Hirns sowie Schlaganfälle bieten sich auch zu dieser Behandlung an, wenn sie isoliert beim jungen Menschen auftreten. Dies ist ein häufiges Untersuchungsresultat in jenen Fällen, die als subarachnoide Blutung bekannt sind, wobei oft ein junges und aktives Hirn in eine nutzlose Masse geronnenen Blutes eingebettet wird.

Gehirnspender scheinen ein unüberwindliches Problem darzustellen. Es ist offensichtlich, daß man erst vom Tode einer Person sprechen kann, wenn das Hirn tot ist. In diesem Fall wäre es für eine Transplantation nutzlos. Zweitens muß man auch die Tatsache in Betracht ziehen, daß die Gewebe des zentralen Nervensystems langsamer oder überhaupt nicht regenerieren.

Chirurgische Überlegungen erscheinen ebenso kompliziert. Die Blutversorgung des Hirns kommt aus verschiedenen Blutgefäßen. Sie alle stellen ein Problem für die Anastomosetechnik dar. Auch das Rückenmark hat eine ausgedehnte Blutversorgung.

Eine Auswertung der Funktion würde von einer Beobachtung des Bewußtseins abhängen, von neurologischen Untersuchungen und elektrischen Aktivitäten.

Daraus folgt, daß die Homotransplantation eines ganzen Hirns nichts als ein eitles Geschwätz ist; selbst wenn es gelänge, würde der Empfänger eine andere Person sein.

Die Möglichkeit einer Verpflanzung gewisser Teile des zentralen Nervensystems oder der peripheren Nerven stellt jedoch eine praktische und wissenschaftlich plausible Möglichkeit dar.

Lungen

Behandlung durch Transplantation wird besonders in den Fällen einer chronischen progressiven pulmonären Fibrose und Insuffizienz bei jungen Leuten benötigt. Junge Menschen, besonders Teenager und viele in den 40er und 50er Jahren, entwickeln eine Art chronische pulmonäre Insuffizienz, die mit Atemschwierigkeiten verbunden ist, mit chronischer Cyanose[2], die sich in blauen Lippen und Fingern zeigt, Atemlosigkeit und auch Veränderungen im Röntgenbild, die Emphysem genannt werden (oder Überausdehnung der Lunge durch Luftsäcke). Manchmal wird dies bei Asthmapatienten gesehen; oft ist sie das Resultat von Staub, wie bei Bergarbeitern; manchmal entsteht sie durch starkes Rauchen; manchmal findet man diese Erkrankung ohne jeg-

---

2 *Cyanose*, aus dem Griechischen kyanos, was so viel bedeutet wie „blauer Stoff"; Blaufärbung infolge nichtoxygenierten Hämoglobins in den Arterien, normalerweise nur in den Venen zu finden: das wahre blaue Blut. Ein gefährliches Zeichen von Anoxie.

lichen offensichtlichen Grund. Es ist eine schwer behindernde und am Ende tödliche Erkrankung, für die es nur eine Behandlung zu geben scheint — nämlich eine neue Lunge (Abb. 6).

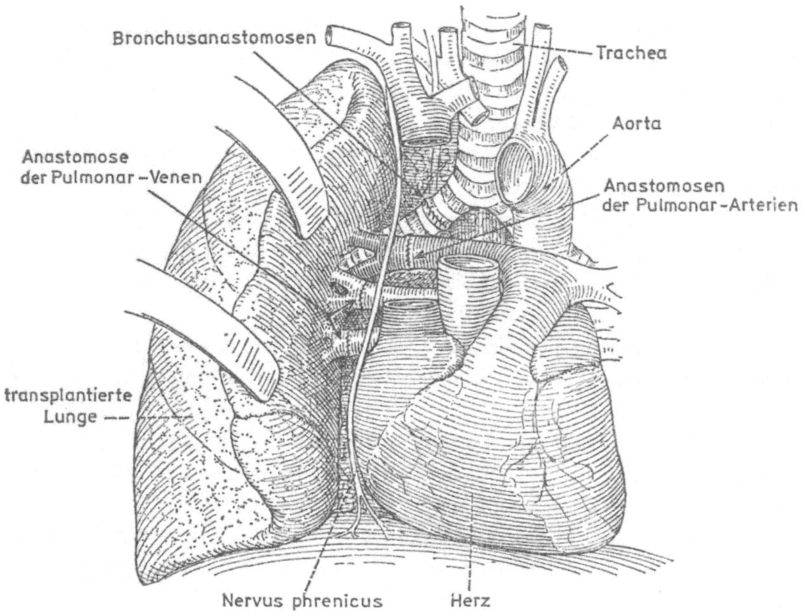

Abb. 6. Lage der Nähte bei der Lungentransplantation. Die Abbildung zeigt die Verpflanzung der rechten Lunge an den Bronchus zur Belüftung und an die Lungenschlagader zur Herstellung des Kreislaufs

Spender dürften ein geringes Problem darstellen. Wenn eine gesunde Leber, Nieren oder Darm von einem frisch Verstorbenen gewonnen werden können, dann sollte man imstande sein, auf die gleiche Weise auch Lungen zu erhalten. Lungentransplantate wurden bereits in den Vereinigten Staaten versucht (Hardy, Barnes, Blumenstock) und es zeigte sich, daß die Entnahme des Organs und seine Konservierung auch beim Menschen möglich ist.

Die chirurgischen Überlegungen sind einfach genug. Alles, was man tun muß, ist, einige größere Gefäße und die Bronchien zu verbinden.

Das Ingangbringen und besonders das Erhalten der Funktion sind hier die Probleme. Eine Lunge, die sich nicht genügend mit Luft ausdehnt, ist tatsächlich sehr anfällig; denn hier kommt es oft zu Bronchopneumonien. Eine Lunge, in der sich zuviel Flüssigkeit ansammelt oder

in der der venöse Abfluß ungenügend ist, ist eine nasse Lunge und
daher auch gefährlich. Das Problem in der Lungentransplantation ist
deswegen eine ausreichende Ventilation, ein ausreichender venöser
Abfluß und ein ausreichendes Entfernen der Flüssigkeit aus den Luft-
säcken. Eine entnervte Lunge übermittelt nicht die entsprechenden
Reflexe an das Zwerchfell. Ob eine Lunge befriedigend arbeitet, kann
man durch besondere Blutanalysen und Röntgenuntersuchungen feststellen.

Die Antigenizität der Lunge ist noch wenig verstanden. Verschiedene Untersuchungen wurden ausgeführt, um die Lungen-Homotrans-
plantation an Hunden zu erforschen. Aus dieser Arbeit wird genügend
Erfahrung gewonnen werden, so daß wir das Antigenspektrum der
Lunge wohl bald einordnen können. (Inzwischen wurden auch schon
am Menschen mit Erfolg Lungentransplantationen vorgenommen, siehe
Anhang.)

Leber

Die Transplantation der Leber ist eine unumgängliche Behandlung
bei einem Leberkrebs, der Hepatom [3] genannt wird, und bei der post-
nekrotischen Cirrhose [4] bei jungen Menschen. Über diese beiden Krankheiten muß noch etwas gesagt werden. Die meisten Krebse der Leber
haben ihren Ursprung in anderen Organen und werden im Blutstrom
zur Leber gebracht, wo sie Tochtergeschwüre, auch Metastasen genannt,
bilden. Das Entfernen einer solchen Leber ist für den Patienten nicht
vielversprechend, da der Krebs an einer anderen Stelle noch vorhanden
ist und es außerdem auch Metastasen in anderen Organen gibt. Das
Hepatom jedoch ist eine Geschwulst, die ihren Ursprung in der Leber
selbst hat. Es kommt bei jungen Leuten vor, deren andere Organe alle
gesund sind und die nirgendwo Metastasen aufweisen. Hier ist das her-
vorstechende Beispiel eines bösartigen Geschwürs, das auf keine andere
Art und Weise als durch eine Verpflanzung behandelt werden kann.
Viele Jahre hatte man schon große Teile der Leber entfernt, manchmal
$7/8$ des ganzen Organs, so daß $1/8$ deren ganze Aufgabe erfüllen mußte.
Dies wird auch bei anderen Tumoren gemacht, bei denen ein Teil der
Leber gesund blieb. Es ist für das Hepatom charakteristisch, daß es die

---

3 *Hepatom(a)*, das Nachwort „oma" bedeutet „tumor"; Carcinoma z. B.
ist der krebsähnliche Tumor von carcin (Krebs). Im selben Sinne bedeutet
„Hepatoma" Tumor des hepatischen Organs, der Leber.

4 *Cirrhose*, wörtlich „orange-farbig"; bedeutet, daß die Leber stark mit
fibrösen Narben durchsetzt ist, oft hervorgerufen durch Alkohol-Abusus; der
Ausdruck „postnekrotische Cirrhose" bedeutet eine vernarbte und cirrhotische
Leber, entstanden nach einer akuten Lebernekrose, wie sie durch eine Hepatitis
(Leberentzündung) hervorgerufen werden kann.

Leber durchdringt, und jedes teilweise Entfernen des Organs wäre zum Mißlingen verurteilt.

Post-nekrotische Cirrhose tritt bei solchen Patienten auf, die eine schwere Gelbsucht hatten, die früher „Katarrhalische Gelbsucht" genannt wurde. Die schwersten und meist tödlichen Fälle dieser post-nekrotischen Cirrhose kommen oft bei Leuten zwischen 30 und 40 vor. In ihren Lebern findet man auch oft ein Hepatom. Auch dies ist eine hoffnungslose Krankheit, für die wir keine andere Möglichkeit als die Leberverpflanzung sehen.

Noch eine andere Lebererkrankung sollte hier erwähnt werden. Sie kommt bei Kleinkindern vor, bei denen es eine Anomalie der Gallengänge gibt, so daß die Galle überhaupt nicht aus der Leber weg-transportiert wird. Dieser angeborene Gallengangverschluß ist absolut tödlich. Man könnte hoffen, daß, wenn die Leberverpflanzung möglich wird, einige dieser Babys gerettet werden können, besonders wenn sie nicht noch andere angeborene Anomalien aufweisen. Das Spender-problem ist hier das bereits bekannte: Das Organ ist ein einzelnes Organ und muß daher einer Leiche entnommen werden. Dies wurde schon früher besprochen und es hat wenig Sinn, es hier wieder vorzu-bringen. Die Zeit-Temperatur-Kurve ist dabei besonders kritisch. Man sollte imstande sein, eine Temperatur unter 15° C innerhalb von 15 min nach dem Tod zu erreichen, um die Leber in gutem Zustand zu erhalten. Eine gesunde Leber von einer Leiche zu erhalten ist kom-pliziert und schwierig wegen der relativen Seltenheit. Nun auch noch einen Spender zu finden, dessen Blutgruppen dazu übereinstimmen, ist fast ein Wunschtraum. Daher ist das Problem der Lebergewinnung das hervorstechendste Beispiel für die Notwendigkeit einer Organisation, die alle Krankenhäuser umfaßt und nicht nur in einer, sondern wo-möglich in vielen Städten eines Gebietes. Hier muß es zu einer gemein-samen Anstrengung kommen, will man einen Fortschritt erreichen.

Die chirurgischen Probleme sind zum größten Teil gelöst worden (Welch, Moore, Starzl). Das Einsetzen der neuen Leber anstelle der alten erfordert die Verbindung von 3 Venen, einer Arterie und des Gallenganges. Sie kann effektiv und sauber ausgeführt werden. Einige Lebertransplantationen sind bereits versucht worden. Wir sehen in dieser Operation nur ein besonderes Gefäßproblem, denn die Leber-arterie weist viele Zweige und Äste auf. Erst im Laufe der Zeit werden wir erkennen können, ob hier das Problem hauptsächlich immunologi-scher und nicht nur physiologischer Natur ist (Abb. 7).

Die Funktion der neuen Leber auszuwerten ist nicht schwierig. Es gibt so viele genaue biochemische Blut- und Harnteste, die anzeigen, ob eine Leber alle ihre verschiedenen Funktionen erfüllt.

Da die Immunsuppression in den verschiedenen Transplantationen immer wirksamer wird, sollte im Falle einer Lebererkrankung die Transplantation eine annehmbare Behandlungsmethode werden (siehe Anhang).

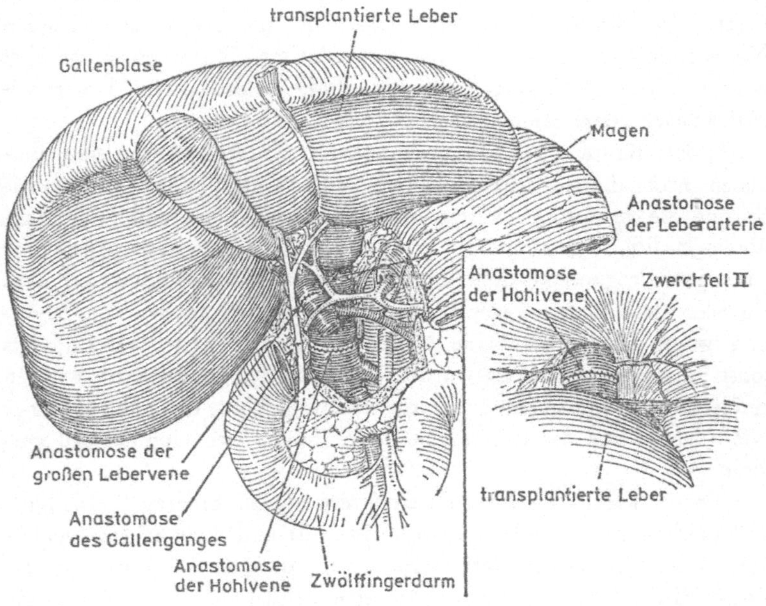

Abb. 7. Anordnung der Nähte bei der Lebertransplantation. Die Abbildung zeigt 5 notwendige Nähte um eine Leber in einen neuen Wirt zu verpflanzen. Obgleich die Operation kompliziert ist, wird ihr Erfolg nicht nur von den chirurgischen Maßnahmen, sondern — wie bei allen anderen Homotransplantationen — von der adäquaten Immunsuppression bestimmt

Nieren

Die Behandlungen der Nierenerkrankungen durch Transplantation wurden in diesem Buch schon so oft beschrieben, daß man sie hier nur noch kurz erwähnen muß. Die chronische Glomerulonephritis, die Krankheit, die bis heute am meisten durch Nierentransplantation behandelt wird, ist tatsächlich eine für diese Art von Operation ungünstige Erkrankung. Es handelt sich hier ja nicht um ein Geschwür. Es ist auch keine Infektion. Und es handelt sich nicht um eine angeborene Anomalie. Es ist ein Krankheit, für die es fast keine Einstufung gibt. Möglicherweise ist sie ein immunologischer Prozeß in sich selbst, eine sog. Auto-immun-Erkrankung in dem Sinne, daß der Patient selbst gegenüber seinem eigenen Nierengewebe eine Immunreaktion zeigt. In verschiedenen Fällen, einschließlich einiger eineiiger Zwillinge, begann der Empfänger, nachdem er einige Jahre mit seiner neuen Niere gut zurechtkam, dieselbe Reaktion gegen die neue Niere zu zeigen: Nicht eine Abstoßung im wahren Sinne der Definition, aber eine Reaktion, die das Zugrundegehen des Transplantats zur Folge hat. Der Leser wird sich daran erinnern, daß eine der längst überlebenden Nierentransplantationen — die von Pariser Chirurgen ausgeführt wurde — nach 22 Monaten starb, als sich die Zeichen einer Glomerulitis in der neuen Niere zeigten.

Andere Krankheiten, die geeigneter für Transplantation sind, umfassen chronische Infektionen, bekannt unter dem Namen Pyelonephritis, und die chronische cystische Erkrankung der Niere, eine Krankheit, die eigentlich angeboren ist. Diese beiden Krankheiten zeigen eine günstigere Prognose als die Glomerulonephritis. Dazu kommt noch, daß ein oder zwei Nieren wegen Nierentumoren verpflanzt wurden, besonders wenn der Tumor beide Nieren angegriffen hatte und nirgends sonst im Körper gefunden wurde. Wie schon vorher erwähnt, wurden einige Transplantationen an Patienten ausgeführt, die nur mit einer Niere lebten und dann diese eine Niere durch einen Unglücksfall verloren.

Spender kann man unter Geschwistern finden, anderen Freiwilligen und Leichen. Die Zeit-Temperatur-Kurve ist auch hier kritisch, wie in allen Fällen. Ob es nun dafür steht, einen normalen gesunden Spender einem Risiko zu unterwerfen oder eine Leichenniere zu nehmen, die in bezug auf die Blutversorgung und die Blutgruppen die zweitbeste Möglichkeit ist, wird immer eine schwierige Entscheidung bleiben. Ebenso wie die Organtransplantation zum ersten Mal im Falle der Nieren ausprobiert wurde, so wurden auch Organheterotransplantationen zum ersten Mal mit Nieren ausprobiert, und zwar mit Nieren von Schimpansen, und es gibt auch den Bericht eines Versuches mit Paviannieren.

Die chirurgische Situation wurde bereits beschrieben. Noch niemand hat bei Menschen versucht, die verpflanzte Niere an dieselbe Stelle, an der die alte Niere war, zu verpflanzen. Die Lage im Becken scheint befriedigend zu sein (Abb. 8). In verschiedenen Fällen hat man 2 Verpflanzungen ausgeführt, die zweite, um die erste nicht erfolgreiche zu ersetzen.

Die Funktionen sind durch Untersuchungen des Bluts und des Harns relativ leicht zu untersuchen. Wenn jedoch die neue Niere keinen Urin ausscheidet, dann ist es relativ schwer herauszufinden, worin eigentlich die Störung liegt. Ob eine Abstoßung vorliegt? Oder ob die Blutver-

sorgung nicht genügend ist? Verschiedene radioaktive Methoden wurden
angewendet, um den Kreislauf durch die Nieren nach der Transplantation auszuwerten. Fast 250 Nieren (bis zur Veröffentlichung des
Buches) wurden im letzten Jahrzehnt auf der ganzen Welt versucht.
Von diesen waren 30 eineiige Zwillinge; 50 andere wurden in so frühen Jahren ausgeführt, daß darüber wenig statistische Informationen
bestehen. Von den übrigen Patienten leben noch immer 50.

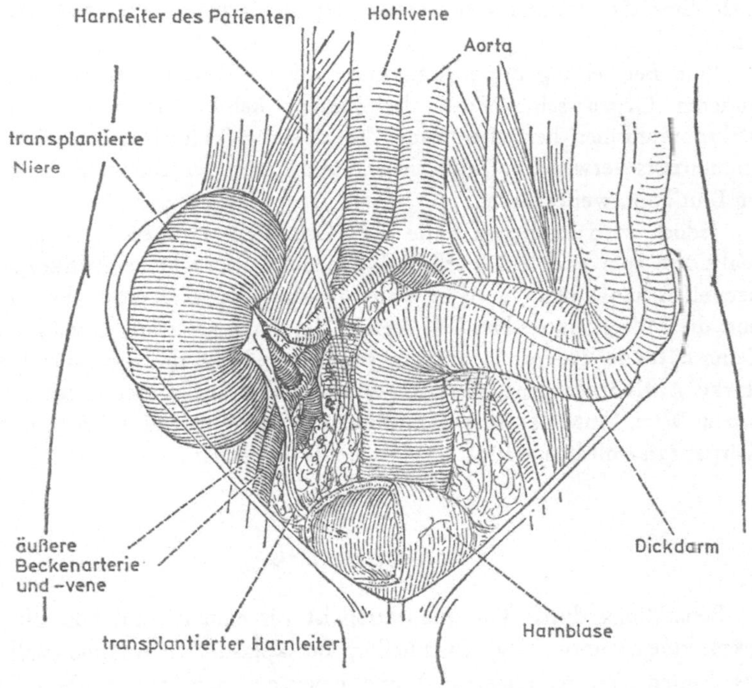

Abb. 8. Anordnung der Niere bei Nierentransplantation. Das Bild zeigt die
Lage einer verpflanzten Niere in der Schenkelbeuge mit der Blutversorgung
durch die Beckengefäße und mit direkter Einführung des Harnleiters in die
Blase

Die Milz

Behandlung durch Transplantation wird nur für eine sehr seltene
Erkrankung benötigt, denn die Milz ist entbehrlich und kann den
meisten Menschen ohne Schaden entfernt werden; tatsächlich geschieht
dies häufig entweder in Verbindung mit anderen Operationen oder
nach Verletzungen. Man sieht manchmal Menschen, die wegen einer

Agammaglobulinämie keine Antikörper produzieren können. Bei solchen Patienten könnte man hoffen, durch Verpflanzung einer gesunden Milz diesen Mangel zu reparieren (Starzl).

Das Spenderproblem wäre das gleiche wie im Falle der Niere. Man könnte einen freiwilligen lebenden Spender verwenden, denn der normale Mensch braucht seine Milz — das einzige unpaare entbehrliche Organ — nicht.

Das chirurgische Vorgehen wurde ausgearbeitet und ist recht einfach. Eine Anastomose von Arterie und der Vene ist alles was nötig ist.

Eine Beurteilung der Milzfunktion dürfte schwerer als bei jedem anderen Organ sein. Wenn der Patient keine Antikörper gegen Mikroorganismen herstellen kann, lassen sich verschiedene Arten von Immuntests verwenden. Auch eine Untersuchung der Gammaglobuline im Blut kann weiterführen.

Jedoch wird in diesem Falle die „Transplantat gegen Empfängerreaktion" zum Problem werden. Wenn ein Patient keine Antikörper herstellen kann, dann wird er wahrscheinlich die Milz nicht abstoßen und die Milz könnte ohne jede weitere Immunsuppression einwachsen. Dann hätte der Körper in sich eine sehr aktive Milz, die voraussichtlich starke Antikörper produziert; in diesem Falle Antikörper gegen den neuen Wirt. Anstelle eines „feindlichen Wirtes" würde er in seinem Körper tatsächlich eine fünfte Kolonne mit sich tragen.

Das Knochenmark

Behandlung durch Transplantation ist für eine Anzahl von Bluterkrankungen notwendig, einschließlich der aplastischen Anämie (völliges Fehlen von Knochenmark) und gewisse Arten von Krebs oder anderen Tumoren des Blutes und der Knochen, in denen das Knochenmark mit Absicht durch Bestrahlung zerstört werden muß, um den Tumor zu heilen. Einige dieser Krankheiten, einschließlich einer Unfähigkeit, Antikörper oder Leukocyten zu formen, die in dem vorhergehenden Absatz über die Milz erwähnt wurden, könnte auch durch eine Knochenmarktransplantation behandelt werden.

Spender stellen in diesem Falle kein Problem dar. Man hat schon oft Knochenmark von menschlichen Spendern erfolgreich übertragen.

Die chirurgischen Probleme sind minimal. Das Knochenmark wird fein zerrieben und intravenös eingespritzt. Es kann sich in verschiedenen Geweben ansiedeln, aber es scheint sich zum größten

Teil in der Markhöhle der Knochen niederzulassen, dort, wo es hingehört.

Eine Auswertung der Funktion bereitet keine Schwierigkeit, wenn die Knochenmarktransplantation für eine Krankheit wie aplastische Anämie oder Thrombocytopenie (einen Mangel an Blutplättchen) ausgeführt wird. Die Anzahl der Zellen im Blut ist das Maß des Erfolges. Außerdem gibt es sehr empfindliche immunologische Methoden, die es ermöglichen, festzustellen, ob die Zellen, die imBlut erscheinen, tatsächlich das Produkt des Transplantats sind oder ein neues Produkt des Wirtes selbst.

Ebenso wie im Fall der Milz kann die Transplantation gegen Wirt-Reaktion zum Problem werden: Wenn der Wirt keine intensive immunsuppressive Behandlung erhält, wird das neue und immunologisch potente Knochenmark gegen ihn reagieren.

Blut

Ein Übertragen von Blut ist oft nötig und wird routinemäßig als Bluttransfusion ausgeführt. Wenn die Bluttransfusion eine Art von Homotransplantation ist, dann wäre sie ein sagenhafter und historischer Erfolg! Wenn man anfängt die verschiedenen Bestandteile des Blutes zu analysieren, verblaßt jedoch die Bedeutung der Bluttransfusion als homocelluläres Transplantat ganz beträchtlich.

Der Plasmabestandteil des Blutes ist ein typisches homostrukturelles Transplantat. Es besteht aus Wasser, Eiweiß, Salz und anderen gelösten Substanzen. Es lebt nicht. Es läßt sich leicht von einer Person zur anderen transfundieren.

Die roten Blutzellen nehmen eine einzigartige Stellung ein, denn sie haben keinen Zellkern. In Wirklichkeit „leben und atmen" sie nicht. Obwohl Sauerstoff die roten Blutzellen passiert, und Glucose verbrannt wird, haben diese Zellen keine hohen Stoffwechsel-Erfordernisse, wie sie für andere lebende Zellen charakteristisch sind. Wenn das Übereinstimmen der Blutgruppen festgestellt ist, können gesunde rote Blutkörperchen in einem neuen Wirt normal weiterleben.

Die weißen Blutzellen sind bei einer Bluttransfusion vom Standpunkt der Transplantatimmunologie von größerer Bedeutung. Sie haben einen Zellkern. Sie leben und atmen und sind aktive Zellen. Sie werden abgestoßen und entfernt, so wie jede andere verpflanzte Zelle und sie rufen eine Immunität hervor. Auch Blutplättchen, obwohl sie nur Bruchstücke von Zellen sind, rufen eine starke Immunität hervor.

Man muß daher die Bluttransfusion auf jeder Liste von Homotransplantaten mit aufführen, obwohl es sich um eine ganz besondere Art von Gewebe handelt, denn nur ein ganz kleiner Teil kann in jeder Bluttransfusion als homocelluläres Transplantat betrachtet werden, trotz seiner praktischen Nützlichkeit.

Der Darmtrakt

Transplantation wird nur für eine Krankheit dringend benötigt: Verkürzung oder gänzliches Fehlen des Dünndarms. Jedes Jahr sehen wir ein oder zwei junge Patienten, die den Großteil ihres Dünndarms durch eine Verletzung der Blutversorgung verlieren müssen, und zwar wegen eines Embolus (ein kleines Blutgerinnsel), das seinen Ursprung im Herzen hat, wegen einer Verschlingung, unter dem Namen Volvulus bekannt, oder wegen einer Verletzung durch eine Kugel oder ein Messer. Bei diesen Patienten könnte die Ernährung verbessert werden, selbst wenn es nur gelänge 60—90 cm Dünndarm zu verpflanzen, und sie hätten Hoffnung auf ein normales Leben. Dies ist ein dringendes Problem, denn solche Patienten leiden gewöhnlich nicht unter anderen Krankheiten.

Die Spendersituation erfordert hier eine viel sorgfältigere Forschung als ihr in der Vergangenheit zuteil wurde. Der frisch verstorbene Kadaver könnte in Betracht kommen, obwohl der Darmtrakt nach dem Tod sehr schnell geschädigt wird. Es wäre möglich, lebende Spender zu verwenden, denn der Mensch kann ganz gut mit einem Verlust von über anderthalb Meter Dünndarm auskommen. So ein Stück Dünndarm, in einen Patienten verpflanzt, der keinen hat, wäre für ihn großartig. Es könnte in diesem Falle ein freiwilliger Spender aus der Familie in Frage kommen, so wie es der Fall bei den Nierentransplantationen war. Die chirurgischen Aspekte sind schwierig. Der Dünndarm hat viele kleine Blutgefäße. Eine Anastomose der Arterien wäre nicht schwierig. Aber die venösen Anastomosen sind schwierig und thrombosieren. Gegenwärtig sind solche chirurgische Überlegungen von erstrangiger Bedeutung und müssen zuerst an Hunden gelöst werden, bevor ein Versuch einer Darmtransplantation unter Immunsuppression beim Menschen gewagt werden kann.

Die Funktion könnte durch selektive Untersuchungen der Absorption verschiedener Substanzen, die durch den Mund eingenommen werden, getestet werden. Es gibt einige radioaktive Substanzen, die man verabreichen kann. Durch einfache äußere Meßtechnik oder

Blutuntersuchungen wäre es möglich zu bestimmen, ob sie absorbiert wurden.

Die Verpflanzung des Dünndarms ist ein vielversprechendes Feld, das viel mehr als bisher erforscht werden sollte.

Haut, Knochen und Glieder

Die Verpflanzung von ganzen Gliedern wurde, mit Ausnahme von ein oder zwei isoliert dastehenden Fällen, kaum erforscht. Ein großes Bedürfnis dazu dürfte in der Kriegs-Chirurgie bestehen oder bei Kindern, die mit einer doppelseitigen Abnormalität der Arme geboren wurden, so daß sie keine brauchbaren Arme oder Hände auf beiden Seiten besitzen. Solche Kinder haben gewöhnlich normale Blutgefäße und Nerven in den oberen Teilen der Arme. Wäre es möglich, gesundes Gewebe von frisch Verstorbenen zu erlangen, so könnte eine Transplantation gelingen. Die Erforschung der Immunsuppression solcher Fälle eröffnet faszinierende Horizonte, denn ein Glied umfaßt so viele verschiedene Gewebe, daß das ganze Spektrum der Antigenizität in einer Darbietung von verschiedenen Geweben vorhanden sein dürfte; der Erfolg dieser Operation würde von einer richtigen Auswertung dieser gemischten Antigenizität abhängen.

Man kann sich nur schwer eine Situation vorstellen, in der die Verpflanzung eines ganzen Beines nutzvoll genug sein würde, um die Gefahren zu rechtfertigen. Dieses Problem faszinierte jedoch russische Forscher während einiger Jahre. Ein Großteil ihrer Transplantationsforschung mit ganzen Gliedern umfaßte zum Teil die Autotransplantation des Hundebeines.

Die Heilung der Nerven in Gliedmaßen dauert viele Monate, manchmal sogar Jahre. Der Fall eines Jungen, dessen Arm bei einem Unfall abgetrennt wurde und von den Chirurgen im Massachusetts General Hospital wieder angenäht wurde, illustriert die Möglichkeiten auf diesem Gebiet und die Länge des Zeitraums, der für die Nervregeneration benötigt wird. Die Erfahrungen, die man bei diesem Knaben sammelte, zeigen, daß eine Homotransplantation eines Gliedes theoretisch möglich ist; es würde jedoch sehr lange dauern, bis dieses Glied wieder normale Funktionen erfüllen könnte.

Die Behandlung von Verbrennungen durch großflächige Kadaver-Hauttransplantate wird heute oft ausgeführt. Selten aber unter Immunsuppression, so daß die Haut bald verloren geht. In unseren Laboratorien beschäftigt man sich mit diesem Problem. Größere Fortschritte sind notwendig. Verbrannte Patienten sind so krank, daß eine Immunsuppression eine zusätzliche Gefahr für ihr Überleben darstellt.

Als Spender für ganze Glieder kommen frisch Verstorbene in Frage. Das Problem der Hautspender wurde bereits besprochen.

Die chirurgischen Maßnahmen einer Gliedtransplantation erfordern eine sehr genaue Verbindung von Arterien, Venen und Nerven gleichzeitig mit einer Befestigung des Knochens. Diese Probleme wurden wiederholt in der Wundchirurgie gelöst. So auch bei dem früher erwähnten Patienten; es war relativ einfach, verglichen mit manchen anderen chirurgischen Problemen, die in diesem Zusammenhang auftraten. Eine Auswertung der wiedergewonnenen Funktion ist einfach. Die Nervheilung würde lange dauern. Wie bereits früher erklärt, erfordert eine Knochentransplantation, als kleines Stück, kein lebendes Gewebe, d. h. so ein Transplantat wäre auch mit einem toten Knochen möglich. Die Transplantation eines ganzen Knochens in seinem vollen anatomischen Ausmaß und als frisches Gewebe mit cellulärem Leben wurde noch nie unternommen. Man könnte dies in Fällen von Schenkelhalsbrüchen bei älteren Leuten und nach manchen Verletzungen versuchen. Die notwendigen vasculären Anastomosen scheinen aber undurchführbar zu sein.

Die endokrinen Drüsen

Die endokrinen Drüsen stellen als Gruppe eine Struktur dar, die man ohne direkte vaskuläre Verbindung transplantieren kann. In kleinen Stücken oder fein zermahlen können die endokrinen Drüsen in ein Bett verpflanzt werden, in dem sie einwachsen. Sie unterscheiden sich daher von all den Geweben, die früher besprochen wurden (obwohl das Knochenmark die gleichen Eigenschaften hat) insofern, als man sie in den Körper verpflanzen kann, ohne Blutgefäße aneinandernähen zu müssen.

Hypophyse

Die Hypophysen-Transplantation ist in zwei Situationen notwendig: Kinder, die eine Hypophysen-Insuffizienz haben und Erwachsene mit einer akuten Hypophysen-Insuffizienz, wie sie sich manchmal bei Frauen nach einer Geburt entwickelt. Obwohl es viele Hormone gibt, mit denen man solchen Patienten helfen kann, ist die Hormonbehandlung im großen und ganzen unbefriedigend. Ein normales Wachstum bei Kindern wird selten erreicht. Eine normale sexuelle Funktion ist ausgeschlossen. Die Behandlung ist teuer und endlos. Man benötigt

eine Unzahl von Pillen und Injektionen. Eine Transplantation wäre
viel besser.

Als Spender kämen wieder frisch Verstorbene in Frage. Die Zeit-
Temperatur-Kurve müßte noch festgelegt werden, denn im Zusammenhang mit der Hypophyse weiß man praktisch nichts über sie.

Das chirurgische Vorgehen wäre nicht schwierig. Man kann die
Hypophyse nach dem Tod leicht entfernen; wahrscheinlich könnte
man sie in einer neuen Lage als ein Hypophysenzellpräparat zum
Funktionieren bringen, wäre es möglich, die Abstoßung dieser Zellen
durch Immunsuppression zu vermeiden. Die Hypophyse hat eine besondere örtliche Blutversorgung, da sie mit Blut versorgt wird, das
bereits durch besondere Zellen im Hirn gegangen ist. Ob nun die
Hypophyse mit einer anderen Art von Blutversorgung funktionieren
kann, weiß man derzeit noch nicht.

Eine Auswertung ihrer Funktion wäre für jeden praktizierenden
Endokrinologen ein Vergnügen. Alle diese empfindlichen Untersuchungen, die im Blut und im Harn durchgeführt werden, um die Funktion
der Zielorgane auszuwerten, können in diesem Falle eine direkte Anwendung finden, und man könnte feststellen, ob die neue „Meisterdrüse" ihre Aufgabe erfüllt.

Die Transplantation der Hypophyse ist unter allen endokrinen
Drüsen das dringendste Problem.

Schilddrüse

Transplantation der Schilddrüse wird praktisch für keinerlei Zweck
benötigt. Man kann das Schilddrüsenhormon leicht verabreichen, und
es ist so billig, daß eine Schilddrüsenverpflanzung kein dringendes
Problem, sondern nur von experimentellem Interesse ist.

Als Spender kämen Freiwillige in Frage, denn eine Person kann
ganz gut weiterleben, wenn ihr mehr als die Hälfte der Schilddrüse
entfernt wird. Das chirurgische Vorgehen wäre schwierig, da man
einen Gefäßanschluß ausführen muß. Würde man ganze Drüsen verwenden, so wäre es möglich, die größeren Gefäße zu anastomosieren.
Jedoch kann die Schilddrüse wahrscheinlich auch als Zellhomogenat
weiterarbeiten, wenn die Immunsuppression genügend ist.

Zur Auswertung der Funktion dienen die gleichen Methoden, die
man heute zur Schilddrüsenfunktionsauswertung verwendet. Schon
viele Forschungen wurden um die Schilddrüsentransplantation ausgeführt (Brooks, 1962), denn sie ist ein hervorragendes Modell für
endokrine Transplantate im allgemeinen, obwohl sie vom klinischen
Standpunkt aus nicht notwendig ist.

Verpflanzung der Nebenschilddrüse wäre eine wichtige Operation für eine Krankheit, die durch ein Fehlen des Nebenschilddrüsengewebes bedingt ist, den Hypoparathyroidismus. Die Notwendigkeit ihrer Verpflanzung steht daher im Gegensatz zu der der Schilddrüse. Die normale Nebenschilddrüse besteht aus vier kleinen Drüsen, jede von der Größe eines Weizenkornes, die hinter der Schilddrüse liegen. Manchmal fehlen sie aus natürlichen Ursachen, aber oft ist dies der Fall, weil sie unbeabsichtigt vom Chirurgen entfernt wurden, wie es bei einer Radikaloperation wegen eines Schilddrüsenkrebs passieren kann.

Die Spender stellen kein Problem dar. Es wurden bereits in unserem Krankenhaus einige Nebenschilddrüsen-Verpflanzungen ausgeführt, wobei lebende Familienmitglieder als Spender dienten. Gewöhnlich wird eine der vier Nebenschilddrüsen entfernt. Gutartige Nebenschilddrüsentumore können auch verwendet werden. Der chirurgische Eingriff besteht darin, daß man das Gewebe homogenisiert und es in den neuen Empfänger einpflanzt. Die Milliporfilterkammer [5] wurde hier ebensooft verwendet wie im Falle von Schilddrüsen. Die Resultate waren enttäuschend. Jedoch verspricht Immunsuppression einen größeren Erfolg. Die Auswertung der Funktion ist einfach. Die Folge des Hypoparathyroidismus besteht darin, daß der Kalkspiegel im Blut sinkt. Wenn das Transplantat zufriedenstellen funktioniert, würde der Calciumspiegel seine normale Höhe erreichen. Selbst in den erfolglosen Transplantaten, die bisher ausgeführt wurden, stieg anfänglich der Calciumspiegel während einiger Tage nach der Operation; die Ursache dürfte eine passive Übertragung von Hormonen sein.

Von der Transplantation der endokrinen Drüsen scheint die der Nebenschilddrüse der Verwirklichung am nächsten zu sein. Ein normaler Mensch von normaler Größe könnte durch eine Nebenschilddrüse, soweit es seinen Calciumstoffwechsel anbetrifft, in guter Gesundheit gehalten werden. Es ist denkbar, daß ein so winziges Stückchen Gewebe im Empfänger keinerlei Schwierigkeiten macht; und ebenso läßt sich erwarten, daß der Empfänger so ein Stückchen freund-

---

5 *Milliporfilterkammer*, eine spezielle kleine Kammer in der Größe eines Pfennigstückes, bestehend aus zwei zusammengeklebten Plättchen. Die zwei Plättchen sind leicht porös, wodurch Nährstoffe und Flüssigkeit hindurchdringen können, aber keine Lymphocyten oder Plasmazellen, welche das Gewebe abstoßen. Ein Beispiel für eine Gewebetransplantation in einem „bevorzugten oder geschützten Platze".

liches Gewebe nicht abstoßen würde; bis heute wurde dies aber nicht erreicht.

Bauchspeicheldrüse

Eine Verpflanzung der Bauchspeicheldrüse käme hauptsächlich für Zuckerkranke in Frage. Kleine Inseln besonderer Zellen, die sich in dem Pankreas befinden, erzeugen das Insulin, welches der Körper braucht. Aus diesem Grund zählen wir hier die Bauchspeicheldrüse zu den endokrinen Organen, im Gegensatz zu anderen Organen (wie Leber oder Darm), die die Verdauungsfermente für den Magen und Darmtrakt erzeugen. Der Verlust einer Bauchspeicheldrüse, der durch eine totale Pankreatektomie entsteht, führt zwar tatsächlich beim Patienten zu Ernährungsschwierigkeiten, aber diese können zu einem großen Teil durch Pankreaspräparate behoben werden. Der Mangel an Insulin, besonders bei jungen Leuten, die „totale" Diabetiker sind, kann jedoch durch Insulin-Injektionen nicht befriedigend korrigiert werden.

Geeignete Spender zu finden stellt ein ernstes Problem dar, da die Bauchspeicheldrüse eine Neigung hat, nach dem Tode sich selbst zu verdauen. Wie jeder Medizinstudent weiß, führte die Entdeckung von Insulin durch Banting und Best zu einer Lösung dieses Problems. Heute wird das Problem der Bauchspeicheldrüsentransplantation dauernd erforscht (Broos, Grigsby, Wilson). Es ist jedenfalls sehr schwer, die Bauchspeicheldrüse dazu zu bringen, in ihrem neuen Wirt zu überleben. Die aktiven Verdauungsfermente, Produkte der Bauchspeicheldrüse, neigen dazu, das Gewebe innerhalb der Drüse zu verdauen, einschließlich der Inselzellen, die das Insulin herstellen. Der chirurgische Eingriff ist, wie bereits angedeutet, schwierig. Die Blutgefäße sind klein; ein Pankreashomogenat ist wirkungslos; und es ist sehr schwer, die Inselzellen aus dem übrigen Pankreas allein zu isolieren.

Eine Auswertung der Funktion der Inselzellen wäre nicht schwer, denn man kann ihre Tätigkeit leicht durch den Spiegel des Blutzuckers bestimmen.

Gelegentlich trifft man Patienten, die einen Inselzelltumor im Pankreas haben. Hier sind die Inselzellen in großen Mengen erreichbar und frei von den übrigen Pankreaszellen. Wäre es möglich, diese Inselzellen in einem anderen Patienten am Leben zu erhalten, dann wäre ein gutartiger Inselzelltumor die annehmbarste Gewebequelle, und man könnte genug Gewebe für eine ganze Diabetikerfamilie zur Verfügung stellen.

Nebennieren

Die Verpflanzung der Nebennieren ist für keine Nebennierenerkrankung von dringender Bedeutung. Dank der Pionierleistung solcher Ärzte wie Dr. Thorn und Dr. Kendall ist es nun möglich, die Addisonsche Krankheit (Fehlen von normalen Nebennieren) mit verschiedenen Hormonpillen oder Injektionen zu behandeln. Nichtsdestoweniger, könnte man eine Transplantation ohne zu große Schwierigkeiten ausführen, wäre die Behandlung der Addisonschen Krankheit durch eine Nebennierenverpflanzung am günstigsten.

Auch das Spenderproblem wäre nicht zu groß. Die Nebennieren sind paarige Organe, und Familienmitglieder könnten als Spender herangezogen werden. Auch frisch Verstorbene wären geeignet. Der chirurgische Eingriff ist aber nicht durchführbar, weil die Blutgefäße direkt vernäht werden müßten. Die Gefäße sind sehr klein und fragil. Aber ebenso wie mit anderen endokrinen Organen wäre zu hoffen, daß das Gewebe als Homogenat ohne direkte Blutgefäßverbindung aktiv sein könnte.

Wieder wäre die Auswertung der Funktion eine Freude für den Endokrinologen. Tägliche Messungen der Hormone im Blut und Urin würden zeigen, in welchem Ausmaß das Transplantat wirksam ist. Ebenso wie bei der Schilddrüse werden Nebennierentransplantate in Tieren als Modelle dieser Forschung verwendet, obwohl die Notwendigkeit der Transplantation beim Menschen weder groß noch sehr häufig ist.

Die Gonaden — Die Geschlechtsdrüsen

Die Transplantation der Eierstöcke bei der Frau oder der Hoden beim Mann wird hauptsächlich dann benötigt, wenn Kinder gewünscht werden. Beide Drüsen erzeugen ein Steroidhormon (Oestrogen bei der Frau und Androgen beim Mann), die für das Geschlecht des einzelnen Individuums verantwortlich ist. In den meisten Umständen können diese Hormone einfach durch Pillen oder Injektionen verabreicht werden.

Unglücklicherweise werden manche Frauen mit einem Mangel der Eierstockfunktion geboren; sie wachsen und reifen nicht normal heran. Bei solchen Frauen würde eine Eierstockverpflanzung, selbst wenn keine Eier heranreifen würden, ein normales Leben ermöglichen. Eine ähnliche Erscheinung beim Mann wird Eunuchoidismus genannt. Sie ist sehr selten. Auch hier wäre eine Verpflanzung der Hodengewebe von Bedeutung.

Wenden wir uns nun der Zeugung zu, so stellt sie ein seltsames philosophisches Problem dar. Wenn die Eierstöcke von einer Frau auf eine andere verpflanzt werden würden, so daß sie Kinder gebären könnte, so wären die Kinder nur von dem Standpunkt ihre, daß sie in ihr heranwuchsen und von ihr geboren wurden. Aber genetisch wären sie nicht ihre Kinder; sie wären zur Hälfte das genetische Produkt der Spenderin der Ovarien. Dasselbe trifft auch auf die Hoden zu. Schon oft wurde die Verpflanzung ganzer Ovarien in ihren natürlichen Platz versucht, doch ohne Erfolg.

Wieder könnte man lebende Spender verwenden, da beide Organe paarig sind. Außerdem wäre für die endokrine Transplantation der Ovarien nur eine Teilverpflanzung eines Ovars einer gesunden Frau nötig, denn dieses Gewebe würde Oestrogene ausscheiden, selbst wenn es nicht reife Eier erzeugt. Diese Operation wurde schon gelegentlich und mit zunehmendem Erfolg durchgeführt (Sturgis).

Die Verbindung kleiner Gefäße, welche Ovarien und Hoden mit Blut versorgen, ist äußerst schwierig. Jedoch ist es möglich, sie entweder mit der Hand unter dem Mikroskop oder mit einer Nähmaschine auszuführen. Die Fähigkeit, reife Eier zu erzeugen, erfordert normale ganze Ovarien in ihrer normalen Position in der Nähe der Falloppioschen Tuben, die zur Gebärmutter führen. Wenn man die Milliporfilterkammer verwendet, so verliert das verpflanzte Ovar die Fähigkeit, Eier zu produzieren, aber man kann die endokrine Funktion aufrecht erhalten.

Die endokrine Funktion beider Drüsen auszuwerten, ist ein einfacher Vorgang, denn es gibt genaue chemische Methoden, die Menge der Androgene und Oestrogene, die erzeugt werden, zu messen. Ein anderes Problem stellt die Auswertung der reproduktiven Funktion dar. Gäbe es keine anderen Gonaden und der Patient könnte ein Kind zeugen oder zur Welt bringen, dann gäbe es keinen Zweifel über den Erfolg der Transplantation. Aber abgesehen davon wäre es sehr schwierig in Erfahrung zu bringen, ob die vollständige reproduktive Fähigkeit überhaupt gegenwärtig ist.

Das Verpflanzen von Ziegen-Hoden auf ältere Männer, um ihnen die Virilität der Jugend zurückzugeben, ist das Beispiel flagranter Qacksalberei in diesem Feld.

Kapitel 11

Das Dilemma der Ärzte

Wie weit und wie schnell kann das Wagnis der Transplantation getrieben werden?

"Thus when I shun Scylla, your father, I fall into Charybdis, your mother." — The Merchant of Venice

Ethische Chirurgie im Zeitalter der Kernchemie

Bevor wir dieses Buch beenden ist es noch wichtig, drei Probleme zu berühren, die die Gewebetransplantation seit ihrem Anfang an begleitet haben: Ethische Gesichtspunkte, Gesetzgebung und die Information der Allgemeinheit.

Was nun die ethischen Probleme anbetrifft, so ist die Transplantation eindeutig ein einzigartiges Feld der Chirurgie. Das Wohlbefinden einer gesunden Person, das bis dahin in der menschlichen Medizin nie geopfert wurde, könnte nun durch die Transplantation gefährdet werden. Einige Chirurgen sind dem Entfernen von Gewebe von gesunden Spendern so abgeneigt, daß sie ihre ganze Betätigung auf Gewebe beschränkt haben, das sie von Leichen nahmen. Gegenwärtig ist Leichengewebe weniger befriedigend als das von lebenden Spendern, besonders im Fall der Nieren. Bis Leichengewebe nicht leichter greifbar und nutzvoller anzuwenden ist, gibt es keine allgemeine Lösung für dieses ethische Problem. Jeder Fall muß nach seinen eigenen Gesichtspunkten beurteilt werden und jeder Spender muß sorgfältig auf Verträglichkeit, auf genetische Verwandtschaft und Gesundheit untersucht werden. Sollte sich erweisen, daß in manchen Fällen tierisches Gewebe brauchbar ist, so könnte dies das Spenderproblem erleichtern; aber selbst die größten Optimisten müssen zugeben, daß nur einige wenige innere Organe der Tiere für den Gebrauch im Menschen in Frage kommen.

Welcher Art auch immer der Spender ist, ethische Probleme gibt es bei der Erforschung eines jeden neuen Gebietes der medizinischen oder chirurgischen Behandlung immer. Die Sterblichkeit war bei gewissen Arten der Transplantation besonders groß. Es genügt nicht allein, dem Patienten zu sagen, „daß es keine andere Hoffnung gäbe". Wenn er noch im Vollbesitz seiner geistigen Kräfte ist, sollte man ihm ein klares Bild der damit verbundenen Gefahren geben und sollte ihm erlauben, an dem Entschluß teilzuhaben. Aber unter keinerlei Umständen sollte die endgültige Entscheidung in den Händen des Patienten gelassen werden; er hat weder die nötige Ausbildung, noch den wissenschaftlichen Hintergrund, noch die objektive Anschauungsweise, die notwendig ist, um eine Entscheidung in seinem eigensten besten Interesse zu treffen. Der Arzt muß sich die Zeit und die Mühe nehmen, den Patienten weit genug aufzuklären, daß, wenn der Patient an der Entscheidung teil hat, er dies mit einem gewissen Wissen der Alternativen tut. Es ist die Aufgabe des Arztes, dem Patienten mit Rat beizustehen und seine Zustimmung zu suchen.

Außerdem haben sowohl der Patient als auch seine Familie jedes Recht, vom Arzt und seinem Team zu verlangen, daß sie in diesem besonderen Gebiet durch Experiment und Erfahrungen und Studium Erfahrung sammeln, bevor sie diese Operation unternehmen. Es ist nicht genug, einige Gefäßanastomosen durchzuführen und für einige Tage ein Transplantationszentrum zu besuchen. Um diese neuen Operationen durchzuführen, müssen der Chirurg und der Internist ohne jede berufliche Eifersucht zusammenarbeiten und sich ausgedehnte Laboratoriumserfahrung am Hund erwerben, bevor sie am Menschen ausgeführt werden. Beide müssen Erfahrung sammeln in der Behandlung der Krankheit, und sie müssen Erfahrung haben mit chemischer Immunsuppression im Hund, bevor sie diese auf den Menschen anwenden. Tatsächlich ist jeder, der eine Gewebetransplantation vornimmt, „kein Abenteurer — sondern ein Wegbereiter". Und zu guter Letzt, wenn die Transplantation schon ausgeführt ist, gibt es noch eine wichtige wissenschaftliche Ethik, der man sich unterwerfen muß. Dies ist die unabänderliche Verpflichtung, sowohl den Patienten als auch die Funktion des Transplantats auf jede mögliche Art und Weise zu studieren, die Ergebnisse festzuhalten und sie in der Fachliteratur zu veröffentlichen. Nur auf diese Weise kann man versuchen, eine neue Routine zu schaffen, und nicht nur ein Abenteuer zu unternehmen.

Die Gesetzgebung und die Gesundheit der Hunde und der Spender

Tierversuche haben sich in diesem Land (Vereinigte Staaten) schon als ein lebenswichtiges „Privileg" des Wissenschaftlers durchgesetzt. Dieses Privileg hat der ganzen Bevölkerung dauernd Vorteil gebracht.

Die Leitung der Tierlaboratorien wurde durch eigene Bestimmungen seitens der Universitäten, der Ärzte und der Forschungsorganisation dauernd verbessert. Die Forschungslaboratorien an der Johns Hopkins Medical School und an der Harvard Medical School gehören zu den ältesten aktiven Tierversuchsanstalten in diesem Lande, die schon unter Dr. Halsted und Dr. Cushing um die Wende des Jahrhunderts gegründet wurden. An der Großzahl der übrigen 83 medizinischen Fakultäten und den zahlreichen Regierungsinstituten gibt es ähnliche neuere Einrichtungen, in denen Tausende von Tieren, sowohl große wie kleine, das erste Bollwerk gegen Krankheiten sind, und die erste Linie der Verteidigung für den Kranken.

In diesen Laboratorien werden die Tiere in einer gesunden und reinen Umgebung freundlich gepflegt und Operationen nur in Narkose mit allen Vorsichtsmaßnahmen nach sorgsamem Plan der ausgeführten Experimente durchgeführt.

Aus diesen Laboratorien kamen in steter Folge zahlreiche Errungenschaften, auf die das Volk stolz sein kann. Aus unserem eigenen Labor kamen während der letzten Jahre Dr. Cushings Studien des cerebralen Flüssigkeitsdruckes in Beziehung zu Gehirntumoren, die ersten Arbeiten über die Endokrinologie der Hypophyse, die ersten Experimente an den großen Herzgefäßen, frühe Studien der Hypophyse, zahlreiche Beobachtungen über den Stoffwechsel bei chirurgischen Verletzungen, und zu guter Letzt wichtige Fortschritte in der offenen Herzchirurgie und in der Gewebsverpflanzung.

Eine solche Produktivität, die aus der Mentalität des freien Unternehmersinns entsteht, ging in vielen anderen Ländern wesentlich verloren, wo die Forschung durch Einschränkungen und Regulationen so behindert wird, daß sie sich nur schwer frei entfalten kann, besonders wenn der wissenschaftliche Fortschritt Versuche mit großen Tieren, wie Katzen, Hunde oder Primaten, erforderlich machte.

In der Vergangenheit wurde diese Freiheit in der amerikanischen Forschung oft durch Gesetze bedroht, die in die Legislatur der einzelnen Staaten eingeführt wurden; gewöhnlich durch Gruppen, die unter dem Namen „Antivivisektionisten" bekannt waren. Das Ziel dieser Leute ist es nicht nur, eine wichtige Forschung einzuschränken, sondern immer wieder erneut den Streit in Gang zu bringen. Das Fortbestehen dieser Antivivisektionsgesellschaften (und dadurch der Gehälter ihrer voll Angestellten) hängt eher davon ab, daß sie den Kampf fortlaufen lassen, als daß sie daran interessiert wären, einen endgültigen Sieg zu erreichen. Wie einmal der Sekretär einer dieser Gesellschaften zu mir sagte: „Wir wollen nicht, daß Ihr gewinnt, und wir wollen nicht, daß Ihr verliert. Hauptsache, der Streit geht weiter."

Der weitergehende Streit kostet jedes Jahr Hunderte von Stunden der überbeschäftigten Wissenschaftler, die in Senatkomitees aussagen oder bei verschiedenen öffentlichen Hearings dabeisein müssen — Stunden, die sie viel besser auf das menschliche Wohlbefinden in den Laboratorien und im Operationssaal verwenden könnten. Wir alle müssen darum kämpfen, daß das Recht des amerikanischen Volkes erhalten bleibt, Wichtiges aus der neuen Biologie zu erfahren, und zwar aus den Erfahrungen, die man in den komplizierten biologischen Systemen höherer Tiere gewinnt, deren innerer Aufbau dem unsrigen gleicht und an denen wirksame Chirurgie ausgeführt werden kann.

Abgesehen von der gewöhnlichen Bedrohung durch die Gesetzgebung der einzelnen Bundesstaaten, gibt es noch die Gesetzgebung des Bundes, die die Forschung durch ihre Macht, Geld zu geben und durch ihre Macht über die Regierungsbehörden in Washington regulieren und einschränken kann. Früher hatte man gesagt, „die Macht, Steuer aufzuerlegen ist die Macht, zu zerstören". In der Wissenschaft, wo Freiheit des Denkens so wichtig ist, „ist die Macht zu regulieren, die Macht zu zerstören".

Publizität einerseits — Information des Publikums andererseits

Die Einstellung, die der Arzt gegenüber der Presse haben sollte, ist das letzte unserer Probleme. Seit dem Zweiten Weltkrieg gab es eine immer zunehmende Tendenz der Presse, dramatische Berichte über medizinische Entwicklungen, die eigentlich noch in ihren Anfangsstadien waren, zu veröffentlichen. Gewöhnlich werden daraus dicke Schlagzeilen. Man kann schwer das Gegenteil eines Overstatements beweisen. Diese Zeitungsartikel erwecken nur falsche Hoffnungen beim Patienten und bedeuten eine ungenaue Publizität für die Ärzte, die an Transplantationen teilnehmen. Publizität dieser Art schadet nicht nur dem Ruf des einzelnen Arztes, sondern auch der Medizin im ganzen, denn sie erweckt falsche Hoffnungen. Nichts ist grausamer als ein leeres Versprechen, dem verzweifelten Kranken zu helfen. Organtransplantation ist ein besonders leichtes Feld für diese publizistische Mißhandlung, denn ein ungewöhnliches „menschliches Interesse" ist damit verbunden, daß eine gesunde Person Gewebe spendet, um einem Kranken oder Sterbenden zu helfen.

Im Gegensatz zu dieser Publizität steht die absolute Notwendigkeit einer gesunden, öffentlichen allgemeinen Information über medizinische Angelegenheiten. Hervorragende medizinische Autoren bemühen sich dauernd, in vielen Zeitungen und Magazinen eine verfrühte und spektakuläre Behauptung zu vermeiden und konzentrieren sich nur auf Information. Sie schreiben Artikel, die eine gute Hintergrundinformation mit einem genauen wissenschaftlichen Bericht vereinen, der vor der Publikation sorgfältig überprüft wurde. Solche Veröffentlichungen helfen dem Publikum und dem Arzt. Es hängt vom Arzt ab, Informationen zur Verfügung zu stellen, wenn er überzeugt ist, daß sie gewissenhaft und ehrlich verwendet wird. Schreiber in den Massenmedien sollten ihre ihnen angeborene Tendenz einschränken, immer zu behaupten, daß alles, worüber sie schreiben, das „Beste" oder das „Endgültige" sei. Superlative haben kaum einen Platz in der wissenschaftlichen Journalistik. Sie sind immer peinlich für den Arzt und den Wissenschaftler, und sie ziehen eine peinliche Art von Widerspenstigkeit nach sich, wenn man sich dann an die gleichen Ärzte oder Wissenschaftler um mehr Information wendet. Wenn solche Übertreibungen vermieden werden, und wenn die Geschichte einer neuen medizinischen Entdeckung als eine vernünftige Erklärung einer wissenschaftlichen Entwicklung mit genauer Betonung wiedergegeben wird, wie die neuen Resultate gefunden wurden, dann war die allgemeine Information ohne das störende Element einer übertriebenen Publizität zweckmäßig. Dieser hohe Standard wird sehr oft von den medizinischen Autoren unserer Presse erreicht.

Konservative Berichterstattung hilft, daß Wissenschaft in unserer Zivilisation assimiliert wird, wie es Dr. Conant erhoffte; sie wird die Brücke schlagen zwischen dem Wissenschaftler und dem Humanisten; sie wird helfen, die beiden Elemente der Zivilisation zu vereinen. Tatsächlich ist die öffentliche Information der Vereinigung von Wissenschaft und humanistischen Bestrebungen gewidmet; und das gleiche ist die Rechtfertigung für ein Buch wie dieses.

Es erscheint zweckmäßig, mit einem Zitat von C. P. Snow in „The two Cultures and the Scientific Revolution" (Die beiden Kulturen und die wissenschaftliche Revolution) zu schließen. Er betont folgendes:

Ich war oft beim Zusammenkommen von Menschen dabei, die nach dem Standard der traditionellen Zivilisation als hochkultiviert betrachtet werden und denen es beachtlich Freude machte, ihr Erstaunen über die Ungebildetheit der Wissenschaftler auszudrücken. Ein- oder zweimal wurde ich provoziert und fragte die Anwesenden, wie viele von ihnen das Zweite Thermodynamische Gesetz erklären könnten. Ihre Antwort war ablehnend: Nicht nur das, sie war auch negativ. Und doch habe ich nur eine Frage gestellt, die das wissenschaftliche Äquivalent zu der Frage gewesen wäre, ob sie ein Drama von Shakespeare gelesen hatten.

Erworbene Toleranz und Transplantatabstoßung sind vielleicht nicht so fundamental wie das Zweite Thermodynamische Gesetz und vielleicht nicht so wichtig wie Shakespeare. Aber die Biologie wurde ein Teil der wissenschaftlichen Sprache unseres Zeitalters. Wenn dieses Buch ein besseres Verständnis für die klinischen Wissenschaften und die Laboratoriumsforschung der Gewebetransplantation herbeiführt, dann hat es seinen Zweck erfüllt.

Literatur

Abel, J. J., Rowntree, L. G., Turner, B. B.: On the removal of diffusible
substances from the circulating blood of living animals by dialysis. J.
Pharmacol. exp. Ther. 5, 275 (1913—14).

Addis, T.: Glomerular Nephritis: Diagnosis and Treatment. New York:
Macmillan Co. 1948.

Alexandre, G. P. J., Murray, J. E.: Further studies of renal homotransplantation in dogs treated by combined Imuran therapy. Surg. Forum 13,
64 (1962).

Archer, O., Pierce, J. C.: Role of thymus in development of the immune
response. Fed. Proc. 20, 26 (1961). (Abstr.)

Baker, R., Gordon, R., Huffer, J., Miller, G. H., Jr.: Experimental renal
transplantation. I. Effect of nitrogen mustard, cortisone and splenectomy.
Arch. Surg. 65, 702 (1952).

Barnes, B. A., Flax, M. H., Burke, J. F., Barr, G.: Experimental pulmonary
homografts in the dog. I: Morphological studies. Transplantation 1, 351
(1963).

— — — — Experimental pulmonary homografts in the dog. II: Modification of the homograft response by BW 57-322. Transplantation 11,
132 (1964).

Barnes, D. W. H., Corp, M. J., Louit, J. F., Neal, F. E.: Treatment of murine
leukemia with x-rays and homologous bone marrow; preliminary communication. Brit. med. J. 2, 626 (1956).

Bauer, K. H.: Homoiotransplantation von Epidermis bei eineiigen Zwillingen. Beitr. klin. Chir. 141, 442 (1927).

Billingham, R. E., Brent, L., Medawar, P. B.: "Actively acquired tolerance"
of foreign cells. Nature (Lond.) 172, 603 (1953).

Blandford, S. E., Jr., Garcia, F. A.: Case report: successful homogenous skin
graft in a severe burn using an identical twin as donor. Plast. reconstr.
Surg. 11, 31 (1953).

Blumenstock, D. A., Collins, J. A., Hechtman, H. B., Thomas, E. D., Ferrebee,
J. W.: Functioning homografts of the lung in dogs. Ann. N. Y. Acad.
Sci. 99, 882 (1962).

— — Thomas, E. D., Ferrebee, J. W.: Homotransplants of the lung in dogs.
Surgery 51, 541 (1962).

Brooks, J. R., Sturgis, S. H., Hill, G. J.: An evaluation of endocrine tissue
homotransplantation in the millipore chamber with a note on tissue
adaptation to the host. Ann. N. Y. Acad. Sci. 87/1, 482 (1960).

Brown, J. B.: Homografting of skin: with report of success in identical
twins. Surgery 1, 558 (1937).

Buchanan, J. M.: The enzymatic synthesis of the purine nucleotides. Harvey
Lect. 54, 104 (1958—59).

Burnet, F. M.: The Clonal Selection Theory of Acquired Immunity. Nash-
ville (Tenn.): Vanderbilt University Press 1959. (The Abraham Flexner
Lectures 1958.)

— A modification of Jerne's theory of antibody production using the concept
of clonal selection. Aust. J. Sci. 20, 67 (1957—58).

Burnet, F. M.: The Integrity of the Body. A Discussion of Modern Immunological Ideas. Harvard Books in Biology, No. 3. Cambridge: Harvard University Press 1962.

Bywaters, E. G. L.: Ischemic muscle necrosis. Crushing injury, traumatic edema, the crush syndrome, traumatic anuria, compression syndrome: a type of injury seen in air raid casualties following burial beneath debris. J. Amer. med. Ass. 124, 1103 (1944).

Calne, R. Y.: The rejection of renal homografts inhibition in dogs by 6-mercaptopurine. Lancet 1960 I, 417.

— Alexandre, G. P., Murray, J. E.: A study of the effects of drugs in prolonging survival of homologous renal transplants in dogs. Ann. N. Y. Acad. Sci. 99, 743 (1962).

Cannon, J. A., Longmire, W. P., Jr.: Studies of successful skin homografts in the chicken. Description of a method of grafting and its application as a technic of investigation. Ann. Surg. 135, 60 (1952).

Carrel, A.: La technique opératoire des anastomoses vasculaires et la transplantation des viscères. Lyon méd. 98, 859 (1902).

— The transplantation of organs. A preliminary communication. J. Amer. med. Ass. 45, 1645 (1905).

— Transplantation in mass of the kidneys. J. exp. Med. 10, 98 (1908).

— Results of the transplantation of blood vessels, organs and limbs. J. Amer. med. Ass. 51, 1662 (1908).

— Remote results of the replantation of the kidney and the spleen. J. exp. Med. 12, 146 (1910).

— Guthrie, C. C.: Functions of a transplanted kidney. Science 22, 473 (1905).

— — Successful transplantation of both kidneys from a dog into a bitch with removal of both normal kidneys from the latter. Science 23, 394 (1906).

Cavins, J. A., Scheer, S. C., Thomas, E. D., Ferrebee, J. W.: The recovery of lethally irradiated dogs given infusions of autologous leukocytes preserved at —80 C. Blood 23, 38 (1964).

Couch, N. P., Curran, W. J., Moore, F. D.: The use of cadaver tissues in transplantation (in press).

— Moore, F. D.: Immunosuppression and arterial insufficiency in orthotopic canine liver homotransplantation. Ann. N. Y. Acad. Sci. (in press).

Curran, W. J.: A problem of consent: kidney transplantation in minors. N. Y. Univ. Law Rev. 34, 891 (1959).

Danforth, C. H., Foster, F.: Skin transplantation as a means of studying genetic and endocrine factors in the fowl. J. exp. Zool. 52, 443 (1929).

Dawid, I. B., French, T. C., Buchanan, J. M.: Azaserine-reactive sulfhydryl group of 2-formamido-N-ribosylacetamide 5'-phosphate: L-glutamine amido-ligase (adenosine diphosphate). II. Degradation of azaserine-C^{14}-labeled enzyme. J. biol. Chem. 238, 2178 (1963).

Dealy, J. B., Jr.: The theory and practice of total-body irradiation in the dawn of the homograft era. Radiology 75, 11 (1960).

— Dammin, G. J., Murray, J. E., Merrill, J. P.: Total body irradiation in man: tissue patterns observed in attempts to increase the receptivity of renal homografts. Ann. N. Y. Acad. Sci. 87, 572 (1960).

Dempster, W. J.: Kidney homotransplantation. Brit. J. Surg. 40, 447 (1952—53).

Dunsford, I., Bowley, C. C., Hutchison, A. M., Thompson, J. S., Sanger, R., Race, R. R.: A human blood-group chimera. Brit. med. J. 2, 81 (1953).

French, T. C., Dawid, I. B., Buchanan, J. M.: Azaserine-reactive sulfhydryl group of 2-formamido-N-ribosylacetamide 5'-phosphate: L-glutamine amido-ligase (adenosine diphosphate). III. Comparison of degradation products with synthetic compounds. J. biol. Chem. 238, 2186 (1963).

French, T. C., Dawid, I. B., Day, R. A., Buchanan, J. M.: Azaserine-reactive sulfhydryl group of 2-formamido-N-ribosylacetate 5'-phosphate: L-glutamine amido-ligase (adenosine diphosphate). I. Purification and properties of the enzyme from salmonella typhimurium and the synthesis of L-azaserine-C^{14}. J. biol. Chem. 238, 2171 (1963).

Gibson, T., Medawar, P. B.: The fate of skin homografts in man. J. Anat. 77, 299 (1942—43).

Goldberg, I. H., Rabinowitz, M.: Actinomycin D inhibition of deoxyribonucleic acid—dependent synthesis of ribonucleic acid. Science 136, 315 (1962).

Good, R. A., Varco, R. L., Aust, J. B., Zak, S. J.: Transplantation studies in patients with agammaglobulinemia. Ann. N. Y. Acad. Sci. 64, 882 (1956—57).

Gowans, J. L., Knight, E. J.: The route of re-circulation of lymphocytes in the rat. Proc. Roy. Soc. 159, 257 (1964).

Hamburger, J., Vaysse, J., Crosnier, J., Auvert, J., Lalanne, C.-M., Hopper, J., Jr.: Renal homotransplantation in man after radiation of the recipient. Experience with six patients since 1959. Amer. J. Med. 32, 854 (1962).

— — — Tubiana, M., Lalanne, C.-M., Antoine, B., Auvert, J., Soulier, J.-P., Dormont, J., Salmon, Ch., Maisonnet, M., Amiel, J.-L.: Transplantation d'un rein entre jumeaux non monozygotes après irradiation du receveur; bon fonctionnement au quatrième mois. Presse méd. 67, 1771 (1959).

Hamilton, L. D., Fuller, W., Reich, E.: X-rax diffraction and molecular model building studies of the interaction of actinomycin with nucleic acids. Nature (Lond.) 198, 538 (1963).

Hardy, J. D., Eraslan, S., Dalton, M. L., Jr., Alican, F., Turner, M. D.: Reimplantation and homotransplantation of the lung: laboratory studies and clinical potential. Ann. Surg. 157, 707 (1963).

Hechtman, H. B., Blumenstock, D. A., Thomas, E. D., Ferrebee, J. W.: Organ transplants in dogs after cross-circulation, chemotherapy, and radiation. Surgery 52, 810 (1962).

Hektoen, L.: The effect of benzene on the production of antibodies. J. infect. Dis. 19, 69 (1916).

— The effect of toluene on the production of antibodies. J. infect. Dis. 19, 737 (1916).

— Cooper, H. J.: The effect of mustard gas (dichlorethyl-sulphid) on antibody formation. J. infect. Dis. 28, 279 (1921).

Hitchings, G. H., Elion, G. B.: Chemical suppression of the immune response. Pharmacol. Rev. 15, 365 (1963).

Holman, E.: Protein sensitization in isoskingrafting. Is the latter of practical value? Surg. Gynec. Obstet. 38, 100 (1924).

Hume, D. M., Magee, J. H., Kauffman, H. M., Jr., Rittenbury, M. S., Prout, G. R., Jr.: Renal homotransplantation in man in modified recipients. Ann. Surg. 158, 608 (1963).

Jaboulay, M.: Greffe de reins au pli du coude par soudures arterielles et veineuses. Lyon méd. 107, 575 (1906).

Kolff, W. J.: New Ways of Treating Uraemia; The Artificial Kidney, Peritoneal Lavage, Intestinal Lavage. London: W. & M. Churchill 1947.

— Berk, H. Th. J.: The artificial kidney: a dialyser with a great area. Acta med. scand. 117, 121 (1944).

Küss, R., Legrain, M., Mathé, G., Nedey, R., Camey, M.: Homotransplantation rénale chez l'homme hors de tout lien de parenté. Survie jusqu'au dix-septième mois. Rev. franç. Étud. clin. biol. 10, 1048 (1962).

— — — — — Nouvel essai de transplantation rénale hors de tout lien de parenté. Evolution favorable au quinzième mois. Société Méd. Hôp. Paris 114, 231 (1963).

Küss, R., Legrain, M., Mathé, G., Nedey, R., Tubiana, M., Lalanne, C. M., Camey, M., Larrieu, M.-J., Schwarzenberg, L., Vourc'h, C., Desarmenien, J., Maisonnet, M., Atallah, F.: Prémices d'une homo-transplantation rénale de soeur a frère non jumeaux; après néphrectomie bilatérale et irradiation du receuver. Presse méd. **68**, 755 (1960).
— — — — — — Schwarzenberg, L., Larrieu, M.-J., Maisonnet, M., Basset, F., Delaveau, P.: Étude de quatre cas d'irradiation totale per le cobalt radio-actif. (A des doses respectives de 250, 400 et 600 rads). Préalable a une transplantation rénale allogénique. Rev. franç. Étud. clin. biol. **10**, 1028 (1962).
Lederberg, J.: Genes and antibodies. Science **129**, 1649 (1959).
Lillie, F. R.: The theory of the free-martin. Science **43**, 611 (1916).
Lower, R. R., Stofer, R. C., Hurley, E. J., Dong, E., Jr., Cohn, R. B., Shumway, N. E.: Successful homotransplantation of the canine heart after anoxic preservation for seven hours. Amer. J. Surg. **104**, 302 (1962).
Main, J. M., Prehn, R. T.: Successful skin homografts after administration of high dosage x-radiation and homologous bone marrow. J. nat. Cancer Inst. **15**, 1023 (1955).
Mannick, J. A., Lochte, H. L., Jr., Ashley, C. A., Thomas, E. D., Ferrebee, J. W.: A functioning kidney homotransplant in the dog. Surgery **46**, 821 (1959).
Mason, H. L., Myers, C. S., Kendall, E. C.: The chemistry of crystalline substances isolated fromt he suprarenal gland. J. biol. Chem. **114**, 613 (1936).
Matson, D. D.: A new operation for the treatment of communicating hydrocephalus. J. Neurosurg. **6**, 238 (1949).
McBride, R. A., Wheeler, H. B., Smith, L. L., Moore, F. D., Dammin, G. J.: Homotransplantation of the canine liver as an orthotopic vascularized graft. Histologic and functional correlations during residence in the new host. Amer. J. Path. **41**, 501 (1962).
Medawar, P. B.: The behavior and fate of skin autografts and skin homografts in rabbits. (A report to the War Wounds Committee of the Medical Research Council.) J. Anat. **78**, 176 (1944).
— A second study of the behavior and fate of skin homografts in rabbits. (A report to the War Wounds Committee of the Medical Research Council.) J. Anat. **79**, 157 (1945).
— Tests by tissue culture methods on the nature immunity to transplanted skin. Quart. J. micr. Sci. **89**, 239 (1948).
— Skin transplants. Sci. Amer. **196**, 62 (1957).
Merrill, J. P., Murray, J. E., Harrison, J. H., Friedman, E. A., Dealy, J. B., Dammin, G. J.: Successful homotransplantation of the kidney between nonidentical twins. New Engl. J. Med. **262**, 1251 (1960).
— — — Guild, W. R.: Successful homotransplantation of the human kidney between identical twins. J. Amer. med. Ass. **160**, 277 (1956).
— — Takacs, F. J., Hager, E. B., Wilson, R. E., Dammin, G. J.: Successful transplantation of kidney from a human cadaver. J. Amer. med. Ass. **185**, 347 (1963).
— Thorn, G. W., Walter, C. W., Callahan, E. J., III, Smith, L. H., Jr.: The use of an artificial kidney. I. Technique. J. clin. Invest. **29**, 412 (1950).
Miller, J. F. A. P.: Immunologic function of thymus. Lancet **1961 II**, 748.
— Immunologic significance of thymus of the adult mouse. Nature (Lond.) **195**, 1318 (1962).
— Part I. Role of the thymus in transplantation immunity. Ann. N. Y. Acad. Sci. **99**, 340 (1962).
Montague, A. C. W., Greenberg, J. B., Dammin, G. J., Moore, F. D.: The effect of nitrogen mustard in altering the histocompatibility rejection sequence in splenic homotransplantation in the dog. J. Surg. Res. **2**, 130 (1962).

Montague, A. C. W., Halgrimson, C., Dixon, J., Dammin, G. J., Moore, F. D.: The maintenance of prolonged reticuloendothelial system depression in dogs using nitrogen mustard. J. Surg. Res. 2, 124 (1962).
Moore, F. D.: New problems for surgery. Science 144, 388 (1964).
— Smith, L. L., Burnap, T. K., Dallenbach, F. D., Dammin, G. J., Gruber, U. F., Shoemaker, W. C., Steenburg, R. W., Ball, M. R., Belko, J. S.: One-stage homotransplantation of the liver following total hepatectomy in dogs. Transplant. Bull. 6, 103 (1959).
— Wheeler, H. B., Demissianos, H. V., Smith, L. L., Balankura, O., Abel, K., Greenberg, J. B., Dammin, G. J.: Experimental whole-organ transplantation of the liver and of the spleen. Ann. Surg. 152, 374 (1960).
Murray, G., Holden, R.: Transplantation of kidneys, experimentally and in human cases. Amer. J. Surg. 87, 508 (1954).
Murray, J. E., Merrill, J. P., Dammin, G. J., Dealy, J. B., Jr., Walter, C. W., Brooke, M. S., Wilson, R. E.: Study on transplantation immunity after total body irradiation: clinical and experimental investigation. Surgery 48, 272 (1960).
— — Harrison, J. H.: Kidney transplantation between seven pairs of identical twins. Ann. Surg. 148, 343 (1958).
— — — Wilson, R. E., Dammin, G. J.: Prolonged survival of human-kidney homografts by immuno-suppressive drug therapy. New Engl. J. Med. 268, 1315 (1963).
Neuhof, H.: The Transplantation of Tissues. New York: Appleton Century-Crofts, Inc. 1923.
Offizielles Protokoll der k. k. Gesellschaft der Ärzte in Wien. Sitzung am 27. Juni 1902. (Vorsitzender: v. Eiselsberg; Schriftführer: D. Pupovac.) Wien. klin. Wschr. 15, 707 (1902).
Owen, R. D.: Immunogenetic consequences of vascular anastomoses between bovine twins. Science 102, 400 (1945).
Padgett, E. C.: Is iso-skin grafting practicable? Sth. med. J. (Bgham. Ala.) 25, 895 (1932).
Philips, F. S., Sternberg, S. S., Hamilton, L., Clarke, D. A.: The toxic effects of 6-mercaptopurine and related compounds. Ann. N. Y. Acad. Sci. 60, 283 (1954).
Pierce, J. C., Varco, R. L.: Induction of tolerance to a canine renal homotransplant with 6-mercaptopurine. Lancet 1962 I, 781.
— — Good, R. A.: Prolonged survival of a renal homograft in a dog treated with 6-mercaptopurine. Surgery 50, 186 (1961).
Princeteau, M.: V. Greffe rénal. In Société d'Anatomie et de Physiologie de Bordeaux. Séancu du 16 octobre 1905. Gaz. hebd. Sci. med. Bordeaux 26, 548 (1905).
Reemtsma, K., Lucas, J. F., Jr., Rogers, R. E., Schmidt, F. E., Davis, F. H., Jr.: Islet cell function of the transplanted canine pancreas. Ann. Surg. 158, 645 (1963).
— McCracken, B. H., Schlegel, J. U., Pearl, M. A., Dewitt, C. W., Creech, O.: Reversal of early graft-rejection after renal heterotransplantation in man. J. Amer. med. Ass. 187, 691 (1964).
Russell, P. S., Gittes, R. F.: Parathyroid transplants in rats. A comparison of their survival time with that of skin grafts. J. exp. Med. 109, 571 (1959).
Schwartz, R., Dameshek, W.: Drug-induced immunological tolerance. Nature (Lond.) 183, 1682 (1959).
— — Donovan, J.: The effects of 6-mercaptopurine on homograft reactions. J. clin. Invest. 39, 952 (1960).
— Eisner, A., Dameshek, W.: The effect of 6-mercaptopurine on primary and secondary immune responses. J. clin. Invest. 38, 1394 (1959).
— Stack, J., Dameshek, W.: Effect of 6-mercaptopurine on antibody production. Proc. Soc. exp. Biol. (N. Y.) 99, 164 (1958).

Shakman, R., Dempster, W. J., Wrong, O. M.: Kidney homotransplantation in the human. Brit. J. Urol. **35**, 222 (1963).
Sicular, A., Moore, F. D.: The postmortem survival of tissues. I. A standardized glucose oxidation procedure for assessing tissue viability after death of the host. J. Surg. Res. **1**, 9 (1961).
— — The postmortem survival of tissues. 2. The effect of time and temperature on the survival of liver as measured by glucose oxidation rate. J. Surg. Res. **1**, 16 (1961).
Simonsen, M.: Biological incompatibility in kidney transplantation in dogs. II. Serological investigations. Acta path. microbiol. scand. **32**, 36 (1953).
— Buemann, J., Gammeltoft, A., Jensen, F., Jørgensen, K.: Biological incompatibility in kidney transplantation in dogs. I. Experimental and morphological investigations. Acta path. microbiol. scand. **32**, 1 (1953).
Snow, C. P.: Two Cultures and the Scientific Revolution. Cambridge: Cambridge University Press, 1959. (The Rede Lecture 1959).
Starzl, T. E., Marchiorio, T. L., Waddell, W. R.: The reversal of rejection in human renal homografts with subsequent development of homograft tolerance. Surg. Gynec. Obstet. **117**, 385 (1963).
Sturgis, S. H., Castellanos, H.: Ovarian homografts in organic filter chambers. Ann. Surg. **156**, 367 (1962).
Thomas, E. D., Collins, J. A., Kasakura, S., Ferrebee, J. W.: Lethally irradiated dogs given infusions of fetal and adult hematopoietic tissue. Transplantation **1**, 514 (1963).
— Kasakura, S., Cavins, J. A., Ferrebee, J. W.: Marrow transplants in lethally irradiated dogs: the effect of methotrexate on survival of the host an the homograft. Transplantation **1**, 571 (1963).
Ullmann, E.: Experimentelle Nierentransplantation. Wien. klin. Wschr. **15**, 281 (1902).
Unger, E.: Nierentransplantationen. Berl. klin. Wschr. **47**, 573 (1910).
Uphoff, D. E.: Alteration of homograft reaction by A-methopterin in lethally irradiated mice treated with homologous marrow. Proc. Soc. exp. Biol. (N. Y.) **99**, 651 (1958).
Welch, C. S.: Liver transplantation. Transplant. Bull. **2**, 54, 1955).
Wheeler, H. B., Balankura, O., Pendower, J. E. H., Greenberg, J. B., Dammin, G. J., Moore, F. D.: The homograft response to whole organ transplantation of the canine spleen. J. Surg. Res. **2**, 114 (1962).
Williamson, C. S.: Some observations on the length of survival and function of homogeneous kidney transplants. Prelim. report. J. Urol. **10**, 275 (1923).
— Further studies on the transplantation of the kidney. J. Urol. **16**, 231 (1926).
Wilson, R. E., Dealy, J. B., Jr., Sadowsky, N. L., Corson, J. M., Murray, J. E.: Transplantation of homologous bone marrow and skin from common multiple donors following total body irradiation. Surgery **46**, 261 (1959).
— Henry, L., Merrill, J. P.: A model system for the study of human skin genetics. Surg. Forum **13**, 68 (1962).
— — — A model system for determining histocampatibility in man. J. clin. Invest. **42**, 1497 (1963).
Woodruff, M. F. A.: Can tolerance to homologous skin be induced in the human infant at birth? Transplant. Bull. **4**, 26 (1957).
— The Transplantation of Tissues and Organs. Springfield Ill.: Charles C Thomas 1960.
— Lennox, B.: Reciprocal skin grafts in a pair of twins showing blood chimaerism. Lancet **1959** II, 476.
— Robson, J. S., Nolan, B., Lambie, A. T., Wilson, T. I., Clark, J. G.: Homotransplantation of kidney in patients treated by preoperative local irradiation and postoperative administration of an antimetabolite (Imuran). Report of six cases. Lancet **1963** II, 675.

Woodruff, M. F. A., Simpson, L. O.: Induction of tolerance to skin homografts in rats by injection of cells from the prospective donor soon after birth. Brit. J. exp. Path. 36, 494 (1955).
Zukoski, C. F., Calaway, J. M.: Tolerance to a canine renal homograft induced by 6-methyl mercaptopurine. Surg. Forum 13, 62 (1962).
— Lee, H. M., Hume, D. M.: The prolongation of functional survival of canine renal homografts by 6-mercaptopurine. Surg. Forum 11, 470 (1960).
— — — The effect of 6-mercaptopurine on renal homograft survival in the dog. Surg. Gynec. Obstet. 112, 707 (1961).

Anhang

Entwicklung und Ergebnisse seit 1963

W. Brendel

Die Fortschritte der Nierentransplantation

Professor Moore hat in den vorangegangenen Kapiteln die wichtigsten Ereignisse beschrieben, die im Jahre 1959 schließlich zu den ersten erfolgreichen Nierentransplantationen am Menschen führten. Es war klar geworden, daß eine Nierentransplantation unter identischen Zwillingen ohne weiteres möglich ist, daß aber das Angehen des Transplantates um so schwieriger wird, je entfernter der Verwandtschaftsgrad zwischen Empfänger und Spender ist. Die Transplantation von Organen zwischen nichtidentischen Zwillingen und erst recht zwischen fremden Menschen erfordert eine immunsuppressive Therapie zur Unterdrückung der Abstoßungsreaktion des Wirtes gegen das Fremdgewebe. Die nächsten größeren klinischen Serien von Nierentransplantationen wurden dann in Boston (Merrill et al. [24]) und in Paris (Hamburger [15]) vorgenommen, wobei man sich mit zunehmender klinischer Erfahrung auch mehr und mehr an die Verpflanzung von Nieren wagte, die von nichtverwandten Personen freiwillig gespendet wurden. Immerhin soll vermerkt werden, daß von den Patienten, welche 1959 und 1960 eine Niere von einem nichtidentischen Bruder übertragen bekamen, noch zwei am Leben und bei bester Gesundheit sind und ein völlig normales Leben führen. Dieselben Gruppen versuchten schließlich auch als erste die Übertragung von Nieren frisch Verstorbener, die in keiner verwandtschaftlichen Beziehung zum Empfänger standen. Unter dem Einfluß der neu entwickelten immunsuppressiven Therapie, insbesondere der Verwendung von Glucocorticoiden (Hormon der Nebennierenrinde) und dem schon in früheren Kapiteln beschriebenen Azathioprin (Imuran) wurden auch hierbei erste Erfolge erzielt, die schnell bekannt wurden und in der ganzen Welt Ärzte stimulierten, diese neue Behandlungsmöglichkeit für nierenlose Patienten anzuwenden. So sind heute, zehn Jahre später, mehr als 3500 Nieren transplantiert worden und die Ergebnisse verbessern sich von Jahr zu Jahr. Unter Berücksichtigung aller bisher gewonnenen Erfahrungen und neuer, hinzugekommener Möglichkeiten ist die Nierentransplantation in den besten klinischen Zentren zu einer Routinemaßnahme geworden, deren Erfolg nicht geringer ist, als der anderer größerer Operationen in der Magen-Darm-, Herz- oder Lungenchirurgie, wenngleich noch immer schwerwiegende Probleme zu lösen sind, auf die in den nächsten Kapiteln eingegangen wird.

In diesen 10 Jahren von 1959—1969 hat man gelernt, daß für die Nierentransplantation — wie für die Übertragung von Leber, Herz, Lunge und Bauchspeicheldrüse — dieselben Gesetzmäßigkeiten bestehen wie für die in früheren Kapiteln beschriebenen Hauttransplantationen, daß nämlich bei fehlender Verwandtschaft zwischen Empfänger und Spender jede Niere und jedes Organ in nahezu gesetzmäßiger Weise zwischen dem 7. und 12. Tag vom Wirt abgestoßen wird, sofern keine starke immunsuppressive Therapie diese Abstoßungsreaktion unterdrückt. Man nennt diese Art der Abstoßung „akute Form der Abstoßung". Sie ist dadurch gekennzeichnet, daß der Wirtsorganismus eine Zeit benötigt, bis die Fremdheit des Organs von eingewanderten Lymphocyten erkannt wird und diese kleinen weißen Blutzellen dann bestimmte Umwandlungen und Veränderungen erleiden, um die Antikörper bilden zu können, welche das Transplantat schließlich abstoßen. Darüber hinaus hat man erfahren müssen, daß es noch zwei andere Formen der Abstoßung gibt, die eine nennt man hyperakute Form, die andere chronisch-vasculäre Form. Die hyperakute Abstoßung bringt das Transplantat meistens nach wenigen Minuten oder Stunden zum Absterben, und zwar deshalb, weil aus verschiedenen Gründen der Wirtsorganismus schon vorher diejenigen Antikörper besitzt, die gegen bestimmte Faktoren des transplantierten Organes gerichtet sind. Es handelt sich um präformierte Antikörper, die im Falle der Nierentransplantierten z. B. dadurch entstanden sind, daß der Patient in der Zeit, in der er durch künstliche Dialyse am Leben erhalten wird, viele Bluttransfusionen erhielt und so mit den Gewebsfaktoren der gespendeten Blutzellen immunisiert wurde, d. h. gegen dieselben Antikörper gebildet hat, die nun nach der Transplantation auch das verpflanzte Organ angreifen. Die chronisch-vasculäre Form der Abstoßungskrise ist ein noch völlig ungeklärtes Ereignis. Sie befällt eine transplantierte Niere mehrere Monate oder sogar Jahre nach der Transplantation und besteht in einem allmählich verlaufenden, schleichenden Umbau kleiner Nierenarterien: Die Innenwand dieser Arterien verdickt sich mehr und mehr, bis das Gefäßvolumen zu eng wird, um genügend Blut für die Sauerstoffversorgung des Organes durchzulassen. So erleidet die transplantierte Niere einen allmählichen Sauerstoffmangeltod, ein Vorgang, der sich inzwischen auch schon bei einigen länger überlebenden Herztransplantierten eingestellt hat. Glücklicherweise ist die hyperakute Form der Abstoßung recht selten. Die chronisch-vasculäre Form jedoch nicht, und sie ist derzeit ein wichtiges, wissenschaftliches Problem der Nierentransplantation.

Wurden die ersten Erfolge der Nierentransplantation durch die freiwillige Spende der Niere eines Verwandten — Bruder, Schwester oder Mutter — erzielt, so ist es heute nahezu selbstverständlich geworden, nur noch Nieren frisch Verstorbener zur Transplantation zu verwenden. Tatsächlich hat man doch an verschiedenen Stellen unangenehme Erfahrungen mit der Verwendung von freiwillig gespendeten Nieren gemacht: moralische Erpressung des Empfängers durch den Spender. Nachdem man dies schon unter Verwandten gesehen hat, wurde der Gedanke, Nieren von freiwilligen Fremdspendern — z. B. Strafgefangenen — zu verwenden bald fallengelassen. Die Erfolge mit der Übertragung von Leichennieren sind inzwischen auch so ermutigend, daß es ärztlich und ethisch nicht mehr zumutbar scheint, einen lebenden Menschen zu veranlassen, eine seiner gesunden Nieren zu geben (dies gilt natürlich nur bedingt, in den seltenen Fällen, in denen das Leben eines Menschen auch durch die künstliche Niere nicht mehr so lange erhalten werden kann, bis eine geeignete Leichenniere gefunden ist, wird man natürlich auch in Zukunft noch die Nierenspende von nahen Verwandten annehmen).

Die guten Erfolgschancen, die heute eine Nierentransplantation hat, sind neben klinischen Erfahrungen, der verbesserten Operationstechnik und der Verbesserung der postoperativen klinischen Überwachung auf zwei Dinge zurückzuführen, der Möglichkeit einer Vorauswahl zwischen Spender und Empfänger durch Testung der Gewebeverträglichkeit und durch ein neues immunsuppressives Medikament, das Antilymphocytenserum bzw. -globulin. Während eines Zeitraumes von 18 Monaten durchschnittlich noch 70% der transplantierten und in konventioneller Weise behandelten Nieren funktionsfähig waren, blieben unter gleichzeitiger zusätzlicher Behandlung mit ALG 95% erhalten. Ähnliche Ergebnisse sind inzwischen von mehreren Arbeitsgruppen mitgeteilt worden. Nach der jährlich herausgegebenen statistischen Übersicht über die Ergebnisse aus der ganzen Welt verbesserten sich pro Jahr die Überlebensschancen transplantierter Nieren um 10%.

Nachdem es möglich geworden ist, wenigstens in einem bestimmten Umfange die Verträglichkeit des Gewebes von Spender und Empfänger vorauszubestimmen (siehe nächstes Kapitel), ist zu den eigentlichen medizinischen Problemen der Organ- und Nierentransplantation noch ein organisatorisches hinzugekommen, nämlich eine verfügbare, noch gesunde Niere eines Verstorbenen auch wirklich dem Patienten zukommen zu lassen, dessen Gewebe sich mit dem Spendergewebe am besten verträgt. In großen amerikanischen Kliniken mit vielen Hunderten, zum Teil sogar Tausenden von Betten, kann dies mit einem gewissen Erfolg innerhalb der Klinik durchgeführt werden. In Europa sind gesonderte Organisationen eingerichtet worden, die diese Aufgabe übernehmen sollen, so z. B. „Eurotransplant", eine von van Rood aufgebaute Zusammenarbeit verschiedener, an der Nierentransplantation interessierter Kliniken. Diese Organisation besitzt eine Zentralstelle in Leiden, in welcher die Daten über die Gewebeverträglichkeit aller in diesem Raume lebenden nierenlosen Patienten in einem Computer gespeichert werden. Stirbt jetzt irgendwo ein Patient, dessen Niere für die Transplantation verfügbar wird, so werden im Laboratorium auch dessen Daten für die Gewebeverträglichkeit getestet, zur Zentrale nach Leiden telefoniert oder telegrafiiert, in den Computer gegeben, der dann sofort den hierfür am besten geeigneten Patienten in der nächsten Nähe heraussucht. Flugzeuge bringen dann die Spenderniere zur Klinik des betreffenden Patienten, der inzwischen bereits für die Transplantation vorbereitet wurde. So hat Eurotransplant in den letzten zwei Jahren schon vielen Menschen helfen können. Eine ähnliche Zusammenarbeit ist auch innerhalb der Kliniken der skandinavischen Länder entstanden. Immer waren es Hubschrauber oder Flugzeuge der nationalen Armeen oder auch der Nato-Truppen, welche hier eingesetzt wurden, um das Leben schwerkranker Menschen zu retten. Da jeder Armeepilot im Rahmen seiner Ausbildung und später eine bestimmte Anzahl von Flugstunden zurücklegen muß, ist es jedenfalls besser, diese zur Rettung eines Menschen, als lediglich zu Übungszwecken abzuleisten. Der Transport der Niere eines frisch Verstorbenen ist natürlich erst sinnvoll geworden, seit es möglich wurde, durch Tiefkühlung und evtl. Dauerperfusion einer Niere mit Blutplasma das Organ über mehrere Stunden biologisch lebensfähig zu erhalten. Im Tierexperiment gelang dies sogar schon über Tage (Belzer [3] und Humphries [17]). Vielleicht bringen uns die Forschungsarbeiten auf dem Gebiete der Organkonservierung wirklich noch so weit, daß alle größeren Kliniken bzw. Transplantationszentren in die Lage versetzt werden, Organbanken einzurichten, so daß jedem Patienten, der beide Nieren verliert, schneller als bisher eine „neue" Niere verpflanzt werden kann. Die Ergebnisse der Nierentransplantation würden hierdurch sicher noch mehr verbessert werden. Die Kosten für die Aufrechterhaltung einer solchen Organbank sind sicher geringer, als die, die derzeit für die Anschaffung und Unterhaltung von künstlichen Nieren und die Dauerdialyse der Patienten aufgewendet werden müssen. Man muß sich immer vor Augen halten, daß allein in Deutschland pro Jahr durchschnittlich 400 Menschen beide Nieren verlieren und nur auf diese Weise am Leben erhalten werden können. Die Dauerdialyse eines dieser Patienten kostet (den Staat) im Jahre rund 20 000 DM. Für die 400 Patienten müssen also pro Jahr 8 000 000 DM aufgewandt werden. Da jedes Jahr weitere 400 hinzukommen, kann man sich leicht ausrechnen, daß die Kosten für die Betreuung dieser Patienten und erst recht der personelle Aufwand an Ärzten und Schwestern ins uferlose steigen würden, wenn es die Nierentransplantation nicht gäbe — ganz davon abgesehen, daß eine erfolgreiche Nierentransplantation den Patienten zu einem normalen Menschen macht, der nicht mehr leidet, seiner Familie nicht mehr zur Last fällt, seinem Berufe wieder nachgehen kann, Vater bzw. Mutter werden und bleiben kann.

Noch ist die medizinische Aufgabe der Nierentransplantation nicht völlig gelöst, noch müssen alle Nierentransplantierten vom Tage der Transplantation an ununterbrochen immunsuppressive Medikamente zu sich nehmen, welche leider — wie fast jedes Medikament — eine Reihe unerwünschte Nebenwirkungen haben. Die gefährlichste dieser Nebenwirkungen ist die Verminderung der immunologischen Abwehr von Infektionskrankheiten. Nieren- und überhaupt Organtransplantierte müssen sich daher mehr vor Infekten schützen und stärker kontrollieren als andere. Sie müssen diszipliniert leben und sollten Infektionsquellen, wie Ansammlungen größerer Menschenmassen, meiden und sie müssen sofort mit antibiotischen Mitteln behandelt werden, sobald sich Zeichen einer Infektion einstellen; sicher kein zu hoher Preis für ein neues Leben.

Testung der Gewebeverträglichkeit

Wie im vorangegangenen Kapitel schon erwähnt, hat die medizinische Wissenschaft eine neue Methode entwickelt, die ganz wesentlich zur Verbesserung der Nierentransplantation beigetragen hat, das ist die Testung der Gewebeverträglichkeit zwischen Spender und Empfänger vor der Transplantation, die uns die Möglichkeit bietet, eine Auswahl zwischen Spender und Empfänger zu treffen. Die Basis für diese neuen Entdeckungen wurde schon durch die früher beschriebenen Beobachtungen gelegt, daß nämlich Transplantate besser angehen, je enger der Verwandtschaftsgrad zwischen Spender und Empfänger ist (Kapitel 5 u. 6). Das bedeutet nichts anderes, als daß die Faktoren, welche für die Gewebeverträglichkeit verantwortlich sind, vererbt werden, d. h. genetisch in den Chromosomen verankert sind. Dasselbe hat man schon einmal erlebt, und zwar in der Zeit, in der Reaktionen auf Bluttransfusionen erforscht wurden. Jedem ist heute bekannt, daß die Transfusion von Blut nur dann reaktionslos vertragen wird, wenn das gespendete Blut die gleiche Blutgruppe besitzt wie der Empfänger. Jedem sind heute die Blutgruppen A, B, AB oder 0 geläufig und jeder weiß auch, daß es noch andere Blutgruppensubstanzen gibt, wie z. B. den Rh-Faktor, welche durch Vererbung auf das Kind weitergegeben werden können. Diese Blutgruppensubstanzen sind bestimmte Eiweißsubstanzen der roten Blutkörperchen bzw. bestimmte Strukturen von diesen, welche bei einer Transfusion von Spenderblut auf einen Empfänger, der diese Blutgruppe nicht besitzt, zu schweren Reaktionen führen können. Der Empfänger besitzt gewöhnlich von Geburt an in seinem Blut Antikörper gegen die auf den roten Blutkörperchen sitzenden Blutgruppenfaktoren, aber nur dann, wenn seine eigenen roten Blutkörperchen nicht dieselben Blutgruppenfaktoren haben. Es passiert dann also etwas Ähnliches wie bei der Transplantation von Organen unter Nichtverwandten, nämlich eine Reaktion mit der Fremdsubstanz, dem sogenannten „Antigen", mit einem Antikörper, eine Antigen-Antikörper-Reaktion. Der Unterschied zur Organtransplantation besteht lediglich darin, daß im Falle der Bluttransfusion der Empfänger solche Antikörper bereits besitzt, und deshalb sofort reagieren kann, während er sie bei einer Organtransplantation erst erkennen und die spezifischen Antikörper dagegen bilden muß, weshalb die Antigen-Antikörper-Reaktion bei Organtransplantationen gewöhnlich eine bestimmte Zeit benötigt, wie wir gehört haben 7—12 Tage. In Grunde genommen stellt die Bluttransfusion nur den Sonderfall einer Organtransplantation dar, es handelt sich hier eben um ein flüssiges Organ.

Genauso müssen wir die Verhältnisse bei der Organtransplantation sehen. Seit den ersten Versuchen von Gorer [13], Medawar [23] vermutete man, daß es auch nicht alle fremden Eiweißstoffe sind, die eine Antigen-Antikörper-Reaktion bei Organtransplantationen hervorrufen, sondern nur bestimmte Substanzen des Transplantates, Transplantationsantigene, von deren Natur und Struktur man damals noch nichts wußte und auch heute im übrigen noch nicht viel weiß. Die entscheidende Entdeckung, die später zur Ausarbeitung der Gewebeverträglichkeits-Testung führte, war die von Medawar, der in ausgezeichneten Experimenten darlegen konnte, daß ein Wirtsorganismus gegen ein späteres Transplantat dadurch sensibilisiert werden kann, daß man ihm Leukocyten (große weiße Blutkörperchen) des Transplantatspenders mehrere

Tage vor der Transplantation unter die Haut spritzt. Nach einer derartigen Vorbehandlung des Empfängers mit Leukocyten des Spenders wird das spätere Transplantat schneller und stärker abgestoßen, so ähnlich wie bei einer „second set"-Reaktion (Kapitel 2, 3 und 4). Damit war ein starker Hinweis geliefert, daß die Leukocyten die gleichen, oder wenigstens teilweise die antigenen Substanzen besitzen müssen, welche auch Transplantate von ganzen Organen haben, denn sonst hätte ja keine Abstoßung durch Antikörper erfolgen können. Man muß sich dabei wieder in Erinnerung bringen, daß Antikörperreaktionen meistens sehr spezifisch sind, d. h., daß ein Antikörper nur mit einer ganz spezifischen Substanz, seinem spezifischen Antigen, reagiert und die übrigen Aufbaustoffe eines Gewebes oder einer Zelle völlig unbeeinflußt läßt. Wenn aber die Leukocyten dieselben Antigene besitzen wie die Transplantate, die Leukocytenantigene also Transplantatantigene sind, dann müßten auch nach einer Organtransplantation die Leukocyten des Spenders durch die Antikörper geschädigt oder zerstört werden, die nach einer Transplantation vom Empfänger des Transplantates gebildet werden. Nachdem auch diese Schlußfolgerung durch entsprechende experimentelle Befunde belegt werden konnte (Amos [1], Batchelor [2], van Rood et al. [30], Walford et al. [34]), war der Weg für die serologische Vorausbestimmung der Transplantationsantigene durch Testung der Leukocytenantigene frei, und eine umfangreiche wissenschaftliche Arbeit begann, diese Testung der Gewebeverträglichkeit für praktische Zwecke der Organtransplantation auszubauen. Noch sind wir nicht am Ziel dieser ganzen Bemühungen angelangt, das letzten Endes nur darin bestehen kann, *alle* Transplantationsantigene bestimmen, evtl. sogar isolieren und strukturell aufklären zu können. Wir sind aber mit den zur Zeit ausgearbeiteten Tests so weit, wenigstens eine bestimmte Vorauswahl zwischen Empfänger und Spender treffen zu können, soweit dies aus äußeren und organisatorischen Gründen überhaupt möglich ist.

In der Praxis muß man für diese Gewebetestung die Leukocyten von Spender und Empfänger gewinnen und sie mit verschiedenen spezifischen Antiseren versetzen. Untersucht man nach einer bestimmten Zeit die betreffenden Leukocyten und findet Zeichen einer Schädigung, so weiß man, daß sie das Antigen besitzen, gegen welches das jeweilige Antiserum Antikörper enthielt. In Abb. 9 ist das Ergebnis einer solchen Testung dargestellt, und zwar handelt es sich um das Ergebnis der Untersuchungen zur Gewebeverträglichkeit, die bei der ersten Herztransplantation ausgeführt wurden. Der Empfänger, L. Washkansky, besaß die Transplantationsantigene Nr. 4 a, 4 b, 6 b, 7 c, 8 a; bei der Spenderin L. Darval waren die Antigene Nr. 4 a, 4 b, 7, 8 a positiv.

Es bestand also lediglich ein Unterschied in den Leukocytengruppen
Nr. 6 b, die nur der Empfänger besaß und vielleicht — rel. schwach —
in 6 a, die beim Empfänger, nicht aber dem Herzen des Spenders zu
finden waren. Dies ist eine relativ gute Übereinstimmung in der Gewebeverträglichkeit, und tatsächlich wurde bei dieser ersten Herzverpflanzung das Herz nicht immunologisch abgestoßen, sondern andere
Gründe waren für den Mißerfolg verantwortlich. Prinzipiell ist es also
bei den Transplantationsantigenen genauso wie bei den Blutgruppen:
Der Empfänger bildet Antikörper gegen diejenigen Antigene, die ihm
nicht bekannt sind, gegen die er also während seiner Embryonalphase
nicht auf natürliche Weise tolerant geworden ist (siehe Kapitel 3).

Gruppen- antigen	Spender (D. Darvall)		Empfänger (L. Washkansky)	
	Leukocyten- antigen	Myokard- antigen	Leukocyten- antigen	Aorten- antigen
4 a	●	●	●	●
4 b	●	○	●	●
6 a	○	●	○	○
6 b	○	○	●	●
7 c	●	●	●	●
8 a	●	●	●	●

Nach Botha (1967)

Abb. 9. Leukocyten-(Transplantations)Antigene bei Empfänger und Spender
der ersten Herztransplantation. — Geschlossene Kreise, Antigene vorhanden;
offene Kreise, Antigene nicht nachweisbar. Zusätzlich zur Bestimmung der
Antigene von Leukocyten wurden in diesem Falle die Antigene im Herz-
gewebe der Spenderin (Myokardantigene) und im Gewebe der Hauptschlagader des Empfängers (Aortenantigene) bestimmt

Inzwischen können wir 16—18 dieser Transplantationsantigene
serologisch testen. Zwar muß angenommen werden, daß es noch mehr
gibt, wahrscheinlich 26, aber immerhin scheinen die jetzt testbaren die
stärksten zu sein und am häufigsten vorzukommen. Retrospektive
Studien an Nierentransplantierten haben bereits erkennen lassen, daß
im statistischen Mittel die Transplantationen besser angehen und
schwächere oder weniger Abstoßungskrisen aufweisen, bei denen eine
gute Übereinstimmung in den Transplantationsantigenen zwischen
Spender und Empfänger bestand, als solche, bei denen eine Divergenz
in 3 oder mehr Leukocytengruppen vorlag. Die Seren zur Testung der
Gewebeverträglichkeit werden übrigens von Frauen gewonnen, die

mehrere Schwangerschaften hinter sich haben. Vererbt der Vater auf
das Kind die Eigenschaft einer Leukocyten- oder Transplantatgruppe,
die die Mutter nicht besitzt, dann bildet die Mutter während der
Schwangerschaft gegen dieses Antigen Antikörper. Bei der ersten
Schwangerschaft ist dieser Antikörperspiegel noch sehr niedrig, bei
der zweiten stärker und steigt bei jeder folgenden Schwangerschaft
stufenweise an, bis schließlich ein Antikörperspiegel erreicht ist, der
mit einfachen Methoden leicht nachgewiesen werden kann. Solche
Seren eignen sich dann hervorragend für die Laboratoriumsdiagnostik
der Transplantationsantigene. Da man nur Bruchteile eines ccm für
den serologischen Nachweis der Transplantationsantigene benötigt,
kann man aus der Blutspende einer Frau genügend Testserum gewinnen, um den derzeit benötigten jährlichen Bedarf eines ganzen Landes
zu decken.

Der kritische Leser wird jetzt sofort die Frage aufwerfen, ob denn
überhaupt unter einer Bevölkerungsgruppe Spender und Empfänger
mit guter Übereinstimmung in den Gewebsantigenen gefunden werden
können, wenn Unterschiede in 16 oder mehr Gruppen bestehen. Rein
statistisch betrachtet sind ja dann so viele Kombinationsmöglichkeiten
gegeben, daß es schon einem Zufall gleich käme, wenn Spender und
Empfänger in den meisten oder gar allen Transplantationsantigenen
übereinstimmen? Dieser Einwand ist prinzipiell richtig und tatsächlich
ist es auch wirklich schwer, *völlige* Übereinstimmung zwischen Spender und Empfänger zu finden. Glücklicherweise werden aber die
Transplantationsantigene häufig nicht wahllos einzeln vererbt, sondern in sich häufenden Kombinationen (allelen-Chromosomen), so
daß die Chance, wenigstens in den wichtigsten Transplantationsantigenen Gruppengleichheit zwischen Spender und Empfänger zu finden,
etwas größer ist. Völlige Übereinstimmung ist jedoch immer eine Seltenheit, zumal man in der klinischen Praxis eben nur das oder die
Organe nehmen kann, die von einem gerade frisch Verstorbenen zur
Verfügung stehen (über die Verbesserung der Auswahl durch die
Organisation Eurotransplant siehe vorhergehendes Kapitel).

Mit den Seren zur Testung der Leukocytenantigene kann man
experimentell auch direkt die „Antigenicität" einzelner Organe untersuchen. Dazu muß vorausgeschickt werden, daß man bis vor wenigen
Jahren immer wieder die Hoffnung hegte, nicht alle Organe wären
in gleicher Weise antigen, würden also nach einer Transplantation beim
Empfänger keine gleich starke Antikörperreaktion auslösen. Zu Beginn
der klinischen Herztransplantationen war z. B. vielerorts zu hören,
das Herz würde weniger antigen sein, als Niere oder Haut. Man hat
sich dabei gedacht, daß das Herz, das im wesentlichen nur aus einer

Sorte von Gewebe, nämlich Muskelgewebe besteht, auch nicht so viele
antigene Substanzen enthalten könnte, wie die viel komplizierter aufgebauten Organe von Haut oder Niere, welche aus viel verschiedenartigerem Zellmaterial zusammengesetzt sind. Leider hat sich diese
Ansicht weder nach den bisherigen klinischen Beobachtungen, noch
nach den experimentellen Ergebnissen bestätigt. In der nachstehenden
Tabelle ist das Ergebnis einer solchen experimentellen Untersuchung

Tabelle. *Vorhandensein von Leukocytenantigenen in verschiedenen Geweben*

	4 a	4 b	6 a	6 b	7 c	5 a	5 b
Milz	+++	+++	+++	++	++	+++	+++
Tonsillen	+++	+++	n.t.	++	+	n.t.	+++
Niere	n.t.	++	+++	+++	+++	+	++
Leber	+++	+++	++	n.t.	n.t.	?	+++
Lunge	+++	+++	n.t.	?	n.t.	n.t.	+++
Placenta	++	+++	++	++	++	+++	+++

n.t. = nicht getestet (nach van Rood u. Eernesse, in: „Organ Transplantation
today". Excerpta Medica 1969).

aufgeführt, in welcher 7 Transplantationsantigene eigentlich ziemlich
gleichmäßig in den untersuchten Organen nachgewiesen wurden. Dies
gilt leider nicht nur für die Antigene der Leukocyten, sondern auch
für die Antigene der roten Blutkörperchen, den früher schon erwähnten Blutgruppensubstanzen A, B etc. Wenn man also eine gute Auswahl zwischen Empfänger und Spender treffen will, muß man nicht
nur eine Übereinstimmung in den Leukocytenantigenen, sondern auch
in der Blutgruppe anstreben, was die Auswahl noch schwieriger macht.
Mit anderen Worten, solange man noch nicht über Organbanken verfügt, in denen Organe tage- und wochenlang aufbewahrt werden
können, ist die Chance, eine völlige Übereinstimmung in der Gewebeverträglichkeit zwischen Spender und Empfänger zu finden, so gering,
daß es klinisch nicht zu vertreten ist, einen Patienten auf eine solche
mehr oder weniger zufällige Chance warten zu lassen. Der klinische
Wert der Testung der Gewebeverträglichkeit besteht derzeit vor allem
darin, in solchen Fällen eine Transplantation überhaupt zu unterlassen, bei denen eine besonders schlechte Verträglichkeit vorliegt,
also z. B. der Spender 3 oder mehr Transplantationsantigene besitzt, die dem Empfänger fehlen. Es mag an dieser Stelle interessant
sein, darauf hinzuweisen, daß auch höhere Primaten, z. B. Schimpansen, die gleichen Transplantationsantigene besitzen wie der Mensch.

So kann es also auch vorkommen, daß ein Schimpanse ein gleiches,
oder wenigstens sehr ähnliches Antigenmuster aufweist wie ein be-
stimmter Patient. Die Transplantation von Schimpansenorganen wäre
von diesem Standpunkt aus biologisch gerechtfertigt, und tatsächlich
sind solche Transplantationen schon vorgenommen worden, wobei
eine Schimpansenniere über 7 Monate vom Empfänger toleriert wurde
und gut funktionierte. (Allerdings ist es meine persönliche Meinung,
daß solches Vorgehen moralisch nicht gerechtfertigt ist. Schimpansen
sind als höhere Primaten mit Intelligenz und seelischer Erlebnisfähig-
keit ausgestattet. Glücklicherweise sind Schimpansen sehr wertvoll —
ein ausgewachsenes Tier hat heute einen Wert von 20 000—40 000 DM
— und sie sind relativ schwer zu halten und aufzuziehen. „Ein Mas-
senmord" dieser kostbaren Tiere zum Zwecke der Organtransplantation ist deswegen bisher ausgeblieben.)

Die Forschung auf dem Gebiete der Gewebeverträglichkeitstestung
hat zwar erste praktische Konsequenzen mit sich gebracht, nämlich
auf die Transplantation zu verzichten, wenn eine schlechte Übereinstimmung zwischen Spender und Empfänger besteht, neben ihrer wissenschaftlichen Bedeutung dürfte ihr großer Wert vermutlich erst in
der Zukunft der Organtransplantation liegen. Nachdem man nämlich
das Vorhandensein von Transplantationsantigenen nachgewiesen hat,
ist die Forschung bestrebt, diese Antigene auch zu isolieren und in
chemisch reiner Form herzustellen. Eines Tages wird dieses der Immun-
chemie gelingen. Dann aber ist theoretisch die Möglichkeit gegeben,
echte immunologische Toleranz gegen diese Transplantationsantigene
auszulösen — entweder dadurch, daß man diese Antigene dem Neugeborenen sofort injiziert, oder auf andere, hier nicht näher zu beschreibenden Weise. Nach Erzielung einer immunologischen Toleranz
gegen Transplantationsantigene könnte man Organe ohne jegliche
immunsuppressive Therapie verpflanzen, das eigentliche Ziel all unserer Bemühungen um die Organtransplantation. Ob und wann dieses
Ziel erreicht sein wird, kann im Augenblick niemand voraussehen. Mit
der Testung der Gewebeverträglichkeit, so wie sie hier beschrieben
wurde, ist auf jeden Fall der erste Schritt in dieser Richtung getan.

Das Antilymphocytenserum bzw. -globulin

In den letzten 10 Jahren haben sich auch unsere Kenntnisse über
den Mechanismus der immunologischen Abstoßung von Gewebetrans-
plantaten wesentlich erweitert. Mehr und mehr hat man die Bedeutung und Funktion der kleinen Lymphocyten, der kleinsten weißen
Blutzellen, erkannt. Sie besiedeln nach der Transplantation das neue

Organ, erkennen durch besondere Mechanismen auf ihrer Oberfläche die „Fremdheit" des verpflanzten Gewebes und erleiden danach gewisse Umwandlungen, bis schließlich neue Zellen entstehen, die entweder Antikörper auf ihrer Oberfläche tragen oder Antikörper produzieren. Diese Antikörper leiten dann den Prozeß der Transplantatzerstörung ein. Wenn aber der Lymphocyt, so sagt man sich, eine so entscheidende Funktion bei der Transplantatabwehr einnimmt, dann müßte die Immunreaktion gegen das Transplantat eigentlich ausbleiben, wenn diese kleinen Lymphocyten zerstört oder wenigstens in ihrer Funktion sehr geschädigt sind. Tatsächlich greifen auch alle immunsuppressiven Medikamente, die Nebennierenrindenhormone und das Azothioprin (Imuran) und auch die Röntgenbestrahlung (Kapitel 6) in erster Linie die Lymphocyten an. Diese immunsuppressiven Maßnahmen entfalten aber eine Reihe unangenehmer Nebenwirkungen, die schon mehrmals erwähnt wurden, so daß die Medizin ständig nach neuen Wegen zur Verbesserung der Immuntherapie sucht. Der Gedanke lag nahe, die Lymphocyten nicht nur durch chemotherapeutische (Imuran) oder physikalische (Röntgenbestrahlung), sondern auch durch serologische Maßnahmen zu beeinflussen, d. h. ein Serum gegen Lymphocyten herzustellen.

Obwohl in früheren Jahren und Jahrzehnten schon Antilympho- bzw. Leukocytenseren hergestellt wurden [12, 26], war der schottische Chirurg Woodruff wohl der erste, der ein Antilymphocytenserum zur Immunsuppression bei Organtransplantationen einsetzte bzw. versuchte. Wenn auch seiner ersten Versuchsserie der Erfolg versagt blieb, so stimulierte er doch andere Forschergruppen, und so kam es, daß unabhängig voneinander zur selben Zeit in England (Medawar und Levy [19]), USA (Starz [32]), Frankreich (Traeger und Carrasz [33]) sowie in Deutschland (Pichlmayr [29], Brendel [5]) Antilymphocyten hergestellt und im Tierexperiment erfolgreich erprobt wurden. Ein schönes Beispiel dafür, daß ein wissenschaftlicher Gedanke, wenn er einmal ausgesprochen wurde oder nur in der Luft liegt, unabhängig über alle Grenzen der Nationen und Sprachen weiter wirkt, ein Beispiel dafür, daß die Medizin international ist und jeder Forscher auf der Arbeit eines anderen aufbaut.

Antilymphocytenseren werden dadurch hergestellt, daß man einem Tier Lymphocyten einer anderen Tierspecies oder des Menschen so lange injiziert, bis es dagegen in seinem Blutserum genügend Antikörper gebildet hat. Über diese immunologische Reaktion gegen Fremdgewebe oder fremde Zellen ist in dem vorangegangenen Kapitel so viel geschrieben worden, daß wohl jeder inzwischen diesen Vorgang versteht. Man „immunisiert" ein Tier mit Lymphocyten, man stellt ein Immunserum her, eine Verfahrensweise, die in der Medizin schon seit langem bekannt ist und geübt wird, z. B. bei der Herstellung von Seren gegen Erreger des Wundstarrkrampfes oder schwerer Infektionskrankheiten, oder gegen Schlangengifte. Das Prinzip der Herstellung solcher Antiseren ist also einfach, wenngleich es umfangreicher Kleinarbeit in Experiment und Laboratorium bedarf, bis ein endgültiges, für den Menschen verwendbares Medikament herauskommt. Im Augenblick verwenden wir nicht mehr die gereinigten Seren der Immunisierungstiere, sondern nur diejenige Eiweißfraktion der Seren, in welcher die wirksamen Antikörper gegen die Lymphocyten vorhanden sind, die sogenannten Gammaglobuline. Aus diesem Grund heißt das derzeit angewandte Präparat Antilymphocytenglobulin.

Als die ersten tierexperimentellen Erfolge mit Antilymphocytenserum bzw. -globulin vorlagen, wurden mit großer Spannung erwartet, ob sich dieses neue Medikament auch für die menschliche Organtransplantation brauchbar oder gar den bisherigen immunsuppressiven Medikamenten überlegen erwies. Die ersten Mitteilungen über die Anwendung beim menschlichen Nierentransplantierten (Starzl [32]) waren noch nicht überzeugend, weil die Resultate nicht wesentlich von denen abwichen, die man zur selben Zeit auch mit Imuran und Cortison erzielte und weil in diesen Fällen Antilymphocytenglobulin zusätzlich zu diesen beiden Medikamenten gegeben wurde, so daß schwer zu entscheiden war, ob der therapeutische Effekt allein dem Antilymphocytenserum zuzuschreiben sei. Der, wie mir scheint, erste, wirklich eindeutige Beweis für die hohe immunseppressive Wirkung von ALG wurde an dem historischen Fall von Dr. Philip Blaiberg erbracht: Dieser tragische Patient wurde zur Unterdrückung der Abstoßungsreaktion seines transplantierten Herzens mit hohen Dosen von Nebennierenrindenhormonen und Azathioprin (Imuran) behandelt. Nach einigen Wochen stellte sich eine schwere Leberschädigung ein, weswegen das auf die Leber toxisch wirkende Imuran abgesetzt werden mußte. Die immunsuppressive Therapie wurde lediglich mit einem Nebennierenrindenhormon, Prednisolon, fortgeführt. Diese Therapie war jedoch zu schwach, und eine schwere Abstoßungskrise bildete sich aus. Die Leistung des transplantierten Herzens verschlechterte sich zusehends, der Patient bekam Ödeme und Lungenstauung. Die Transplantation eines zweiten Herzens wurde erwogen. Zu guter Letzt verabreichte Prof. Barnard in relativ hohen Dosen das Münchner Antilymphocytenglobulin in Dosen, die wir zuvor in Tierexperimenten erprobt hatten, die jedoch von angelsächsischen Forschern für den Menschen als zu gefährlich angesehen wurden. Noch in der Nacht trat eine dramatische Wendung im Befinden von Dr. Blaiberg ein, und unter Fortdauer der intravenösen ALG-Therapie erholte sich der Patient relativ rasch. Inzwischen sind viele weitere Beweise für die hohe immunsuppressive Wirkung von Antilymphocytenglobulin auch am Menschen erbracht worden [4, 5, 6, 7]. ALG ist heute neben den Nebennierenrindenhormonen und dem Azothioprin das wichtigste immunsuppressive Medikament — seine klinische Erprobung ist im vollen Gange, wenngleich die Wirkungsweise noch nicht völlig aufgeklärt ist und noch manche Verbesserungen hinsichtlich Anwendung und Herstellung möglich sind. Der Vorteil des Antilymphocytenglobulins liegt vor allem darin, jetzt ein weiteres starkes immunsuppressives Medikament zu haben, das nicht so starke toxische Nebenwirkungen hat, wie die bisher gebräuchlichen Nebennierenrindenhormone und die Cytostatica, wie Imuran, Methotrexat, Actinomycin-C etc. Die gefährlichste Nebenwirkung dieser Präparate ist die Schädigung der Zellteilung und Neubildung. Deshalb werden alle die Organe am ehesten mitgeschädigt, bei denen sich viele Zellteilungen abspielen, so z. B. die Schleimhäute. Bei der Magenschleimhaut wird deshalb durch diese Medikamente das Entstehen von Magengeschwüren begünstigt, die zu gefährlichen Magenblutungen führen können. Bei manchen Organtransplantierten mußte in der Vergangenheit deswegen ein Teil des Magens entfernt werden. Bei anderen ging man mit der Dosierung dieser Medikamente, vor allem des Cortisons, stark zurück, um die Blutung zum Stehen zu bringen. Auf diese Weise hat man aber auch die immunsuppressive Wirkung dieser Therapie reduziert, so daß sich schließlich eine Abstoßungskrise einstellte. — Seit man das Antilymphocytenglobulin hat, sind diese Gefahren wesentlich geringer geworden, bzw. leichter zu beherrschen. In Fällen von schwerer Abstoßungsreaktion kann man jetzt mit Anwendung aller drei Mittel, ALG, Cortison und Imuran, eine stärkere immunsuppressive Therapie entfalten als bisher möglich — fast alle 1 Jahr und länger überlebenden Herztransplantierten haben ALG erhalten oder benötigt [14].

Die wochenlange Anwendung von Antilymphocytenglobulin, d. h. die wochenlange Zufuhr von Eiweißstoffen eines Tieres führt natürlich auch beim Empfänger zu immunologischen Reaktionen. Wie bei einer Bluttransfusion, wie bei einer Organtransplantation wird auch in diesem Falle der Empfänger Antikörper gegen das ihm fremde Eiweiß bilden. Diese Gefahr ist zwar am Anfang nicht so stark, weil der Patient ja außerdem noch immunsuppressive Mittel erhält, die die Antikörperbildung gegen das zugeführte Globulin abschwächen, sie ist aber immerhin doch so groß, daß in rund 20% aller Patienten Überempfindlichkeitsreaktionen gegen das Medikament oder anaphylaktische Krankheitssymptome auftraten. Man ist deshalb dabei, das Antilymphocytenserum noch weiter zu reinigen und nicht nur die Gammafraktion, sondern eine Unterfraktion der Gammaglobuline — das Gamma-G — zu isolieren und als Medikament zu verwenden. Gegen das reine Gammaglobulin-G kann man aber, wie unsere Arbeitsgruppe gezeigt hat, bei Tier und Mensch echte immunologische Toleranz erzielen, d. h. dann kann man dieses Medikament anwenden, ohne irgendwelche Nebenreaktionen befürchten zu müssen [8]. Die Entwicklung dieses Präparates ist also noch nicht abgeschlossen, und man kann im Augenblick noch nicht endgültig sagen, welche Konsequenzen sich für die Therapie organtransplantierter Patienten ergeben, wenn gereinigtes IgG (Immunglobulin-G) für alle zur Verfügung steht.

Die bisherigen Erfahrungen in der medikamentösen Behandlung der Organtransplantation haben sich bereits auf andere Zweige der Medizin ausgewirkt. So gibt es eine Reihe häufig zum allmälichen Tode führender Krankheiten, welche wir als Autoaggressionskrankheiten bezeichnen. Es handelt sich um Krankheiten, bei denen der Organismus aus unbekannten Gründen plötzlich eigenes Gewebe als fremd empfindet und dagegen Antikörper bildet. Dazu gehören bestimmte Formen des Rheumatismus, bestimmte Nierenerkrankungen, Erkrankungen der Haut (Sklerodermie, Dermatomyositis), Erkrankungen der Muskulatur (Myasthenia gravis) und wahrscheinlich auch einige Erkrankungen des zentralen Nervensystems, vielleicht sogar die Multiple Sklerose. Bei einem Teil dieser Erkrankungen spielen auch — wie bei der Organtransplantation — Antikörper-tragende und Antikörper-bildende Lymphocyten eine entscheidende Rolle. Es war daher zu vermuten, daß die Medikamente, die bei der Organtransplantation die Abstoßungsreaktion unterdrücken können, auch die Abstoßungsvorgänge günstig beeinflussen, welche zu einer Autoaggressionskrankheit führen. Und tatsächlich sind bereits erste klinische, zum Teil lebensrettende Erfolge zu verzeichnen gewesen. Die klinische Erprobung dieser neuen Behandlungsmethode ist noch mitten im Gange, so daß auch hier noch kein abschließendes Urteil gefällt werden kann. Man muß noch herausfinden, in welchem Stadium der jeweiligen Erkrankungen die besten therapeutischen Resultate zu erzielen sind und in welcher Dosierung man die einzelnen Medikamente verabreichen darf. Auf jeden Fall muß man eine sehr hohe Dosierung anwenden, eine Dosierung, zu der man überhaupt erst durch die Erfahrungen an den Organtransplantierten den Mut gefunden hat. Ein schönes Beispiel dafür, daß medizinische Kenntnisse, die auf einem relativ isolierten Gebiet — hier der Organtransplantation — gewonnen werden, sich alsbald auch für andere Gebiete der Medizin frucht-

bar erweisen und die wissenschaftlichen Bemühungen zum Verständnis
der biologischen Vorgänge bei der Organtransplantation kein eng-
stirniges Spezialistentum sind, sondern fundamentelle Erkenntnisse
bringen, die für alle Zweige der Medizin theoretische und klinische
Konsequenzen haben.

Das Antilymphocytenglobulin ist deswegen eine so wesentliche
Bereicherung für die immunsuppressive Therapie, weil es an anderen
Stellen angreift, als die bisher gebräuchlichen immunsuppressiven
Medikamente. Letztere, alle diejenigen, die in früheren Kapiteln dieses
Buches schon erwähnt und beschrieben wurden, greifen vorwiegend in
die Phase der Zellteilung ein, hier vor allem der Teilung immunkom-
petenter Lymphocyten. (Darum werden sie ja auch vielfach zur Krebs-
therapie verwendet, weil die Krebszelle sich besonders gern und häufig
teilt.) Das Antilymphocytenserum zerstört in erster Linie den Lymphocyt an seinem Wirkungsort, also z. B. dem verpflanzten Organ. Es
kann deshalb auch noch seine Wirkung zu einem Stadium einer Abstoßungskrise entfalten, in welchem die anderen Medikamente nicht
mehr so stark wirken. Darüber hinaus verhindert es in einem gewissen
Grade die Sensibilisierung des Empfängers durch die Transplantationsantigene, und zwar in erster Linie dadurch, daß es diese Antigene mas-
kiert, so daß sie der Wirt nicht mehr als fremd erkennen kann.

So einfach im Prinzip die Herstellung von Antilymphocytenserum
und dem daraus gewonnenen Antilymphocytenglobulin auch ist, so
schwer ist es, dieses neue Medikament in ausreichender Menge zu
produzieren. Man braucht hierzu eine nicht geringe Zahl menschlicher Lymphocyten, und zwar möglichst reiner Lymphocyten ohne
Beimengungen anderer Blut- oder Zellbestandteile. In den ersten
Jahren haben wir in München diese Zellen durch operative Drainage
des großen Lymphganges gewonnen, der von den Bauchorganen in
die obere Hohlvene einmündet. Ein Lymphgang ist ein sehr dünn-
wandiger Schlauch, der nur mit großem operativem Geschick freiprä-
pariert und kanüliert werden kann. In der in ihm fließenden Lymphe
sind sehr viele kleine immunkompetente Lymphocyten enthalten. Man
hat diesen operativen Eingriff zunächst nur den Patienten zugemutet,
die später eine Nierentransplantation benötigten und dann auch mit
dem Antilymphocytenglobulin behandelt wurden. Dieser Eingriff erfolgte aber nicht nur, um auf diese Weise die notwendige Anzahl von
Lymphocyten zu gewinnen, sondern weil die Lymphdrainage an sich
allein schon eine erste, vorübergehend wirksame immunsuppressive
Maßnahme ist. Bei schweren Fällen von Autoaggressionskrankheiten
wird heute die Anlage einer Lymphdrainage aus therapeutischen Gründen empfohlen. Schließlich kann man noch Lymphocyten aus Lymph-

drüsen oder der Thymusdrüse frisch Verstorbener gewinnen, aber alle diese Möglichkeiten reichen zur Zeit noch nicht aus, um eine kommerzielle Herstellung von Antilymphocytenserum im großen Stile zu ermöglichen. Vielleicht wird es auch hier eines Tages notwendig sein, eine große Spenderorganisation, an der sich viele Kliniken beteiligen, aufzubauen. In den USA wurde und wird der Weg versucht, menschliche Lymphocyten kulturell zu züchten. Dieses Verfahren ist jedoch sehr aufwendig und teuer und außerdem sehr schwierig, da sich die kleinen Lymphocyten in einer Zellkultur nur schwer durch Teilung vermehren. Wie die Lösung dieses Problems aussehen wird, ist im Moment noch nicht abzusehen.

Die Transplantation unpaariger Organe

Am 2. Dezember 1967 ist die Transplantation eines menschlichen Herzens von Prof. Christian Barnard in Kapstadt ausgeführt worden. Wenngleich die Fachleute auf dem Gebiete der Organtransplantation dieses Ereignis schon länger erwartet hatten, wenngleich schon vorher von Starzl (1963 [31]), Moore et al. (1964 [27]) und De Mirleau (1964 [25]), ein unpaariges Organ, die Leber, verpflanzt wurde, hat doch eigentlich nur die Transplantation des Herzens wirklich Aufsehen erregt und die gesamte Weltöffentlichkeit mit den Problemen der Organtransplantation konfrontiert. Es war nicht das Verdienst von Prof. Barnard, die technischen und wissenschaftlichen Vorarbeiten für die menschliche Herztransplantation geliefert zu haben, denn die operative Technik war schon längst vorher durch zahlreiche Tierversuche von Lower und Shumway festgelegt worden (s. Kapitel 10). Die einmalige Tat Barnards lag darin, sich mutig allen Angriffen der Öffentlichkeit zu stellen und die Moral seiner Handlungsweise zu verteidigen: Das Recht zur Entnahme eines biologisch lebenden Organes — des noch schlagenden Herzens — zur Rettung des Lebens eines schwerkranken Menschen. Bei allen anderen vorangegangenen Transplantationen, denen der Niere und Leber, hat man dieses Vorgehen stillschweigend akzeptiert oder keine Notiz genommen und sich den in diesem Vorgehen enthaltenen grundsätzlichen Wandel unserer Vorstellung von Leben und Tod nicht recht vor Augen geführt. Die Tat Christian Barnards zwang die Menschheit dazu, Stellung zu nehmen, und er, Barnard, zwang die Öffentlichkeit durch die Art seiner Persönlichkeit und die Art seines Argumentierens erst recht dazu, diesen entscheidenden Fragen nicht auszuweichen. Neben Anerkennung aus aller Welt gab es doch auch viele Stimmen — besonders in Deutschland —, in denen Christian Barnard als Verbrecher, als wissenschaftlicher Sensationshascher und als unverantwortlicher Hasardeur gebrandmarkt wurde; man sollte die Zeitungskommentare jener Zeit sammeln und nachfolgenden Generationen immer wieder vor Augen halten, welche Emotionen wissenschaftliche Leistungen auch im 20. Jahrhundert noch erwecken können. War früher der Tod moralisch, medizinisch und juristisch als der Zustand definiert, in dem der Mensch nicht mehr atmet und sein Herz nicht mehr schlägt, so war es jetzt nach der ersten Herztransplantation notwendig, einen neuen Todesbegriff zu definieren: Tot ist der Mensch dann, wenn die Wiederbelebungsfähigkeit seines Gehirns ein für allemal erloschen ist. Er ist auch dann tot, wenn in diesem Zustand des völligen Erlöschens der Hirnfunktionen seine übrigen Organe und das Herz noch vollkommen ordnungsgemäß arbeiten und funktionieren. F. D. Moore hat im Kapitel 1 dieses Buches die biologischen Grundlagen dieser, unter Medizinern schon längst vorherrschenden, Ansicht beschrieben. Jetzt, nach der Tat Barnards, mußten sich die moralischen Instanzen dieser Welt, die Kirchen und die Rechtsgelehrten mit dieser Auffassung der modernen Medizin vertraut machen und moralische und juristische Konsequenzen daraus ziehen. Als Folge davon sind heute die Kriterien des Todes und des Todeszeitpunktes neu definiert und in vielen Ländern auch schon die gesetzlichen Grundlagen für seine Bestimmung erarbeitet worden. Das ist meiner Ansicht nach die große Tat Christian Barnards gewesen, diese unausweichlichen moralischen Folgen der ersten Herztransplantation erkannt, sie glasklar formuliert und in aller Weltöffentlichkeit vertreten zu haben. Man mag heute über diesen Mann, diesen Pioniertyp, der seinem nachfolgenden Ruhm und dem ihn umflutenden Rummel vielleicht nicht ganz gewachsen war, noch andere, kritischere Meinungen haben — die Konsequenz seiner Haltung nach den ersten Herztransplantationen kann ihm aber keiner abstreiten.

In diesem Zusammenhang muß aber noch ein anderer Mann genannt werden, der heute schon vergessen ist und der in jenen Stunden vor der ersten Herztransplantation eine fast übermenschliche Haltung bewies: der Vater der ersten Herzspenderin, Edward Darval. Seine Frau und seine Tochter waren Opfer eines schweren Verkehrsunfalles geworden, seine Frau schon tot, die Tochter liegt im Sterben. Da kommen die Ärzte des Groote Schuur-Hospitals und teilen ihm mit, daß auch seine Tochter in wenigen Stunden sterben wird und sie fragen ihn, ob er seine Zustimmung gäbe, ihr Herz zur Rettung des Lebens eines anderen zu spenden. Und dieser, in jener Stunde wohl unendlich einsame Mann, gibt nach einiger Bedenkzeit seine Erlaubnis, wie wir wissen, nicht mehr unter dem Eindruck des schweren Schockes

stehend, sondern aus klarer, innerer Überzeugung, aus einer auch
schon in seinen früheren Lebensjahren bewiesenen hohen moralischen
Haltung und religiösen Überzeugung.

Es war eine einmalige Konstellation von hervorragendem Team-
geist unter der Führung der Persönlichkeit Christian Barnards und
dem Zusammentreffen der besonderen Umstände, von Spender und
Empfänger, die diese erste und die nachfolgende zweite Herztransplantation an Dr. Philip Blaiberg zu einem vorläufigen Erfolg werden ließen, dem dann bisher rund 150 Herztransplantationen folgten,
die danach in fast allen Ländern der Welt ausgeführt wurden. Natürlich waren es die großen brillanten Herzchirurgen, wie Cooley in
Houston, Shumway in San Francisco, Lover in Michigan, Duboyst
in Paris, Grondin in Montreal, Zerbini in Sao Paulo, Kaplan in Val-
paraiso, Ross in London und Senning in Zürich — um nur einige
zu nennen —, welche sich sogleich nach Barnard ebenfalls an die Herztransplantation wagten und zum Teil erstaunliche Zeugnisse ihres
chirurgischen Könnens ablegten. Die Erfolge dieser Herztransplantationen sind, insgesamt gesehen, nicht befriedigend ausgefallen. Von
den 153 bisher ausgeführten Herztransplantationen leben zur Zeit
(Januar 1970) noch 21, nur etwa 20% aller Herztransplantierten haben
bisher über 1 Jahr gelebt, der längste Überlebende war Dr. Philip
Blaiberg mit 19$\frac{1}{2}$ Monaten.

Nun darf man deswegen die Herztransplantation nicht gleich
verurteilen. Sie ist immer nur angezeigt als der letzte Versuch zur
Rettung eines Menschen, der kurz vor dem Tode steht, eines Menschen, dessen Herz sichere Zeichen eines irreversiblen Schadens zeigt,
der sich also deswegen zum Zeitpunkt der Operation meistens schon
in einem körperlich und gesundheitlich schwer reduzierten Zustand
befindet. In einem solchen Zustand würden viele dieser Patienten auch
einen anderen schweren und großen operativen Eingriff nicht überleben. Schon aus diesem Grunde *muß* mit einer relativ hohen Mortalität gerechnet werden. Darüber hinaus haben aber die bisherigen Ergebnisse doch auch eines gezeigt, daß nämlich ein transplantiertes Herz
schneller und stärker abgestoßen wird als jedes andere Organ. Die
Gründe hierfür sind vielschichtig: Einmal ist das Herz ein Organ, das
nie zur Ruhe kommt und nie zur Ruhe kommen darf, dessen Zellen
also nie eine Phase haben, die sie zur Regeneration benutzen können,
wie z. B. die Niere oder die Haut. Während aus diesen und anderen
Gründen das Nierengewebe eine hohe Regenerationsfähigkeit besitzt
und innerhalb weniger Tage auch viele schwergeschädigte oder abge-
storbene Zellen neu ersetzen kann, ist dies beim Herzen nicht der Fall.
Wird ein Herz also nach der Transplantation ständig durch die Anti-

körper des Wirtes angegriffen, so wird es mit der Zeit mehr Schaden erleiden als z. B. die Niere oder die Haut, weil die geschädigten Zellen nicht so schnell wieder ersetzt werden. Da von der Funktionsfähigkeit des Herzens der Kreislauf und damit alle übrigen Organe abhängen, wird sich eine leichte Schädigung für das Überleben des Gesamtorganismus viel schwerer auswirken, als eine gleichartige Schädigung bei einem anderen Organ. Diese Verhältnisse kannte man natürlich schon vorher und wußte, daß man bei einer Herztransplantation aus diesem Grunde eine intensivere immunsuppressive Therapie und eine schärfere Kontrolle anwenden muß. Tatsächlich haben auch nur diejenigen Herztransplantierten langfristig überlebt, bei denen eine sehr breite immunsuppressive Therapie angewandt wurde, und welche von einem guten ausgebildeten Ärzteteam unter laufender Kontrolle gehalten wurden. Das Antilymphocytenglobulin hat bei diesen langfristigen Herztransplantatierten einen entscheidenden Beitrag geliefert. Andererseits hat die starke immunsuppressive Therapie bei vielen dieser Patienten die allgemeine immunologische Abwehrkraft doch so stark geschädigt, daß schwere Infektionskrankheiten auftraten, an denen die Patienten verstarben, in diesem Fall also nicht an der immunologischen Abwehr des Herzen, sondern an der fehlenden immunologischen Abwehr von interkurrent aufgetretenen Infektionen, vor allem Pilz- und Virusinfektionen. Mehr als 50% aller Herztransplantierten sind an solchen Infektionen ad exitum gekommen. Die nach diesen Erfahrungen stark reduzierte Bereitschaft, Herztransplantationen zu wagen, wird also erst dann wieder neu aufleben, wenn bessere und neuere Wege der Immunsuppression gefunden werden, Wege, die womöglich nur mehr die Abstoßungsreaktion des Transplantates unterdrücken, nicht aber gleichzeitig oder im gleichen Maße auch die immunologische Abwehr von Infekten.

Trotz dieser insgesamt betrüblichen Erfahrungen haben die Herztransplantationen doch sehr wichtige Erkenntnisse gebracht:

1. Hat es sich eindeutig erwiesen, daß auch ein seiner nervalen Versorgung beraubtes transplantiertes Herz in seinem neuen Wirtsorganismus wieder die volle Funktion eines gesunden Herzens ausüben und die Kreislaufbedürfnisse auch bei körperlicher Anstrengung oder Arbeit befriedigen kann. So spielt z. B. der dritte Herzpatient von Prof. Barnard, ein früherer Ranglisten-Tennisspieler, jeden Morgen mehrere Stunden scharfes Tennis und konnte sich auch sonst allen Belastungen des täglichen Lebens ohne weiteres aussetzen. Ähnliche Erfahrungen wurden auch mit anderen Herztransplantierten gemacht.

2. Auch wenn die primäre Abstoßungsreaktion verhindert werden kann und keine schweren Infektionskrankheiten das Leben eines Herz-

transplantierten gefährden, kann mit der Zeit doch eine Abstoßung
vom chronisch-vasculären Typ einsetzen, wobei die kleinen Arteriolen
des transplantierten Herzens und deren Umgebung Veränderungen
erleiden, ähnlich wie man sie bei der Arteriosklerose (Arterienverkalkung) kennt. Wir wissen heute noch nicht, ob diese Erscheinungen
mit der arteriosklerotischen Grundkrankheit der Empfänger zusammenhängen oder eine besondere Art der immunologischen Abwehrreaktion sind. Wäre das erstere der Fall, würde sich die Indikation
zur Herztransplantation sehr einengen, da die meisten Kandidaten für
eine Herztransplantation Patienten sind, die mehrere Herzinfarkte
aufgrund einer Coronarsklerose erlitten hatten. Sollte es sich wirklich herausstellen — was aufgrund der pathologisch anatomischen
Untersuchungen an den transplantierten Herzen Verstorbener vermu-
tet werden muß —, daß die Arteriosklerose des Empfängers schon
innerhalb 1 Jahres auf das ihm verpflanzte, meist jugendliche Herz
überspringt, dann dürfte in solchen Fällen eine Organtransplantation
wohl nur noch gerechtfertigt sein, wenn man gleichzeitig ein wirksames Mittel zur Behandlung der Arteriosklerose fände. (Sollte man
ein solches Mittel finden, gäbe es allerdings auch weniger Herzinfakte
und somit weniger Anlässe zu Herztransplantationen.)

3. Es gibt auch solche Herztransplantierte, bei denen vom Tage
der Transplantation an über Monate hinaus bisher keinerlei Zeichen
einer Abstoßungsreaktion gefunden wurden. Vielleicht kommt man
durch eine kritische Auswertung der Krankengeschichten und der Ver-
laufsdaten dieser Patienten dahinter, warum in diesen Fällen die
Transplantation so gut verlief. Im Augenblick gibt es noch keinen
richtigen Ansatz zur Erklärung dieses Phänomens, denn auch die
Testung der Gewebeverträglichkeit ergab in diesen Fällen keine völlige
Identität zwischen Spender und Empfänger.

4. Bei einem Großteil der Herztransplantierten, insbesondere bei
der großen Serie die Denton Cooley in Houston operierte, bestand
eine eindeutige Abhängigkeit zwischen dem Grade der Gewebeverträglichkeit und der Überlebensdauer der transplantierten Herzen. Hieraus ergibt sich zwangsläufig die Forderung, auch für die Herztransplantation eine sorgfältigere Spenderauswahl nach dem Prinzip des
tissue-typing vorzunehmen, was jedoch derzeit — solange es noch
keine Methode zur langfristigen Konservierung von Herzen gibt —
praktisch unmöglich sein dürfte.

Man könnte die Reihe der aus den bisherigen Transplantationen
gewonnenen Erkenntnisse noch wesentlich erweitern, was aber nicht
der Sinn dieses Berichtes sein kann. Größtenteils sind dies aber Erkenntnisse, die man in Tierversuchen nicht gewinnen konnte, sondern

eben nur aus der klinischen Erfahrung. Wir können ja im Tierexperiment noch nicht den kranken Menschen nachahmen, wir können noch nicht ein Tier so krank machen, wie ein Mensch ist, wenn man sich entschließt, ihm ein neues Herz zu transplantieren. Die Verhältnisse, die bei einer solchen Herztransplantation vorliegen, sind dann doch in vielem anders als bei einer Herztransplantation zwischen gesunden Tieren, wie sie gewöhnlich im Experiment ausgeführt werden. Das sollte auch der Laie immer bedenken, wenn er den Ärzten den Vorwurf macht, sie hätten in diesem oder jenem Fall vielleicht zu vorschnell zu wenig erprobte therapeutische Verfahren angewandt. Im übrigen ist immer noch die Frage zu stellen, ob einem Menschen nicht vielleicht doch gedient ist, wenn man sein Leben, sei es nur um ein Jahr oder sogar nur um einige Monate, verlängert. Alle unsere ärztlichen Bemühungen haben letzten Endes nur das Ziel, das Leben zu verlängern. Ich glaube, wir würden einen wichtigen Grundsatz der medizinischen Ethik verraten, wenn wir anfangen würden, den Einsatz einer letztmöglichen ärztlichen Handlung davon abhängig zu machen, wie lange hierdurch das Leben eines Patienten verlängert wird.

Daß die Entwicklung eines künstlichen Herzens die biologische Herztransplantation eines Tages hinfällig machen wird, erscheint sehr fraglich. Dagegen besteht durchaus die Möglichkeit, mit einem künstlichen Herzen eines Tages das Leben eines Menschen vorübergehend so lange aufrecht zu erhalten, bis ein geeignetes natürliches Herz verfügbar ist. Vom technologischen Standpunkt ist es sicher möglich, ein künstliches Herz zu konstruieren, das nach Leistung und Leistungsgewicht dem natürlichen Herz entspricht. Die gegenwärtigen Probleme bestehen eigentlich nur noch im geeigneten Antrieb der künstlichen Herzpumpe, in der optimalen Anpassung von rechtem und linkem Herz an die Bedürfnisse des Kreislaufs und in der Vermeidung der mechanischen Traumatisierung des Blutes durch die Klappenventile eines künstlichen Herzens. Aber selbst wenn alle diese Mängel überwunden sind und wirklich ein vollwertiges Kunstherz vorhanden ist, vielleicht sogar eines, das dieselbe Anpassungsfähigkeit besitzt wie das natürliche, scheint der Zweifel berechtigt, daß ein Träger eines solchen Herzens nie seines Lebens recht froh werden könnte. Die Angst, daß der Apparat in seinem Brustkorb, von dem sein ganzes Leben abhängt, doch einmal störanfällig wird, bei einem Stoß vor die Brust, bei einem Sturz von der Treppe, versagt, stellt meiner Ansicht nach eine zu hohe psychische Belastung dar. Übrigens hat Dr. Kolff, der Erfinder der künstlichen Niere, von dem in Kapitel 4 schon ausgiebig die Rede war, auch das erste künstliche Herz konstruiert und so weit gebracht, daß es im Tierexperiment vorübergehend eingesetzt werden konnte

(Kolff [18]). In Deutschland haben Bücherl und Nasseri [10], und in den USA Liotta und De Bakay [21] weitere Pionierarbeit auf dem Gebiet des künstlichen Herzens geleistet. Das von Liotta konstruierte Herz wurde 1969 von Cooley einem Patienten übertragen, der auf das Herz eines Spenders wartete. Allerdings verstarb der Patient.

Die Lebertransplantation

Von der wissenschaftlichen Welt sehr beachtet, von der breiten Öffentlichkeit jedoch kaum, wurden in der Zeit von 1963—1967, also bis zur ersten Herztransplantation, 9 Lebern von einem Menschen auf den anderen überpflanzt. Die Pioniertaten auf diesem Gebiet sind mit dem Namen des Chirurgen Tom Starzl [31] in Denver, aber auch mit F. D. Moore [27] in Boston und de Mirleau [25] in Frankreich verbunden. Es hängt wohl mit der jahrtausendelangen Mystifizierung des Herzens zusammen, daß die Transplantation einer Leber weniger sensationell wirkt, obwohl die biologischen als auch die moralischen Konsequenzen eines solchen Eingriffes dem einer Herzverpflanzung nicht nachstehen und die chirurgische Leistung eigentlich noch höher anzuschlagen ist. Die Technik der Operation ist aus der Abbildung 7 zu erkennen. Die Lebertransplantation brachte erst dann Erfolge, als es gelungen war, ein Perfusionssystem für die Spenderleber zu entwickeln, das gestattete, das Organ nach seiner Entnahme zu kühlen und mit Sauerstoff zu versorgen bis der Empfänger vorbereitet und die Verpflanzung vorgenommen werden kann. Auch hierbei gebührt der Arbeitsgruppe um Starzl der größte Verdienst an der Ausarbeitung einer geeigneten Methode. In Europa hat in jüngster Zeit Prof. Calne (Cambridge), dessen Name in diesem Buche schon einmal bei der Einführung des Azathioprins als immunsuppressives Medikament für Nierentransplantierte auftauchte, ebenfalls eine Reihe von Lebertransplantationen ausgeführt [11]. In Deutschland hat Gütgemann in Bonn bisher 2 Lebern transplantiert, einem Patienten geht es zur Zeit, 3 Monate nach der Übertragung, relativ gut. Insgesamt wurden 109 Lebern transplantiert. Die Ergebnisse sind zum Teil ermutigend, wenn auch nicht befriedigend. Einige Patienten leben schon 2 Jahre mit einer fremden Leber; es sieht derzeit so aus, als ob bei jugendlichen Patienten die Transplantation größere Erfolgschancen verspricht, als bei älteren Patienten. Dies ist kein Wunder, wenn man bedenkt, welche zentrale Funktion die Leber im Stoffwechsel des Organismus und aller seiner Organe einnimmt, und daß eben ein Mensch meistens schon eine schwere Allgemeinschädigung aufweist, wenn man sich als ultima ratio zu einer Lebertransplantation entschließt. Die meisten Patienten mit Lebertransplantaten litten ursprünglich an einem primären bösartigen Tumor der Leber.

Die Zukunft der Lebertransplantation hängt ganz entscheidend, ähnlich wie die der Herztransplantation, von der immunsuppressiven Therapie ab, insbesondere deswegen, weil die zur Zeit verwendeten cytostatisch wirkenden Medikamente an sich schon für die Leber sehr toxisch sind. So muß man sich immer zwischen der Szylla einer zusätzlichen Leberschädigung bei Anwendung stark immunsuppressiver Medikamente und der Charybdis einer Abstoßungsreaktion bei zu leichter Immunsuppression hindurchschlängeln. Das gelingt begreiflicherweise nicht immer.

Die Transplantation der Lunge

Die Zahl der Patienten, denen durch eine Lungentransplantation geholfen werden könnte, steigt zur Zeit wieder an, obwohl die Lungentuberkulose, die früher die meisten Opfer forderte, in vielen westlichen Ländern stark am Zurückgehen ist. Es ist der Lungen- oder Bronchialkrebs, dessen zunehmende Häufigkeit Chirurgen veranlaßt, die Möglichkeit einer Lungentransplantation ins Auge zu fassen. Nachdem eingehende Tierversuche gezeigt haben, daß eine transplantierte Lunge ihre Funktion übernehmen kann und vor allem bis zu einem gewissen Grade Wiederanschluß an die nervale Versorgung erlangt — was bei der Lunge sehr viel wichtiger ist als z. B. beim Herzen und bei de Leber —, wurde die erste Lunge am 11. Juni 1963 von James Hardy u. Mitarb. in Jackson (Mississippi/USA) auf einen Patienten übertragen, der an Lungeninsuffizienz und Lungenkrebs zu sterben drohte [16]. Der Patient überlebte 18 Tage, die Lunge funktionierte gut und wurde unter der damals üblichen immunsuppressiven Therapie nicht abgestoßen. Die Todesursache hatte nichts mit der Lungentransplantation zu tun. Inzwischen wurden Lungentransplantationen nach meinen Informationen 24mal versucht, darunter auch von Prof. Bücherl in Berlin [9]. In allen Fällen haben die Patienten nur wenige Tage überlebt. Erst am 14. 11. 1968 gelang einem Chirurgenteam um Prof. Derom in Gent (Holland) eine Transplantation, die nahezu 8 Monate vom Patienten toleriert wurde. Die Ergebnisse der Lungentransplantation sind als noch sehr schlecht, noch schlechter als die von Leber und Herz.

Um die Schwierigkeit der Lungentransplantation zu verstehen, muß etwas weiter ausgeholt werden: Von den bisher genannten Organen ist die Lunge das einzige, das über die Bronchialwege mit der Außenluft verbunden ist. Dies führt dazu, daß sich in den Bronchien eigentlich immer eine große Menge verschiedener Krankheitserreger ansiedeln, die durch die lymphatischen Organe ständig bekämpft werden, um eine ernste Infektionskrankheit zu verhindern. Bis zu einem gewissen Grade hat sich jeder Mensch an die in seinen Lungen befindlichen Erreger gewöhnt, so wie er auch die auf seiner Haut angesiedelten und verstreuten Keime toleriert. Bei der Transplantation wird nun eine andere Lunge von einem anderen Menschen verwendet, in welcher sich auch wiederum Populationen verschiedener Erreger befinden, an die sich der Empfänger der Lunge noch nicht gewöhnt hat und die er auch noch nicht mit seinem lymphatischen System bekämpfen kann, da bei der Transplantation die Lymphbahnen durchtrennt werden. So besteht bei jeder Lungentransplantation viel mehr als bei der Transplantation jedes anderen Organs die Gefahr einer Lungeninfektion, zumal der Empfänger noch starke immunsuppressive Medikamente erhält, die die immunologische Infektabwehr sehr schwächen. Weiterhin kann sich die optimale Belüftung der Lunge, die Ausdehnung bei der Einatmung und das Zusammenfallen bei der Ausatmung nur richtig vollziehen, wenn die Innervation der Lunge intakt ist. Bei der Transplantation werden aber wesentliche, die Lungen versorgende Nerven durchtrennt und es dauert — wie sich bei den Tierversuchen gezeigt hat — Wochen oder Monate, bis wenigstens eine teilweise Reinnervation der Lunge erfolgt ist. Die fehlende nervale Steuerung der Lungenbelüftung führt dazu, daß auch nach chirurgisch gelungener Transplantation das Organ in den ersten Tagen nicht recht funktioniert, und so ist es kein Wunder, daß unter dem Zusammentreffen beider Komponenten, der Infektionsgefahr und der mangelnden Belüftung, das Risiko jeder Lungentransplantation recht hoch ist. Wenn man sich trotz dieser einschränkenden Verhältnisse zur Lungentransplantation entschloß, dann eigentlich nur deswegen, weil man nach den teilweise erfolgreichen Tierversuchen doch die Hoffnung hegen konnte, diese Schwierigkeiten mit der am Menschen verwendbaren modernen Möglichkeit, der künstlichen Beatmung mit Sauerstoff und der antibiotischen Therapie der Infektionskrankheiten zu beherrschen. Die besondere Schwierigkeit der Transplantation liegt außerdem in der Beschaffung eines gesunden Spenderorganes von einem frisch Verstorbenen. Da jeder klinische Tod letzten Endes ein Herz- und Kreislauftod ist, wird gewöhnlich beim zumeist allmählichen Herz- und Kreislaufversagen eines Sterbenden auch die Lunge in Mitleidenschaft gezogen, es gibt eine Lungenstauung, meist auch ein Lungenödem — alles Bedingungen, die die Beschaffenheit des Organes schwer beeinträchtigen und eben mit dazu beitragen, daß das Transplantat nach der Verpflanzung häufig nicht seine volle Atemfunktion übernehmen kann.

Übrigens ist am 27. 12. 1969 in New York eine kombinierte Transplantation von Herz und Lunge ausgeführt worden, über deren Ausgang derzeit noch kein wissenschaftlich fundierter Bericht vorliegt.

Die Knochenmarktransplantation

Obwohl es sich beim Knochenmark nicht um ein Organ im engeren Sinne handelt, kann man doch kein Buch über Organtransplantation schreiben, ohne über den Stand der Knochenmarktransplantation zu berichten, denn eine Transplantation von Knochenmark hat weitaus mehr, und zwar grundsätzliche Bedeutung für die Organtransplantation als die jedes anderen Organes. In Kapitel 10 dieses Buches war berichtet worden, daß man bei Verpflanzung von Knochenmark eine sogenannte „graft versus host"-Reaktion erzielen kann, weil mit der Übertragung von Knochenmarkzellen des reticulo-endothelialen Systems Zellen mit immunologischen Fähigkeiten übertragen werden, die nun ihrerseits ihren neuen Wirt immunologisch angreifen. Dies tritt natürlich nur dann ein, wenn der Wirt selbst in seiner immunologischen Abwehrfähigkeit durch Immunsuppression oder Röntgenbestrahlung geschädigt ist, so daß er die Zellen des Knochenmarks nicht selbst vernichten kann. Man kann also Knochenmark nur dann mit Aussicht auf Erfolg verpflanzen, wenn man vorher beim Empfänger alle Zellen des reticuloendothelialen Systems vollständig vernichtet hat. Eine solche totale Vernichtung des RES bedeutet aber, den Empfänger so zu schädigen, daß er an und für sich sterben würde. So paradox es klingen mag: Um einen Empfänger durch Knochenmarktransplantation am Leben zu erhalten, muß man ihn vorher (theoretisch) töten. Es gibt zwei Gruppen von Patienten, für welche eine Knochenmarktransplantation eine lebensrettende Maßnahme darstellt, Patienten mit Leukämie (Blutkrebs) oder Patienten, die eine schwere tödliche Strahlenschädigung — z. B. in einem Atomreaktor — erlitten haben. Im Falle der Leukämie, die bei schwerem Grade der Erkrankung unweigerlich zum Tode führt, muß man aus therapeutischen Gründen genau das machen, was oben erwähnt wurde. Man muß ihm eine solch hohe Dosis von Röntgenstrahlen oder eine solch hohe Dosis von cytostatisch wirkenden Pharmaka verabreichen, daß sein gesamtes, krankhaft verändertes Knochenmark zerstört wird. Diese Maßnahme würde der Patient an sich nicht überleben, wenn man ihm nicht sofort nach der Röntgenbestrahlung Knochenmark eines anderen Menschen übertragen würde. Diese Knochenmarkzellen kann man einem anderen Menschen durch Punktion des Knochenmarks mit einer Spritze entnehmen und dem Empfänger intravenös verabreichen. Sie besiedeln dann von allein das Knochenmark des

Empfängers, vermehren sich und richten dann allmählich ein neues Knochenmark und ein neues reticulo-endotheliales System auf. Der Empfänger kann gegen diese ihm zugeführte Zellen immunologisch nicht reagieren, weil ihm durch die vorausgegangene Störung seines eigenen RES alle immunologischen Fähigkeiten genommen wurden. Ein derartiger Mensch mit einem fremden Knochenmark ist an sich eine Chimäre: Er besitzt zwei Zellarten in seinem Körper, solche, die genetisch von seinem eigenen Chromosomensatz bestimmt wurden und solche, nämlich die verpflanzten, die der genetischen Information eines anderen Menschen entsprangen und diese Information in sich tragen. Durch diese Knochenmarktransplantation wird aber ein solcher Patient nur vorübergehend am Leben bleiben, weil die gespendeten immunkompetenten Knochenmarkzellen alsbald das Gewebe des neuen Wirtes angreifen und die schon erwähnte „graft versus host"-Reaktion auslösen. Man muß also auch in diesen Fällen die immunsuppressive Therapie einführen und lebenslänglich anwenden, um die „graft versus host"-Reaktion zu unterdrücken. Daß dies möglich ist und solche Patienten langfristig überleben können, hat vor allem eine Forschergruppe in Paris um Prof. Mathé bewiesen, die seit 1959 als erste erfolgreiche Knochenmarktransplantationen durchgeführt haben [22]. Im übrigen liegen eine Reihe tierexperimenteller Voruntersuchungen vor, die die Brauchbarkeit und Anwendbarkeit der Knochenmarktransplantation beweisen. Natürlich gilt für die Knochenmarktransplantierten dasselbe wie für alle Organtransplantierten auch, daß sie nämlich infolge der laufend benötigten immunsuppressiven Therapie gegen Infektionskrankheiten sehr gefährdet sind. Inzwischen sind auch in Holland (Leiden) und in Deutschland (Ulm) erfolgreiche Knochenmarktransplantationen ausgeführt worden.

Die klinische Transplantation anderer Organe

Von unpaarigen Organen ist, außer den bisher genannten, lediglich noch die Bauchspeicheldrüse — immer zusammen mit einem Stück Dünndarm — transplantiert worden (Lillehey u. Idezuki [20]), aber bisher ohne befriedigende Ergebnisse. Die meisten Patienten verstarben Wochen nach der Transplantation an Infektionen; der längste Überlebende zeigte über 9 Monate eine gute Funktion der transplantierten Bauchspeicheldrüse.

Schlußfolgerungen

Mit Ausnahme der Nierentransplantation scheint die Verpflanzung größerer Organe beim Menschen aus dem Stadium der — wenn man so sagen darf — „klinischen Erprobung" noch nicht herausgekommen zu sein. Die Entscheidung hierüber ist vielleicht Ansichtssache, Ansichtssache insofern, als es vom Standpunkt des Betrachters abhängt, ob man die Verlängerung eines Lebens um mehrere Monate oder 1 Jahr nicht doch schon als einen bedeutenden klinischen Erfolg der Medizin ansehen kann. Ärzte haben die Verpflichtung, alle nur denkbaren Maßnahmen zu ergreifen, um das Leben eines Menschen zu verlängern, es gibt genügend medizinische Bemühungen chirurgischer und nichtchirurgischer Natur, die das Leben eines Menschen noch weniger verlängern und trotzdem immer wieder ausgeführt werden.

Die große Crux der Transplantation unpaariger Organe ist etwas Grundsätzliches, daß man sich nämlich zum gegenwärtigen Zeitpunkt nur zu einem derartigen Unterfangen entschließen kann, wenn der zukünftige Empfänger im Sterben liegt. Dadurch, daß man aber einem derart Schwergeschädigten eine große Operation und die nachfolgende schwere Belastung der Immunsuppression zumutet, erhöht man das Risiko der Organtransplantation noch mehr. Aus diesem Circulus vitiosus scheinen wir derzeit nicht herauszukommen. Die Nierentransplantation mag nicht zuletzt deswegen so erfolgreich verlaufen, weil sich der Patient, im Gegensatz zu den Empfängern unpaariger Organe, vor der Transplantation meistens in einem relativ guten Allgemeinzustand befindet, da man in diesem Falle durch die künstliche Niere bis zur Operation die negativen Auswirkungen seiner Nierenlosigkeit vermeiden kann. Sich zu einem früheren Zeitpunkt, also vor Erkennen des sich abzeichnenden Todes, zur Transplantation eines Herzens, einer Leber, einer Lunge oder einer Bauchspeicheldrüse zu entschließen, verbietet die ärztliche Ethik. Die Situation kann sich aber sofort ändern, wenn Methoden und Verfahren gefunden werden, die die Transplantation unpaariger Organe wesentlich verbessern, sei es nun, das bessere, d. h. spezifischere Methoden zur Immunsuppression gefunden werden, sei es, daß es möglich wird, aktive Toleranz gegen Transplantationsantigene zu erzeugen und daß außerdem vielleicht noch das Verfahren der Spenderauswahl verfeinert und organisatorisch ausgebaut wird. Wenn auf diese Weise das Risiko der Organtransplantation wesentlich herabgesetzt ist und die Überlebenschancen deutlich vergrößert und verlängert sind, dann könnte es moralisch und ärztlich zu vertreten sein, einem schwerkranken Menschen schon vor dem Zeitpunkt, vor dem sich der nahe Tod ankündigt, ein Organ zu verpflanzen.

Aber auch dann wird die Verpflanzung menschlicher Organe keine ideale Therapieform sein, weil es eben immer aus allgemeinen humanitären Gründen unbefriedigend ist, einem frisch Verstorbenen Organe zu entnehmen, um sie einem anderen einzupflanzen, selbst wenn eine aufgeklärte Öffentlichkeit die Moral dieses Vorgehens akzeptiert. Es bleibt

eben immer eine psychische Zumutung, die tiefbetroffenen Angehörigen eines frisch Verstorbenen zu fragen, ob sie damit einverstanden sind,
daß ihrem Angehörigen Organe entfernt werden. So herrscht denn auch
bei allen, die sich mit der Organtransplantation beschäftigen, Übereinstimmung, daß das Fernziel all unserer Bemühungen, die Verpflanzung
tierischer Organe auf den Menschen sein muß. Abgesehen von den großen Primaten, deren Aufzucht und Haltung für solche Zwecke jedoch zu
kostbar ist und deren Verwendung als Transplantatspender sich meiner
Ansicht nach aus ethischen Gründen verbietet, kommen der Größe nach
nur Schlachttiere, wie Schweine, Schafe, Ziegen, Kälber, oder vielleicht
auch Känguruhs oder Jagdtiere, wie Rehe, Hirsche, Antilopen, in Frage.
Noch sind alle diese Tiere, vor allem die Jagdtiere, experimentell nicht
als Organspender erprobt worden und es könnte ja immerhin sein, daß
die Organe dieser Tiere weniger stark abgestoßen werden, als die des
Menschen oder unserer bekannten Schlachttiere. Weiterhin ist es denkbar, Tiere zu züchten, die weniger Transplantationsantigene haben und
deren Organe dann schließlich doch ohne zu starke immunsuppressive
Therapie vom Menschen angenommen werden. Obwohl in vielen Laboratorien der Erde fieberhaft an diesem Problem gearbeitet wird, zeich-
net sich noch kein Weg ab, der schließlich zu diesem Ziele führt.

Die Verwendung tierischer Organe ist derzeit deshalb unmöglich,
weil tierisches Gewebe — mit Ausnahme des des Schimpansen — noch
viel stärker abgestoßen wird als menschliches. Die meisten Menschen
besitzen präformierte Antikörper in ihrem Blut, die ein verpflanztes
tierisches Organ sofort abstoßen. Das gilt genauso für die Verpflanzung
von tierischem Gewebe innerhalb verschiedener Species. Warum die
Natur sich derart gegen die Aufnahme von Geweben einer fremden
Tierart wehrt, wissen wir noch nicht. Wir können nur Vermutungen
darüber anstellen.

Literatur

1. Amos, D. B.: The agglutination of leukocytes by iso-immune sera. Brit.
   J. exp. Path. 34, 464 (1953).
2. Batchelor, J. R.: Antibody response of humans to allogeneic skin grafts.
   In: Histocompatibility testing 1965. Eds.: H. Balner, F. C. Cleton and
   J. G. Eernisse: Series Haematological Vol. XI, p. 257. Copenhagen:
   Munksgaard 1965—66.
3. Belzer, F. O., Ashby, B. S., Dauphy, J. E.: Twenty four hours and
   seventy two hours preservation of cannine kidneys. Lancet 1967 II, 536.
4. Brendel, W.: I. v. use of high dosage of ALG. In: II. World Conference
   on Hearttransplantation. Ed.: Grondin. Montreal: Laval Medical 41,
   255—259 (1970).
5. — Clinical experiences with antilymphocyte globulin in kidney-trans-
   plants: Essential advantages of the intravenous route. Internat. Urolog.
   Congress, Stockholm 1969. Basel: Karger (in press).

6. Brendel, W., Land, W.: Intravenous treatment with horse-anti-human lymphocyte globulin (ALG) in organ transplants and auto-immune diseases. Internat. Symp. on Pharmacological Treatment in Organ and Tissue. Transplantation 1969. Excerpta Medica Serie 197, 208—214 (1969).

7. — — Überraschende Ergebnisse durch intravenöse Therapie mit Antilymphozytenserum bei Organtransplantationen. Dtsch. med. Wschr. 48, 2309 (1968).

8. — — Hopf, U., Seifert, J.: Lancet 1141 (1969).

9. Bücherl, E., Nasseri, M.: Persönliche Mitteilung.

10. — Kirsch, U., Nasseri, M., Manjok, M.: Experimentelle Untersuchungen zum Totalersatz des Herzens. Langenbecks Arch. klin. Chir. 308, 877 (1964).

11. Calne, R.: Liver Transplantation. Brit. J. of Hospital Medicine 2, 1271 (1969).

12. Chew, W. B., Lawrence, J. S.: Antilymphocyte serum. J. Immunol. 33, 271 (1937).

13. Gorer, P. A.: Antigeneic basis of tumor transplantation. J. Path. Bact. 47, 231 (1938).

14. Grondin, P.: II. World Conference on Heart Transplantation, Montreal 1969 (in press).

15. Hamburger, J.: Übersicht in: Organ transplantation to day, p. 276—295. Excerpta med. (Amst.) 1969.

16. Hardy, J. D., Webb, W. R., Dalton, M. L., Walker, G. R.: Lung homotransplantation in man; report of initial case. J. Amer. med. Ass. 186, 1065 (1963).

17. Humphries, A. L.: Organ Preservation. Transplantation 5, 1138 (1967).

18. Kolff, W. J.: An intrathoracic pump to replace the human heart. Cleveland Clin. Quart. 29, 107 (1962).

19. Levey, R. H., Medawar, P. B.: Some experiments on the action of antilymphoid antisera. Ann. N. Y. Acad. Sci. 129, 164 (1964).

20. Lillehei, R. G., Idezuki, Y.: Current status of pancreatic transplantation. In: Organ transplantation to day. Excerpta med. (Amst.) 1969.

21. Liotta, P., Wieting, D. W., Hall, C. W., Ghidoni, J. J., Debakey, M. E.: In vitro and in vivo flow studies in blood pumps. Transactions Amer. Soc. for Artifical Organs, XIII, 280 (1967).

22. Mathé, G., Schwarzenberg, L., Amiel, J. L., Schneider, M., Cattan, A., Schlumberger, J. R.: Bone marrow transplantation. In: Organ transplantation to day. Excerpta med. (Amst. 1969).

23. Medawar, P. B.: Immunity to homologous grafted skin. II. The relationship between the antigens of blood and skin. Brit. J. exp. Path. 27, 15 1946).

24. Merrill, J. P., Murray, J. E., Harrison, J. H., Friedman, E. A., Dealy, J. B., Dammin, G. J.: Successful homotransplantation of the kidney between non-identical twins. New Engl. J. Med. 262, 1251 (1960).

25. Demirleau, J., Noureddine, M.; Vignes, V., Praweran, R., Reziciner, G., Louvier, Ch.: Tentative d'homogreffe hépatique. Mem. Acad. Chir. (Paris) 90, 177 (1964).

26. Metchnikoff, E.: Etudes sur la résorption des cellules. Ann. Inst. Pasteur 13, 737 (1899).

27. Moore, F. P., Bistich, A. G., Oagher, F., Veith, F., Urisher, J. A., Order, S. E., Shucast, W. A., Oammin, G. J., Cought, N. P.: Immunsuppression and vascular insufficiency in liver transplantation. Ann. N. Y. Acad. Sci. 120, 729 (1964).

28. Pappenheimer, A. M.: Experimental studies upon lymphocytes. I. The reactions of lymphocytes under various experimental conditions. J. exp. Med. 25, 633 (1917).

29. Pichlmayr, R., Brendel, W.: Antilymphocytic Sera and Organ Transplantation. In: Transplantation von Organen und Geweben. Hrsg.: Seiffert und Geissendoerfer. Stuttgart: Thieme 97—101 (1967).
30. Van Rood, J. J., van Leeuven, A.: Leukocyte grouping. A method and its application. J. clin. Invest. 42, 1382 (1963).
31. Starzl, T. E., Marcioro, T. L., von Kaula, K., Herrmann, G., Brittain, R. S., Waddell, W. R.: Homotransplantation of the liver in humans. Surg. Gynec. Obstet. 117, 659 (1963).
32. — Porter, K. A., Iwasaki, Y., Marchioro, T. L., Kashiwagi, N.: The use of heterologous antilymphocyte globulin in human renal homotransplantation. In: Ciba Foundation Study Group Nr. 29. Eds.: Wolstenholme an O'Connor. London: Churchill 1967.
33. Traeger, J., Carraz, M. S.: Utilisation chez l'homme d'une globuline antilymphocytaire: Remetats cliniques en transplantation renale. Lyon méd. 5, 307 (1968).
34. Walford, R. J., Gallagher, R., Sjaarda, J. R.: Serologic typing cf human lymphocytes with immune sera obtained after homografting Science 144, 868 (1964).
35. Woodruff, M. F. A.: The Transplantation of tissues and organs. Springfield: Charles C Thomas 1960.